一本书读懂中医

杨云松 欧阳菁 金岚 祝子俊◎编著

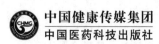

中国健康传媒集团

中国医药科技出版社

内 容 提 要

　　全书立足于从科学性和通俗性的角度来讲述中医，包括中医的理法方药。中医的理包括解读生命和疾病现象的哲学思想、维持生命活动的基本物质、生命活动发生的承载空间、引起疾病发生的原因和机制。中医的法包括诊查法、判断法和疾病防治原则和方法。中医的方包括方剂基本理论、方剂分类介绍，并以故事形式讲述一个医案或事件加深认识，最后介绍现代临床对此方运用的范围限定。中医的药包括药学基本理论、中药分类介绍，并附一个与此药有关的故事或传说，最后介绍生活小偏方。本书适合自学中医者、中医爱好者以及在校学生课外学习使用。

图书在版编目（CIP）数据

一本书读懂中医 / 杨云松等编著 . — 北京：中国医药科技出版社 , 2021.9
ISBN 978-7-5214-1767-8

Ⅰ . ①一… Ⅱ . ①杨… Ⅲ . ①中国医药学 – 通俗读物 Ⅳ . ① R2-49

中国版本图书馆 CIP 数据核字 (2020) 第 066414 号

美术编辑　陈君杞
版式设计　古今方圆

出版　**中国健康传媒集团** | 中国医药科技出版社
地址　北京市海淀区文慧园北路甲 22 号
邮编　100082
电话　发行：010-62227427　　邮购：010-62236938
网址　www.cmstp.com
规格　710×1000mm $^1/_{16}$
印张　16 $^1/_2$
字数　279 千字
版次　2021 年 9 月第 1 版
印次　2021 年 9 月第 1 次印刷
印刷　三河市万龙印装有限公司
经销　全国各地新华书店
书号　ISBN 978-7-5214-1767-8
定价　48.00 元

获取新书信息、投稿、为图书纠错，请扫码联系我们。

前　言

近些年来，中医科普工作开展得很火热，我们从各种期刊、报纸、互联网上都可以看到大量的中医科普文章，同时很多线上线下的宣传平台也有一些专家讲中医。在当前时期，大力开展中医科普工作，对于继承和发展中医事业具有很大的现实意义，同时，在推进中医科普工作时一定要考虑科学性和通俗性。科学性要求我们讲的中医知识符合科学性，尊重客观事实。通俗性强调以有效的方式让非专业的人听懂中医知识。如果忽略了前者，尽管讲得很生动，可能会歪曲中医理论，甚至背离科学；如果忽略后者，所讲内容太过专业，很难将中医知识传递给读者。

全书立足于从科学性和通俗性的角度来讲述中医，包括中医的理法方药。中医的理包括解读生命和疾病现象的哲学思想、维持生命活动的基本物质、生命活动发生的承载空间、引起疾病发生的原因和机制。中医的法包括诊查法、判断法和疾病防治原则及方法。在本书的方药部分，主要筛选出一些常用的读者比较熟悉的药物和方子进行阐述。中医的药包括药学基本理论、中药分类介绍。对中药的介绍，先简单介绍中药的性味、归经、功能、主治，然后讲述一个与此药有关的故事或传说，最后介绍一个生活小偏方。中医的方包括方剂基本理论、方剂分类介绍。其中，方剂的介绍部分，先讲述方剂的来源，医家制方思路和初衷，然后以故事形式讲述一个医案加深认识，最后介绍现代临床对此方运用的范围限定。本书的适用对象主要为自学中医者、中医爱好者以及在校学生。

由于笔者水平有限，本书难免有疏漏之处，望读者斧正。

编　者

2021 年 1 月

第一章　中医之理

第二章　中医之法

第三章　中医之药

第四章　中医之方

第一章　中医之理

中医学是解读和应对人体生命和疾病现象的一门科学知识。它的内容不仅体现了古代中国人对生命和疾病的独特理解和思考，同时也反映了古人为了生存与疾病斗争中所展现出的智慧以及解决问题的能力。正是在这种与疾病不断抗争的过程中，古代中国人积累了很多预防和治疗疾病以及保健养生的实践经验，同时也产生了很多治疗、预防及养生保健的思想认识。更难能可贵的是，他们借助中华民族独特的思维方式构建了一个完整的医学理论体系。几千年来，中国人就是靠着这样的理论体系来保养身体、对抗疾病的。

第一节　解读生命和疾病现象的哲学思想

宇宙之内的万事万物时刻都在变化。日有东升西落，月有阴晴圆缺，四季有更迭，昼夜有冷暖，草木有枯荣，动物有死生，自然界的一切事物都不是静止不变的。人从自然中走出来，他们结成群构建了社会，可是变化依旧在发生。很早时期的人们由于对自然的无知，心生恐惧，他们相信这一切变化都是鬼神任意所为，认为鬼神和人一样有情感、有意识，于是他们开始敬拜鬼神。但是，随着岁月的迁移，人们在生产生活实践中对自然的了解越来越多，加之摆脱束缚、追求自由的欲望与生俱来，鬼神观念动摇了。人们相信眼前的这些变化都是自然的力量所为，正是这种力量推动着事物向前发展。事物之间是相互联系而存在的，自然界存在固有的规律，它可以被人类认识和利用。阴阳五行思想就是在这样的背景下产生的。

一、阴阳——事物发展变化的内在动力

我们每时每刻都会观察到事物在变化，有时变化明显，有时变化不明

显，那么究竟是什么促使事物的变化不断发生呢？带着这样的疑问和好奇，古人们"仰观天文，俯察地理"，希望能从中找到答案。因为在很早的时代，以自然经济为主，人们靠天吃饭，靠地生存，最先进入他们视野的只有天和地，因此天和地的对立观念是最早产生的。通过观察，人们还发现了很多事物之间的对立关系。这样，阴阳对立观念便在古人的脑海里形成了。尽管这些对立关系千姿百态，但是它们都处在天地之间，于是古人把它称为"天地之道"。

（一）阴阳的概念

在自然界中能否找到只有上边而没有下边，或者只有左边而没有右边的物体呢？可不可能找到这样一种物体，在自然界中绝对没有一种与它某方面的性质相反的物体共存呢？显然这是不可能实现的。对一个具体的物体而言，没有上边，何谓下边？没有左边，又何谓右边？其实，客观存在的任何一个事物或属性都存在相反的两个方面。在《黄帝内经》中列出了很多这种相反的对立关系，如对天地而言，天为阳，地为阴；对日月而言，日为阳，月为阴；对中药而言，药气为阳，药味为阴；对面色而言，明亮为阳，晦暗为阴；对脉象而言，动数为阳，迟静为阴等。这两个相反的方面就是阴和阳。由此看来，在古人的眼里，阴阳是相反的两个对立面。

（二）阴阳学说的基本内容

1.阴阳的普遍性

阴阳观念早在商周时期的《易经》中就有体现。从这本书中描述的卦象来看，不论是哪一种卦象，它皆由阴阳两爻构成，两爻在卦中的分配比例及所处位置的变动都会产生不同的卦象，当古人用卦象来理解或解释自然界和生产生活中各种事物现象时，它实际上在说明一切具体事物都存在阴阳对立面。正是这种事物之间对立差别的存在，我们才能把事物区分开来，从而将它们进行分类。《周易·系辞上》用"一阴一阳之谓道"来说明阴阳是自然界存在和遵循的大法则大规律。古人从所观察到的大量具体的自然现象中已经预测到了阴阳对立关系的普遍存在。因此说阴阳是"道"，是"万物之纲纪"。在《黄帝内经》一书中对人和自然物各自做了阴阳划分，同时还用阴阳的对立运动解释了人和自然的一些现象。从这里可以看出，古人不仅认为自然界的一切事物都存在阴阳对立，并且他们还认为阴阳对立运动是天地万物发生变化的原动力。

2.阴阳的相互关系

既然事物变化的原因在阴阳，那么阴阳如何相互作用引起事物发生变化的呢？为了说明这一问题，我们有必要先来说明阴阳的相互关系。总的说来，不外乎两个方面，即阴阳之间既相互排斥、相互斗争，又相互联系、相互依赖。在阴阳学说里，前一种关系体现为阴阳的对立，后一种关系体现为阴阳的互根、交感和转化。

（1）阴阳的对立关系

阴阳这两个对立面是相反的。相反就是排斥和斗争。这就说明阴阳是相互区别、相互排斥、相互斗争的。以水和火这两种具体性质的物来说，水和火有着明显差别这是不言而喻的。我们如果判定一个具体事物是火，那它绝对不可能是水，同样，如果我们判定它是水，那它一定不会是火，二者只能选其一。常说"水火不相容"，这就明白地显示出水和火是相互排斥、相互斗争的。除此之外，阴阳之间的排斥、斗争还体现在阴阳的作用方式上。如《黄帝内经》中关于人体阴阳的作用方式的描述有"清阳出上窍，浊阴出下窍；清阳发腠理，浊阴走五脏；清阳实四肢，浊阴归六腑"，这里，清阳在人体的作用方式是向上向外的，浊阴在人体的作用方式是向下向内的，两者完全相反。正常情况下，清阳的作用方式是上升的，浊阴的作用方式是沉降的，正是这种相反的运动，才把清浊分开。

（2）阴阳的互根关系

阴阳任何一方绝对不可能独立存在于具体事物之中，它们必须同时存在才有意义。为什么呢？我们说阴阳是一个对立关系的两个方面，既然是对立关系，就应该存在两个相对的方面或对象，离开了任何一个方面或对象都没有对立可言。试想在男女这种对立关系中，没有了男和女的对立，实际上就没有了男女的区分，既然没有了两者的区分，单说男人或女人还有根据和意义吗？因此，阴阳两个方面各自作为自身存在的根据和前提。撇开阴阳中的任何一方面去言说或考察另一方都是不合理也是不可能的。道家认为任何具体事物的对立关系中都无不同时包含有阴阳两个方面，正如所言"万事万物负阴而抱阳，冲气以为和"。金代医家刘完素撰著的《素问玄机原病式·火类》中说"孤阴不长，孤阳不成"。这就更进一步强调指出，没有纯阳的事物，也没有纯阴的事物。阴和阳是密切联系，不可分开的统一体，它们共同存在，共同灭亡。

（3）阴阳的交感关系

阴和阳是对立存在的。但这是否意味着，阴阳之间绝对不发生相互作用呢？要回答这一问题，我们不得不回到《易经》和《易传》里来。《易经》里记载有泰、否、既济、未济四种卦象，从卦象的形式来看，泰和否、既济和未济正好是上下颠倒的。我们从这几个词的字面意思来看，泰和否的区别在于交通与否。既济和未济的区别在于接济与否。二者区别的根本点在于是否"交"和"接"。《易传·咸卦》曰："天地感而万物化生。"《素问·天元纪大论》也说："阴阳相错，而变由生也。"这两处文字提到"变""化"，并指出它们发生的原因在"天地感""阴阳相错"。从古人的表述习惯来看，这里的天地和阴阳所指称的意思是完全一致的。因此，问题的关键就在"感"和"错"。"交""接""感""错"这四个字虽然不同，但是它们所表达的意思却有着共同之处，那就是它们都描述了一种双方互相接触、互相作用的状态。这种状态就是交感。

（4）阴阳的转化关系

阴阳两方面不仅互相交感，在一定的条件下还可以相互转化。这种转化早在《易经》里就有体现，书中描绘易卦的先后排列循序是非常讲究的。每隔几个卦后就有两个决然相反的卦接连着，如否卦之后就接着泰卦。我们常说"否极泰来"大概出于此。《素问·六元正纪大论》中说："动复则静，阳极必阴。"意思是说，动可以转化成静，阳可以转化为阴。道家所说的"反者，道之动也"，就是对阴阳两方面可以相互转化规律的精炼总结。这里既指出了阴阳可以相互转化的事实，同时还指明了阴阳相互转化的方向。一个"反"就生动而又准确地道出阴阳是朝着相反方向转化的。具体来说，就是阳向阴的方面转化，阴向阳的方面转化。为什么阴阳会朝着相反的方向转变呢？中国古人并没有说明，只是告诉我们阴阳任何一方面发展到了极点就会发生转化。古人把它们之间的转化称为"变"，如中医认为"物极谓之变"（《素问·天元纪大论》），"寒生热，热生寒，此阴阳之变也"（《灵枢·论疾诊尺》），"变"指的就是性质的根本改变。这个"变"是有条件的。阴阳中某一方面达到最大化的过程是"化"，这是量变。阴阳的相互转化是"变"，这是质的飞跃。

3. 阴阳的消长变化

事物总是在发生变化的，我们每天都会看见新的事物或现象产生，同时也会看到旧的事物或现象消失。以人为例来说，从生命在母体内诞生到生命从地球上消失的过程中，人不断在发生变化，有些变化是显著的，如昔日的孩童变成了今日的老人，有些变化是不显著的，如孩童生长期的变化、老人衰老期的变化。我们不管这些变化是怎样的，作为一种现象，变化既然发生了，那么在这个变化的背后一定存在着一个支配因素。这个因素是什么呢？正是阴阳的变化，才引起了事物的变化。再如四季更迭的变化现象，用阴阳变化的原理对这一现象作解释。冬至之后阴气逐渐减少，阳气逐渐增加，因而季节变化由冬转向夏；夏至之后阳气逐渐减少，阴气逐渐增加，因而季节变化由夏转向冬，由此可以看出，季节的变化方向完全取决于阴阳的消长变化。

4. 阴阳的动态平衡

从理论上讲，事物的阴阳变化时刻都在发生，正是因为如此，我们才能看见事物在向前发展，但是任何事物也都有它的相对稳定性，这样我们才有可能认识这个事物。试想如果事物每时每刻呈现给我们的印象都不相同，我们如何去辨识、把握它呢？对一个具体的实物而言，它的存在时间是有限的。在这个事物产生到消亡的过程中，我们认为它从头到尾始终保持性质没变，尽管它实际不断在发生量的变化。以人为例，人有生、长、壮、老、死的变化过程，但是在这个过程中人始终是人，没有变成别的事物。因此，对于任何一个有限的具体事物来说，它的变化都有相对稳定性。中国古人把它称为"阴阳平衡"。具体到人体上，中医学认为生理状态下人体的阴阳变化是平衡的。正是因为如此，人的生命活动才一直稳定存在。如果阴阳变化失去平衡，人的生命活动就失去稳定，中医认为这就是疾病产生的原因。

（三）阴阳学说在中医理论和临床中的运用

阴阳学说作为人们认识人体生命和疾病现象的指导思想和方法，它渗透于中医理论和临床的各个层面，给中医历代医家的医学理论思考和临床实践提供了有效的方法学工具。

1. 用阴阳划分人体组织结构

中医认为，人体是一个有机整体。它根据阴阳观念把人体的组织结构进行阴阳划分。如就大体方位而言，人体的内外、上下、左右、前后等都可分出阴阳。如就腹背而言，背为阳，腹为阴；就人体上下部而言，腰以上为阳，腰以下为阴。就人体左右部而言，以中线为准，左半身为阳，右半身为阴；就内外而言，体表为阳，体内为阴。此外，还有四肢的内外侧、皮毛和筋骨、五脏和六腑、五脏之间、经和络、经脉之间等等，大凡在结构上可以形成对立关系的两方面都可以划分阴阳。人体阴阳的划分是无穷无尽的，因此中医认为"人生有形，不离阴阳"（《素问·保命全形论》），阴阳数之可千，推之可万，无限划分下去。从理论上讲，万事万物都可分阴阳，因为阴阳为万物之纲纪，换句话说，任何事物或属性都存在和自己对立的事物或属性，人体也是如此，在中医理论里处处体现着这一点。

2.用阴阳解释人体的生命活动

《素问·生气通天论》中说"生之本，本于阴阳"，意思是说人之所以存在生命活动，其根本原因在于阴阳的变化。古人认为，人的生命活动是一个生、长、壮、老、死的过程，这个过程是循环的、连续的。人死之后，它会投胎转世又重新开始这一变化过程，这叫作"生死轮回"。对人而言，如果把生和死看作一个阴阳对立关系，它们的相互作用引起人的生命活动，那么从"生"到"长"则是以阳为主导，阴向阳转化，沿着"生长"的方向发展的过程，而"壮"就是这个方向的转化发展到了最大化程度的体现。这个时期之后，阳开始向阴的方面转化，因此它只好改变方向朝"老死"的方向发展，这是阴阳变化的必然规律，沿着这个方向不可能无限发展下去，"死"就是其发展的终点。这里提到的"壮"是阴阳变化沿着阴转化为阳的方向发展的一个度，由此推理，沿着阳转化为阴方向发展的度应该是"极老"。这是古人对人的生命现象的观察和体悟。《黄帝内经》中多次从阴阳消长变化来解说人的生命活动，并强调保养生命之大道在于"调于阴阳，和于术数"。古人最早是用术数来理解和表述阴阳的，因此"和于术数"与"调于阴阳"实际上是一个意思。既然人生命现象的产生是由阴阳相互作用所致，那么在人体里阴阳又是怎样相互作用的呢？中医学把人体之阳气比作天上的太阳，天的光明离不开它，因此人的生命也离不开阳气，阳气有保护机体的作用，它就像一个卫士。人体之阳气在一日内有消长变化，白天阳气行于人体之表，早晨太阳出来的时候，阳气才刚刚从体内生发出来，到了正午，阳气变得很强盛，到了傍晚的时候，太阳要落山了，人体的阳气也开始衰减，进入黑夜后，阳气敛藏体内。在阴阳的作用方式上，它也有论述。如《素问》中说："清阳出上窍，浊阴出下窍；清阳发腠理，浊阴走五脏；清阳实四肢，浊阴归六腑。"这是在说明清浊之气在人体体表和脏腑的运行走向。此外，阴阳在人体的作用有分工，且互相依存，比如它说："阴者，藏精而起亟也；阳者，卫外而为固也。"人体除了有脏腑外，还有经络，中医学把经络划分阴阳，并描绘其走行，说明了经络的联络、沟通及运行气血津液的功能。《素问·太阴阳明论》对此问题作了说明，它认为阴阳二气在人体的走向不同，"阴气从足上行至头，而下地循臂至指端；阳气从手上行至头，而下行至足"，所以人体的阴阳经脉的走行也应该这样。由上观之，正是阴阳变化的平衡维持着人体正常的生命活动。

3. 用阴阳解释人体的疾病现象

人体的生命活动是由于阴阳变化所致，阴阳变化正常则人的生命活动正常，如果阴阳变化失常，人就会生病。基于这个认识，古人在解释疾病现象时自然会采用阴阳学说。在《素问·阴阳应象大论》中，认为疾病现象是"阴阳更胜之变"。此外，书中对一些疾病症状的产生从阴阳方面做出了解释。如《素问·阴阳别论》把"喘鸣"产生的机制解释为"阴争于内，阳扰于外，魄汗未藏，四逆而起，起则熏肺"，并认为汗的产生是由于"阳加于阴"；崩的产生由于"阴虚阳搏"。其实，从阴阳变化的角度来解说疾病现象纵然有很多种说法，但是总的来说，疾病产生机制的根本在于阴阳的变化没有遵循固有的规律。阴阳的相互作用在一个合理的度的范围里是有规律的。既然它存在客观规律，就说明阴阳的作用变化不可能是随意的、无序的，而应该是有序有节的。这里我们依然需要提出"度"的问题，所谓"度"是指限度、范围。阴阳的有规律变化是在这一个"度"里进行的，离开了这个"度"，阴阳的关系将不存在，所以生命现象的产生是因为阴阳作用变化在一定的限度、范围里有序有节地进行，而疾病现象则是阴阳作用变化在这个限度、范围里失序失节的表现。

4. 用阴阳来指导疾病的诊断和防治

人们在尝试着去了解某一个事物之前总是有某种需要驱动的，这个需要往往是为了解决某个实际问题。古人用阴阳来认识和解说人体的生命活动和疾病现象，其最初的动机和最终的目的都是为了治疗疾病。诊断是治疗的前提。诊断就是要通过诊查疾病征象判断出疾病由何而起，如何而生。从这个意义上说，诊断就是要诊察判断出阴阳变化的失平衡状况。在古代，展现在医生面前的疾病信息只有人的五官所能接受的那一部分，这部分信息该如何处理？古人把疾病信息按阴阳归类，从阴阳的多少盛衰来判断阴阳作用变化的状态，如"阳盛则阴病""阴盛则阳病"。根据这个判断再确定相应的治疗原则，即调平阴阳，具体来说就是"阴病治阳""阳病治阴"。为了方便诊断，中医学对人体的很多病理征象的阴阳属性都做了规定，诸如色泽、声音、呼吸、寒热、动静状态、舌脉象等的阴阳属性。以色泽而言，色泽鲜明为阳，色泽晦暗为阴；以声音而言，声音高亢有力为阳，低沉无力为阴；如此等等不胜枚举。由此可见，疾病征象的阴阳属性判断在诊断中的意义重大。

疾病是可以预防和治疗的。为了不让人生病，人们就得让机体的阴阳变化在一个合理的限度、范围里保持有规律的运行。古人把它称作"道生""摄生"，即保养生命的意思。为了实现这个目的，人们该如何做呢？《素问·上古天真论》中把今世之人和上古之人对比，说明了上古之人较今世之人长寿的原因在于它明白摄生之道，故而能"法于阴阳，和于术数"，使自己的一切行为符合人体阴阳变化之道。此外古人还注意到人和自然的关系，认为人体阴阳变化正常与否还与自然有关系，它主张人应该遵循自然阴阳变化的规律。阴阳也可用来确立疾病的治疗原则。《黄帝内经》把疾病划分阴阳，提出"阳病治阴""阴病治阳"，依据疾病的寒热，又提出"寒者热之""热者寒之"。唐代医家王冰认识到阴阳病有虚实之分，着重论述了阴虚病和阳虚病，提出治疗阳虚病当"益火之源"，治疗阴虚病当"壮水之主"，这样才能"消阴翳""制阳光"，从而使阴阳互制平衡。明代医家张景岳根据阴阳互根互用之理提出补阴阳的法则，认为补阳当"于阴中求阳"、补阴当"于阳中求阴"，实际上是主张阴阳互补。

5.用阴阳来认识药物的性能

中医学主要从药气、药味及升降沉浮、归经等方面来认识药物性能的。关于这些方面的认识古人也用阴阳进行了归纳和概括。《素问·阴阳应象大论》中把气味划分阴阳，认为"阳为气，阴为味"，气味有厚薄之分，因此可以再分阴阳，"味厚者为阴，薄为阴之阳；气厚者为阳，薄为阳之阴"。药有五味，即酸苦甘辛咸，气味辛甘发散为阳，酸苦咸涌泄为阴。药有四气，即寒热温凉，其中寒凉属阴，温热属阳。每一味药物进入到人体后都有它的作用趋势，因此有升降沉浮之分。升浮的作用趋势是向上向外的，故属阳；降沉的作用趋势是向内向下的，故属阴。

中药学的归经理论说明了各种中药作用的部位，即脏腑经络。对于各脏来说，又有阴阳之分，因此作用于同一脏的药物，又有治阴治阳之别。另外，我们综观药物的功能作用，这些具体作用之间大多都存在相反对立的关系，如补和消、温和清、止吐和催吐、止泻和导泻、发汗和敛汗、安神和醒神、活血和止血等。

总之，古人为了治疗疾病的需要，首先把人体组织结构进行阴阳划分，然后用阴阳去认识人的生命活动和疾病现象，借助阴阳确定诊治原则。他们用阴阳认识药物性能的目的在于治疗。因为确定了药物性能的阴阳属性之后就可以把它与疾病的阴阳属性对应上，这样就可以指导疾病的药物治疗。

二、五行——阴阳相互作用的推演形式

自然界中存不存在这样的一个事物，它孤立存在着，不与其他事物发生联系和作用，在这个事物发展变化的过程中，各个发展阶段之间也不存在联系和作用呢？显然，今天的人们看来这是不可能的。其实这个问题，古代中国人也作出了同样的回答。他们认为世界万事万物都是一个密切联系的整体，这种联系不仅存在于事物之间，还存在于事物内部。比如人自身各结构部分是一个整体，心理和身体是一个整体，人和社会、自然也是一个整体。这就充分说明任何一个事物绝对不可能孤立存在。此外，古人还意识到了事物在不断变化发展，并且这个过程是连续的，各发展阶段之间是相互联系、相互作用的。比如，对四季的认识，《黄帝内经》认为春夏秋冬四季之间是有联系的，并且四季的更迭遵循一定的规律，即相生相克。我们知道，无论是事物内部还是事物外部联系都可以表现为两个方面，要么促进这个事物发展，要么促进这个事物灭亡。因为前者新事物不断产生，因为后者旧事物不断消亡。正是这样，整个世界才向前不断发展。对于一个具体的事物来说，在它的发展阶段以促进生长的联系为主导，在它衰亡的阶段以促进消亡的联系为主导。五行学说是用来探讨事物联系、作用的，借助它中国古人说明了事物之间或事物内各部分如何相互联系、作用以及事物如何发展变化。

（一）五行的概念

人生活在宇宙之中，所关心的一切问题离不开时间和空间。当最初的人类来到地球上时，他们每天必须关心自己在哪里以及什么时候做什么事情。在长期的生产生活实践过程中，他们用心去观察，积累了丰富的经验，从而形成了季节和方位的概念。有了方位的认识，人们的活动范围就扩大了。随着时间的推移，人们对各个方位的认识逐渐加深，因而形成了相对明确的"五方"观念。《山海经》中的记载就充分说明了古人对五方的认识。在自然经济社会，人们的生产生活完全依赖于自然，人与自然密切联系，经过长期的观察和体会，人们逐渐认识到木、火、土、金、水这五种物质对人而言是最重要最基本的。在此基础上古人提出了"五材"概念。《左传》就有"天生五材，民并用之，废一不可"的表述。这时的五材概念是指5种具体的物质元素。但是，世界展现在我们面前的事物是千姿百态的，绝非只有5种。为了解决这一困惑，古人提出了万物皆由这5种物质元素构成而来的论断。《国语》就提出"先王以土、金、木、水、火杂以成百物"。自然界万物到底是由这5种物质元素构成的还是由它们生成呢？古人在这里选择了"生成"这一说法，很显然，这时化生万物的5种元素已经不是五材这5种具体物质了。在《尚书·洪范》里明确提出五行的思想，他所讨论的"五行"不再是5种具体的物质元素，而是指称5种运动属性和作用形式。如"水曰润下，火曰炎上，木曰曲直，金曰从革，土爰稼穑"。《黄帝内经》一书运用五行思想解释了很多现象并讨论了很多问题。之后的中医书籍里多运用五行来解说人体的生命和疾病现象及相关问题。总的说来，五行所解答的问题都是关于事物或现象如何生成。

（二）五行学说的基本内容

1. 五行的普遍性

《黄帝内经》认为五行具有普遍性，是世界万物的普遍规律。世界万物包含着五行，五行存在于世界万物之中。对于任何一个具体的事物来说，不仅其内部包含着五行，其本身也被外部的五行所包含，正是因为如此，所以事物内部是一个密切联系的整体，事物外部也是一个密切联系的整体。中国古人正是运用这一五行思想，使杂乱无序的世界转变成有规律的五行模式，从而成为可以驾驭、掌握的对象。这一目的是通过什么途径来实现的呢？对世界万物按照五行进行归类。

"类"是先秦名家名辩逻辑中的基本概念，是建立五行归类的基础。"类"有相似的意思，还有相同的意思。古人认为凡具有相同或相似的事物都可以归为一类。根据这一理论，世界万物就可以进行五行归类划分了。《黄帝内经》对自然界的各种事物包括人体进行了五行划分，从而建立了天地人一体的五行图式。其具体内容集中体现在《黄帝内经·金匮真言论》和《黄帝内经·阴阳应象大论》中。五行图式的建立，使得世界万物变得步调一致，井然有序。

2. 五行的运动变化

世界万物都是一个相互联系的整体，事物变化是整体联系下的变化，并且它是连续的。五行是用来说明事物内部和外部的联系和作用的。那么，五行也应该是一个统一的整体，即五行相互联系、相互作用。五行的运动变化不仅说明了事物的存在形式，同时也说明了事物发展变化的原因。那么究竟是怎样运动变化的，换句话说，五行之间到底如何相互作用和联系呢？

（1）五行在正常条件下的相生相克运动

五行并不是孤立的、静止的，而是以相生相克的形式相互联系和作用。相生，即相互资生促进；相克，即相互克制约束。五行相生促使事物沿着某个方向发展。对于一个具体事物来说，它的发展总有一个限度，不可能无限制地发展下去。当事物在一个方向的发展达到最大限度时，事物就会沿着相反方向发展，而这个相反方向的发展也是有限度的。事物无论沿着哪个方向发展都遵循着自身固有的规律。然而，要维持事物沿着这一规律发展，离不开五行的相克作用，即事物的发展变化会受到克制、约束。由此可见，任何一个具体事物的发展变化都是受五行生克支配的。正是通过五行生克才保证了事物正常的发展变化。古代中国人对五行的生克次序是这样描述的。五行相生次序是木、火、土、金、水，五行相克次序是木、土、水、火、金，这两个次序都是首尾相连、循环往复的。相生关系在古籍中也称为"生我"与"我生"的关系，《难经》中把它比作母子关系；相克关系被称为"我克"和"克我"的关系，《黄帝内经》把它称为"所胜"与"所不胜"的关系。相生与相克，相反和相成，共同维持事物正常的发展变化。

（2）五行在异常条件下的相乘相侮运动

五行的生克正常，事物就能保持正常的发展变化，如果五行生克失常，那么事物发展变化就会出现紊乱。五行的生克失常如何表现呢？它主要有两个方面，一是相生失常，二是相克失常。关于前者，古人称为"母病及子"和"子病及母"。一般情况下，五行之间存在正常的资生促进作用和联系，如果它出现异常，那么事物就不能正常发展变化，出现生长不及或太过。如《金匮要略》中谈到气候的异常时说，气候有太过与不及，表现在气候到了而时令未到；时令到了而气候未到；时令与气候同时到，但气候太过；非其时有其气。这里谈论的主要问题是四季气候不得正常相生而出现与时令不符的现象。冬、春、夏之间是存在相生关系的，中医认为人的肾、肝、心三脏与之相应，季节对人的五脏是有影响的。因而，如果人体的某脏为季节之气所伤，那么其脏气就会受损，不能正常资生子脏。比如，因为冬季肾脏之气受损，影响到春季肝气的资生，由于肝气不足不能资生心气，又导致心气的匮乏，这样沿着五脏相生次序继续影响下去，导致人体的整个脏腑功能活动失常，出现"春必温病""夏生飧泄"。此外，中医还有"子盗母气、子病及母"之说，主要说明子脏对母脏影响。五行相克表现为对事物发展变化的制约、阻碍。如果五行相克失常，那么事物内、外部对其发展变化的制约和阻碍作用就会紊乱。这样就会出现事物发展过快或过慢，甚则停止发展。比如，木对土克制太过，土就无力克制水，这样水就会泛滥，它必然过分克制火，如此下去，最终导致事物发展变化失常。同样的道理，如果木无力制约土，反受土制约，土盛必然对水制约太过，如此下去也会导致同样的结果。总之，五行相生相克旨在说明事物正常发展变化的机制，而相乘相侮则说明事物发展变化失常的机制。

3. 五行的动态平衡

五行生克说明事物发展变化是一个动态过程，但是它同时也是一个循环的运动过程。古人认为五行的生克循环运动是世界万物的普遍规律，这与我们前面所说的五行具有普遍性的认识是一致的。五行的生克平衡，即相生和相克作用是对等的。在中国古人看来，世界万物的变化是循环往复的，事物内、外部存在相互制衡的作用，正是因为如此，事物的变化表现出稳定的周期性的重复现象。比如一年四季的周期性重复，春、夏、秋、冬循序交替，这些现象都受五行动态平衡支配。

（三）五行学说在中医理论和临床中的运用

五行学说在中医学中的运用体现在古人借助五行构建了一个天地人合一的五行系统，此外在人体内部构建了一个五脏系统。它把五行的运动变化规律投射到五脏系统里，通过这个五脏系统的作用联系去理解和解说人体的生命活动和疾病现象，然后借助五脏理论来诊断疾病，确定防病治病原则。人们理解疾病是为了治疗疾病，治病自然离不开药，因此中医学也用五行去认识中药的性能，这样就可以把疾病和中药联系起来，从而实现治疗疾病的最初目的。

1. 用五行学说构建天地人合一的五行系统

中医学认为人与自然是一个整体，人自身也是一个整体。为了突现出这种整体联系，古人通过五行把自然界的事物和人联系在一起，同时把人的内部成分联系在一起。这样就形成了一个五行系统理论。

表1　五行系统表

自然界							五行	人体							
五音	五味	五色	五化	五气	五方	五季		五脏	五腑	五官	五体	五志	五液	五脉	五华
角	酸	青	生	风	东	春	木	肝	胆	目	筋	怒	泪	弦	爪
徵	苦	赤	长	暑	南	夏	火	心	小肠	舌	脉	喜	汗	洪	面
宫	甘	黄	化	湿	中	长夏	土	脾	胃	口	肉	思	涎	缓	唇
商	辛	白	收	燥	西	秋	金	肺	大肠	鼻	皮	悲	涕	浮	毛
羽	咸	黑	藏	寒	北	冬	水	肾	膀胱	耳	骨	恐	唾	沉	发

表1中可以看出，古人将人体的组织结构和自然的事物分属于五行，从而形成了一个以五脏为中心，五腑相配，联系五体、五官、五脉、五液、五华等组织的五脏系统。此外它还把这个五脏系统与自然界的五方、五季、五味、五色等事物加以横向联系，这样就把人与自然统一起来，构建了一个五行系统，从而体现了中医学的整体认识特点。

2. 用五行学说说明人体的生命活动

既然把人体的五脏系统分属五行，那么就可以根据五行的特性及作用规律来说明五脏的特性及作用规律。我们把这种思维方法称为"取类比象"。它是一种类比推理方法。它认为既然五行系统中的各对象通过五行构成对应关系，那么它们之间在运动形式上就应该有相同或相似之处。这里有一点必须指出，取类比象并不是说类比的两个事物在运动形式上完全相同，而是认为它们有相似之处。如木的特性是曲直、升发、调达，这是从具体树木的生长特点引发出来的，人体肝脏和五行中的木对应，因而我们可以推断肝脏的运动形式是升发、疏泄，所以它的生理功能是升发阳气、疏泄气机。从肝脏的特性上说，它喜条达恶抑郁。依此方法，其他四脏的生理功能和特性也可以推导出来。心属火，火性上炎，心脏的生理功能主要是温煦推动血液运行，其性容易上炎；肺属金，金曰从革，有革新之意，肺脏的生理功能以吐故纳新为主，其性清肃；脾属土，土曰稼穑，有收获之意，脾脏的生理功能以运化水谷和水湿为主，其性敦厚；肾属水，水性润下，肾脏的生理功能主要是气化膀胱，膀胱的开合主司人的小便，因此肾脏有闭藏之性。

五行除了能说明五脏的生理功能和特性以外，它还可以借助其间的生克制化关系来说明五脏的运动变化。人体五脏是相互资生促进的，正是这一作用维护着人的生命活动，但是人的生命是有限的，并且生长和衰老这两个变化过程也是有规律的。为了维持这个生命活动的限度和规律，五脏又存在相互克制。中医学认为五脏之间是按照肝生心、心生脾、脾生肺、肺生肾、肾生肝的次序相互资生，而按照肝克脾、脾克肾、肾克心、心克肺、肺克肝的次序相互克制。这两个过程都是循环往复的。人体五脏时刻保持生克平衡，这样就保证了生命活动的健康发展。

3.用五行学说说明人体的疾病变化

中医认为，人体五脏生克平衡，人就处于健康状态。如果这种平衡被打破，疾病就会产生。此外，人体疾病的变化规律也与五行生克有关，如《黄帝内经》提到"五脏病各有所主时"，肝病主春季、心病主夏季、肺病主秋季、脾病主长夏、肾病主冬季，意思是五脏病的发生、加重或减轻随季节变化而不同。肝病在秋季加重，在冬季减轻；心病在春季减轻，在冬季加重；肺病在夏季加重，在长夏季节减轻；脾病在春季加重，在夏季减轻；肾病在长夏加重，在秋季减轻。这一理论的产生依据就是五行生克关系。以肝为例，肝属木，春气通于肝，秋季属金，金克木，因此秋气克伐肝脏，肝病加重。古人还认识到疾病的减轻或加重在一日之中也不同，这是因为如果把一日的时辰按五行分属，那么某病与某时辰通过五行一定存在生克关系，凭借这一点就可以判断五脏病在哪一个时辰加重或减轻。此外，古人还认识到疾病的加重或减轻与年运有关系。如某一年火运主司，那么肺病在这一年就加重，如果土运主司，那么肺病在这一年减轻。疾病发生后总是会传变的，它从一脏传延到另一些脏，最后导致五脏功能整体失调。那么疾病的传变是否有规律可循？古人认为疾病要么按照相生规律传变，要么按照相克规律传变。前者主要指母子相传。相生的各脏之间由于相互资生失常，因而互相连累导致母子同病。如一个长期脾弱的患者容易并发肺病，患者出现消化不良、咳痰、易感冒等症状。此外，它还会伴见心悸气短，这是由于脾病累及心脏所致。脾、肺、心三脏同病的现象在临床多见。如果疾病长期发展下去，势必影响到五脏。疾病按照相克规律传变体现在相乘和相侮上，常会导致多脏同时受累。相侮也会导致两脏同病。如肺病出现心悸、眩晕，这就是肺、心、肝同病，它既有肺乘肝，又有肺侮心。

4.用五行指导疾病诊断

辨证就是要通过收集的疾病信息辨明何脏何腑出现病变的过程。中医学借助五行构建了一个五脏系统，并把人与自然统一起来。于是，医生就可以把收集到的疾病信息归属到五脏系统，这就是脏腑辨证。比如，在中医临床上常常通过患者的口味、色、脉等进行五脏定位诊断。面见青色、口泛酸水、脉弦，可诊断为肝病；若见口苦、面赤、脉洪数，此为心病。如此等等，在中医书籍里处处可见。根据五行生克理论，我们还可以判断疾病的传变。如脾病患者，面见青色、脉见弦象，可以判断为肝木乘脾；肺病患者出现面赤、脉数、心悸，可以据此判断为肺金侮火。此外，依据患者色脉的生克关系还可以判断疾病预后。

5.用五行指导疾病治疗

中医学根据五行生克理论确定疾病的治则和治法。疾病的产生既然是由于五脏系统的生克失常，那么治疗疾病的根本就是要纠正这种失常，使之恢复到正常状态。比如五脏相生失常导致母子同病，那么就得母子同治。它包含两方面意思，一是如果某脏虚损不足时，除了补助该脏外，还得补其母脏，如肺金不足，补脾土；另一方面，如果某脏有余，除了泻该脏外，为防止其子脏滋生太过，还需泻其子脏，如肝火旺，泻心火。《难经》将其基本治疗原则总结为"虚则补其母，实则泻其子"。根据五脏相生规律，古人创立了很多治法。如滋水涵木法，即滋肾阴以助肝阴，用于治疗肝阴不足诸证；培土生金法，即补脾气以养肺气，主要用于肺气虚证；金水相生法，滋肺阴以养肾阴，适用于肾阴虚证；益火补土法，补心阳以暖脾阳，用于脾阳虚证。

五行相克失常也会导致相克两脏同病。如果某脏对另一脏克制太过，就必须抑制太过的一脏为主，同时扶助不足的一脏；如果某脏对另一脏克制不足反受其制，就得扶助不足的一脏为主，同时抑制太过的一脏。依据五脏相克规律，古人也创立了许多治法。比如，抑木扶土法，即抑制肝木，扶助脾土，用于治疗肝木对脾土克制太过之证；培土治水法，即扶脾土，抑肾水，用于治疗脾虚水侮之证；佐金平木，即扶助肺金平抑肝木，用于治疗肺虚肝侮之证；泻南补北法，即泄心火、补肾水，用于治疗水不制火之证。在中医临床中，五行生克规律还用于精神疗法和针灸疗法。中医学把人的情志也归属五行，既然五行存在生克作用，那么情志之间也存在生克作用，根据这一理论，我们就可以治疗情志疾病。如《素问·阴阳应象大论》说："悲胜怒……恐胜喜……怒胜思……喜胜忧……思胜怒。"

6.用五行指导临床用药

借助五行系统，古人把五脏系统同药物的五色五味对应起来，为临床脏腑用药提供了理论基础。中医学认为属于某一行的相应色味的药物能作用于同一行的脏腑，如酸味青色的药物入肝脏，苦味赤色的药物入心脏，甘味黄色的药物入脾脏，辛味白色的药物入肺脏，黑色咸味的药物入肾脏。关于这方面的具体实例在中医药学本草书中处处可见。如石膏色白味辛，可入肺；生地色黑，故可入肾；朱砂色赤，可入心；白术色黄味甘，可入脾；白芍味酸，可入肝。中医通过五行把药物的色味和五脏联系起来，构建了对应关系，从而确立了中药的作用脏腑。另外，各中药的色味具有了五行属性后，它们之间就存在了生克关系，这一点在《黄帝内经》中有详细的表述。因此，不论药物还是食物，它进入人体后必然引起五脏之气的不平衡。在临床处方用药的过程中，中医也考虑到药物性味的作用。比如《金匮要略·脏腑经络先后病》中说："见肝之病，治肝传脾。"治疗上当采取"补用酸，助用焦苦，宜用甘味之药调之"，张仲景解释为"酸入肝，焦苦入心，甘入脾"。这里是针对肝实之证来说的，实则泻其子，故治疗上要泻心，用焦苦之药正是此意，肝病易传及脾脏，故用甘药调之。

第二节　维持生命活动的基本物质

在日常生活中，为什么当我们提到运动的时候总会在"运动"的前面冠上某实物或某东西？世界上是否存在根本不动的物体？显然，答案是否定的。宇宙中的一切运动都离不开物质，同样一切物质都是运动的。没有不运动的物质，也没有脱离物质的运动。人的生命活动是物质的运动。中医学认为精、气、血、津液、神是维持人体生命活动的基本物质。这里，神也是一种客观物质，但是它有别于精、气、血、津液，它们之间存在密切关系。

一、精、气、神为人身三宝

（一）精为生命有形之源

1.精的概念

精，作为形容词，它有精微、精粹之意；作为名词，它是指极精微、极精粹的物质，常和气并称为精气。古人认为宇宙万物都从精化生而来，故称"精为万物之源"。人类的产生自然也离不开精，《管子·水地》中说人是由"男女精气相合"而生。这说明对于人来说，精气是产生人体生命的最初始物质，它是原料。这个最初的物质又是维持人体正常生命活动所必需的一切物质的初始基础。《灵枢·本神》说"生之来，谓之精"。因为这个精，生命得以产生，所以把它称为"先天之精"；因为它，生命得以延续，所以把它称作"生殖之精"。从辩证唯物主义来看，精实质上是指一切物质存在的最初始基。

2.精的生成变化

对人而言，其先天之精来源于"男女相合"，为父母所赐。那么先天之精是如何存在于人体，又是如何使生命得以进行和延续的呢？中医认为先天之精在人体分藏于五脏之中，从而行使其各自特殊的功能。但是五脏之精最终的归藏处是肾脏。人的生命在延续过程中总是要消耗物质的，而禀受于父母的先天之精是有限的，既然有限，那么它如何经受得起持续的消耗？古人对这一问题，也做出了解答。先天之精通过人的饮食化生而得到充养，所以，我们把饮食化生的精称为"后天之精""水谷之精"。

人体的先天之精和后天之精是相互依存、相互联系的。先天之精是后天之精产生的始基和动力，后天水谷精气的化生离不开先天精气的作用。另外，后天之精也充养先天之精。人体之精的消耗主要在两个方面，一是生命活动过程中消耗人体之精；二是生命繁衍中也消耗人体之精，中医认为男子"二八"、女子"二七"，肾中精气充盛，因而具备生育能力，可以"精气溢泻"而"有子"。

3. 精的功能作用

先天之精是生命产生的物质基础，它分布于五脏六腑，成为生命活动的初始物质基础，并能化生出其他生命物质，因此先天之精在生命的产生和延续中起重要的作用。后天水谷之精由脾胃产生，补充先天之精的亏耗，使精在生命活动过程中持久发挥作用。精可以化生气，气的作用为产生血和津液，从而使其他生命活动的基本物质得以产生。

（二）气为生命无形之基

1. 气的概念

在古人眼里，气是构成世界的物质基础。如《庄子》就说"通天下一气耳"。它强调世界万物都是由气化生出来的，故它们统一于气。对人来说，气是人维持生命活动的基本物质之一。气在运动变化，则生命活动正常进行，如果气的运动停止，则人的生命活动也就中止了。生活中，我们常常会用"断气了"来表达一个人死去了，用"还有一口气"来说明一个人还有活下去的希望。

2. 气的生成变化

中医习惯把精气合称，其实，精和气是有区别的。精是最基本的物质，气由精生成。精只有通过化生为气才能起作用，人体生命活动是依靠气完成，而气又是由精化生。正因为它们密切关联，所以古人把精气合称。我们把这个由先天之精化生的气称为"先天之气"，《难经》称之为"元气"或"原气"，即原始最初的气。原、元都是初始之意。

人体的先天之气同先天之精一样，分布于五脏，为肾脏所主。它同样需要后天的充养补给。其来源有二,一是肺脏吸入之清气,二是脾胃化生的水谷之气。这三种气混合在一起共同完成人体的生命活动。

人体之气因分布于不同的部位,行使不同的功能,因而被给予不同的名称。这里主要介绍元气、宗气、营气、卫气这四种气。

(1)元气

元气"经历于五脏六腑"(《难经》),藏于肾脏,流布于全身。它是人体最根本的气,后天之气是依赖于它产生的。所以,元气如果匮乏,则五脏六腑之气皆不足。正如张景岳所说"命门为元气之根……五脏之阴非此不能滋,五脏之阳非此不能发"。

(2)宗气

宗气,古人又称为大气、动气。宗气是积于胸中之气。因胸中存积的气量大,故称胸中为气海。"宗"这个字来看,它有两种意思,一是通"综",指汇合聚集之意;另一种意思与"祖宗"的"宗"同义,指遵奉,引申为初始的意思。很显然,如果它是后一种意思,那么宗气就应该指先天之气,而后者包括肾精所化之气和吸入自然之气。前面我们已经把肾精所化之气称为元气,因此,宗气要么包括元气和自然之气,要么它仅指自然之清气。显然前一种解释不合理,因为古人已经将宗气和元气区分开了。如果它指的是第一种意思,那么宗气的成分还应该包括营气和卫气。肺居胸中,其吸入之气自然囷积于胸中。因此自然之气是宗气的重要组成部分。水谷之气也是宗气的组成部分,而且是主要成分。不然,为何候胃气的虚里部位能"脉宗气"呢?营气是化血入脉中,卫气行于脉外。如果说宗气包括营气,那么"贯心脉"自然就与营气化血入脉的功能重复,这不符合逻辑。"循喉咙,司呼吸"本是描述肺吸收自然之气后纳清吐浊的功能,它与卫气有关系的证据在中医学里未能找到。这样说来,宗气包括营卫气的论说立不住脚。因此,笔者认为宗气应该指的是肺吸入的自然之气。

(3)营气和卫气

营气和卫气都是从中焦水谷之气分出。营气行于脏腑组织之内,起到营养作用,故而以"营"命名。脏腑组织之间隙,此皆虚处,邪易侵袭,卫气散游其间,起护卫作用,故而以"卫"名之。根据气在各脏腑经络中的作用不同,又有不同名称的气。

气既然是运动的,那么气运动的形式到底是怎样的呢?人体及其外的一切气的运动形式都是升降出入。升降指气的上下方向运动而言，出入指内外方向而言。古人认为气的升降出入运动必须保持和谐通畅，这样才能维持正常的生命活动，否则生命活动就发生异常。

3. 气的功能作用

气在人体生命活动中起着重要的作用。气是一种有活力的物质。人体的各脏腑组织因为有了气才具有不同的功能。正是这些不同脏腑的功能才使生命得以延续。人体的血、津液两种基本生命物质也是由气所化生的，并且他们在体内的运行变化也是由气来推动的。气也是神的物质基础之一。因此，气的运行变化正常，则人的生命活动正常。

人体之气的功能作用具体体现在推动、温煦、防御、固摄、气化五个方面。气是有活力的物质，它能激发和促进人体生命活动的产生和延续，与人体的生长发育和生殖活动密切相关。此外，它还推动人体脏腑经络组织的功能活动，参与饮食水谷的代谢及生命活动物质的化生，这些都体现出气的推动作用。

气具有温煦作用。气流布于人体各脏腑经络组织，依靠它的温煦作用，机体维持着恒定的温度以抵御寒冷。此外，气的温煦作用还体现在维持脏腑经络组织正常的功能活动以及各生命活动物质在人体的正常运行。中医学认为"血得温则行，得寒则凝""寒不消水"，所指的就是气的温煦作用对血和津液正常运行的影响。

中医学认为"正气存内，邪不可干""邪之所凑，其气必虚"。这说明气对人体而言有抵御外邪的作用。它体现在两个方面，一方面是不让外邪入侵；另一方面是和已入侵之邪抗争，力图把它逐出体外。

气是无形物质，它对精、血、津液这些有形物质有固护、统摄作用。人体之精藏于肾而不妄泄，完全依赖于肾气的固摄作用。津液通过肺上输到皮毛出而为汗，下输到膀胱出为小便。人体汗和小便的排泄是有节制的，为了防止它们过多排出和无故流失，全凭气的固摄作用来调节。此外，气的固摄作用还保证了血在脉中正常运行而不溢出脉外。

人体从外界摄入饮食水谷，吸收精华部分化生为机体所需的生命活动物质，剩下的糟粕部分经过六腑传输到体外。这些生命活动物质在体内又可以互相转化。这整个过程实际上是一个气化作用的过程。对人体来说，气化过程是一个物质转化的过程。

气分布于人体各个角落，引起分布部位各异因而有不同的名。它们在各自不同的部位行使不同的职能。元气是生命活动的原动力，它是先天之精所化，它推动人体的生长发育和生殖功能，激发人体各脏腑组织的生理活动。宗气存于胸中，它主司人的呼吸功能，同时入脉中推动血在脉中运行。营气和卫气都是水谷之气，两者因性质不同而区分，营气为水谷之气中精专柔和的部分，卫气为水谷之气中剽悍滑利的部分。如果用阴阳来分，卫属阳，营属阴，故有"卫阳""营阴"之称呼。营气是人体之血的组成部分，它进入脉中营养人体各脏腑组织。卫气散行于人体脏腑组织间隙，温养脏腑组织，司汗孔之开合，同时防御外邪的乘虚而入。卫气还与人的睡眠有关。人醒来时，阳气主要分布体表，以司护卫；人入睡，阳气敛藏进入体内，以暖脏腑。此外，各脏腑经络之气也有各自不同的功能。

（三）神为生命外在之象

1. 神的概念

中医学里的"神"不是上帝之意，它是一种物质，这里的物质是广义，即客观存在。古人认为"阴阳不测谓之神"，这说明他们已经感受到生命活动中存在着一种神秘的支配力量，这种力量难以认识把握，为了理解的方便，人们把它称为神。人的意识、情志、思维活动是生命活动的一部分，而且这部分活动也是人最能直接感受到且最神秘难测的。因此，他们自然把人的情志、意识、思维活动也称为神。为了把两者区分开来，人们习惯于把前者称为广义之神，而把后者称为狭义之神。

2. 神的生成变化

神既然是客观存在的物质活动，那么它的物质基础又是什么呢？中医学认为，精、气、血、津液是神的物质基础。这里的神是从广义而言。狭义的神包含于广义神的范畴之中，它也同样以精、气血、津液为物质基础。古人把狭义之神分属于五脏，但是由心脏来主管。中医有"五脏藏神"和"心主神"之说。

3. 神的功能作用

广义神与活力和规律的意思相同，它支配着生命活动，因此如果生命活动中失去了神，就预示着生命将要终止。狭义的神，即人的思维、意识、情志活动。狭义的神具有人的自主性，当人受到外来因素影响时，它会自主地产生自己的思维、意识、情志活动。这些活动都是以精、气、血、津液为物质基础的运动，因此它必然影响人体基本生命物质的消耗和运行。正常的精神、意识、思维活动能协助人体基本生命物质的运行；如果这个活动不正常，那么它就会导致人体基本生命物质异常运行和消耗。

二、津与血同源于中焦

（一）津血为有形生命物质

1. 血的概念及生成变化

血是行于脉中的有形物质。血和气不同，气是无形的，而血是有形的。人体之血由水谷之气化生，水谷之气分为营气和卫气。两者之中何者与血的化生有密切关联呢？中医认为中焦之气与津液和调生成血。这个能入血脉中的中焦之气只能是营气，因此血由营气和津液化生而成。正因为如此，所以中医常把营血合称。关于精和血的关系，古人已有认识，精与血的生成有关。肾精可以直接化生血。精化生血是通过气来完成的，这是一个间接化生过程，不是直接化生的。关于精与血的关系，还有一种说法叫"精血同源"，如何理解？首先需要弄清楚一点，这里所说的精是指先天之精，还是指后天之精？如果说先天之精与血同出一源，显然不合逻辑，因为先天之精是人体生命的最初物质，它禀之于父母，而血是有了生命之后才产生的，所以血在先天之精之后产生。既然如此，这里的精应该指后天之精，即水谷之精。因此，"精血同源"的意思是人体的后天之精和血都是中焦水谷所化生。此外，人体之血从脾胃化生后进入脉中，通过经络运行到达脏腑之后，它可以化生为精。这又是"精血同源"的另一层意思。

2. 津液的概念和生成变化

津液是津和液的总称。它和血一样也是有形的物质。津和液是同一种物质，它们都是由水谷化生，只是存在的部位不一样，因而拥有了不同的称谓。津是汗的主要组成部分，由此可知它主要存在于皮肤肌腠等浅表组织中，而液则主要贮存骨和脑等部位，它是髓的主要成分。关于津液在体内的运行变化，古人也有一段精彩的描述。《素问·经脉别论》中说："饮入于胃，游溢精气，上输于脾；脾气散精，上归于肺；通调水道，下输膀胱；水精四布，五经并行。"这段文字说明饮入体内化生为津液后经历了一系列的运动变化。首先，胃的"游溢"作用产生水谷之气，然后经过脾脏的"散精"作用上输到肺脏，水谷之气中的营气和一部分津液"和调"化生血，进入脉中运行。其他的津液又如何分布呢？这只能从肺脏的功能来解释。我们知道津液在体内的运行需要气的作用。人体之气为肺所主，因此津液如何分布需要肺脏来调节。气运行的形式不外升降出入，那么津液也就随着气分布到人体的上下内外，这正好是肺脏的宣发肃降功能所完成的，中医称它为"水精四布，五经并行"。血的运行通道是脉，津液也是有形物质，它的运行通道是什么呢？古人认为三焦是津液运行的通道。为了保证津液分布正常，需要保持水道的通畅条达，中医称之为"通调水道"。古人认识到饮入胃后，最后总得排出一部分。这一现象如何解释？换句话说，小便如何产生的？如果津液输布到全身完全耗尽没有剩余，那么不会有小便。既然有小便，那么津液肯定有剩余，这部分剩余的津液该怎么办？"下输膀胱"就是其答案。膀胱是贮存津液的地方。津液又是如何从膀胱出来的呢？《素问·灵兰秘典论》说："气化则能出。"原来津液排出也必须依靠气的作用，意思是膀胱的开合依赖肾脏的调节。其理由是膀胱和肾互为表里，且津液的运行离不开气化。由上可知，津液的运行离不开气的作用，主要与肺、脾、肾三脏密切相关。

（二）津血的功能作用

1. 血的功能作用

血是人体有形的生命物质之一。它行于脉中，润养全身各脏腑组织。《难经》说"血主濡之"，即是对这一作用的概括。如临床常见视物不清、面色萎黄、皮肤干枯、肢体麻木等症状多为血虚不荣所致。血和气同行于脉中，其推动血行，同时血约束气行于脉中，不使其随意妄行，中医称之为"血藏气"。血是神的物质基础之一。就广义神言，血行正常则人的生命活动正常。就狭义神来说，血行正常则人的意识、思维、情志活动正常。

2. 津液的功能作用

津液在肺、脾、肾三脏的作用下通过三焦输布到全身，濡养滋润人体各脏腑组织，如布散于肌表，润泽皮毛；流注孔窍，滋润诸窍；滋养脏腑，充养骨髓，润滑关节等。津液也是人体之血的组成部分。同时它也是神的物质基础之一。此外，中医认为津液能约束气在三焦中正常运行。如果因为吐泻津液丢失太多，人体的气失去约束就会散逸。

三、各生命活动基本物质的相互关系

（一）精和气的关系

人体的先天之精化生先天之气，推动脏腑的功能活动，脾胃运化饮食产生的水谷之气不断充养先天之精，使其维护持续作用而不被消耗殆尽。肾脏能封藏人体之精的功能也是由气来完成的。

（二）精和血、津液的关系

精能化气，气能生血，血又可化生精，所以说"精血互生"。津液是血的组成成分，血可以化生精。另外，津液由人摄入的水液所化生，这个转化过程离不开气的作用，但是气为精所化。

（三）气和血、津液的关系

血和津液的生成都离不开气的作用。血和津液的运行推动也依赖气的作用。气能存在体内而不散逸于体外，它离不开血和津液约束作用。

（四）精、气、血、津液和神的关系

精、气、血、津液是神的物质基础。狭义之神，包括人的思维、意识、情志活动，影响人体精、气、血、津液的运行和消耗。

四、生命活动基本物质理论在中医学中的运用

（一）说明人体的生命活动

中医学把人体生命活动体现出来的固有活力和规律称为广义的神，所以神的状态反映人体生命活动的状态，正如古人所说："得神者昌，失神者亡。"在人体的生命活动中，思维、意识、情志活动被称为狭义的神。它的活动会影响人体精、气血、津液的运行和消耗。精、气、血、津液作为维护人体生命活动的基本物质，除先天之精外它们都来源于饮食水谷，各自拥有不同的功能作用。它们输布到人体各脏腑组织发挥各自的作用，它们的运动和消耗促使生命活动得以持续进行。比如，人体的眼睛因为得到血的滋养而能看见物体，人体的手足因为得到血和津液的滋养才能运动自如，人体出汗

和小便的控制、脾胃的运化水谷饮食都离不开气的作用，如此等等不胜枚举。总之，人体的一切生命活动都是这些基本生命物质运动的结果。

（二）说明人体的疾病现象

生命活动是物质的运动，正常的物质运动维持健康的生命活动，如果物质运动失常，人就会产生疾病。中医认为，人体疾病产生是因为精、气、血、津液、神的运动失常导致，它包括物质本身量的增减或物质运动的异常。如先天之精的匮乏导致人体的生长发育迟缓、先天的防御功能下降，临床常见小儿五迟五软，生长缓慢异常，体弱易生病；气的运行失常和消耗太过会导致人体脏腑组织的功能活动紊乱，同时人体其他物质如精、血、津液的运行也会受影响，临床见各脏腑之气的太过和不足而出现相应的虚实证候，如脾胃气弱出现纳差、便溏等消化不良的表现，肝气太盛引起目赤、烦怒、腹胀、纳差，甚或出现昏厥，另外痰湿瘀血形成的结块以及失血失津液的表现也是由气所致；血和津液的运行失常也会影响到气的运行。如由于瘀血和水肿导致气机阻滞，患者出现局部胀痛。此外，由于人体生命物质的消耗太多，脏腑组织得不到濡养滋润，出现视物不清、手足麻木活动不利，皮毛焦枯干燥，脱发筋痿等症状。狭义之神的正常依赖于生命物质运动和消耗的正常。因此人的思维、意识、情志活动的异常由于生命物质运动和消耗失常导致。《素问·调经论》说："血有余则怒，血不足则恐。"反过来，人的思维、意识、情志活动又会影响到生命物质的运行和消耗。比如，中医认为癫狂痴呆之症多由痰瘀导致；如果人思虑太过，或惊恐太过，或悲伤太过，或喜怒太过，都会影响人体精、气、血、津液的运行和消耗。

（三）指导疾病的诊断和治疗

既然疾病由精气血津液的运动和消耗失常所导致，那么临床医生全面收集疾病信息后，只要辨明是何种物质的运动和消耗失常，就可以据此确定相应的治疗原则。比如，一位秃顶患者告知，少年时就有脱发现象且体弱多病，距今已 20 年，头发一直很稀少，结合其他疾病征象，可以断定此病为先天之精不足所致。治疗原则是健补脾胃以生后天水谷之精气来充养先天精气不足。再如，一位患者因长期腹泻，出现头晕眼花、视物模糊、神疲气短、气少无力、懒言的症状，结合其他疾病信息，断定为津液耗伤导致气血不足，治疗上当采取益气养血的原则。

（四）说明药物的功用

从历代中药书籍中对药物的记载来看，其药物功用的描述中总离不开精、气、血、津液的字样。对任何一个具体的中药而言，其功用要么是补足精、气、血、津液的亏耗，要么就是纠正它们运动的失常。比如，熟地可以补精血，麦冬、花粉可以生津，当归可以养血，黄芪可以补气，陈皮可以理气，苏子可以降气，升麻可以升阳，丹参可以活血，桑螵蛸可以固精，商陆可以利水。

第三节　生命活动发生的物质载体

人体的生命活动离不开精、气、血、津液、神这些物质的运动和作用，并且它是有规律的活动。中医认为人的生命活动基本物质依靠水谷饮食不断补充，水谷饮食是否需要借助一定的载体作用才能在体内转化成生命活动基本物质呢？回答当然是肯定的，因为我们今天所了解的客观事实就是这样。对于中国古人来说，通过观察和思辨，他们也认识到了生命物质活动的规律性。那么，它们到底依靠什么来维持这种规律性呢？脏腑经络理论就是针对这一问题构建出来的。

一、五脏六腑各司其职

（一）五脏六腑概说

1.脏腑的概念

人体是具体有形的。中医学认为这个有形体的存在依赖于饮食水谷的供养，我们知道饮食水谷并不能直接供养人体，它只有通过转化为生命活动基本物质，才能"生形"。人的形体由精气化生，而精气又由饮食水谷所化。这个物质转化的过程依靠什么来完成的呢？中医认为脏腑在其中起着最直接、最重要的作用。

我们知道，这些生命活动基本物质在人体内总会运动变化的，它们会达到固定的空间，从而发挥应有的作用。比如"足受血能步，目受血能视"。血产生之后如何到达足和目，从而使足能步、目能视的呢？中医认为肝藏血、肝主筋、肝开窍于目，血通过肝脏输送到筋和目，因此足能行走，目能视物。在古代，人们对生命活动的认识很大程度上都是依据人外在的生命现象来发生的。然而，这些外在的生命现象又是通过生命基本物质的运动作用引起的。如此，那么这些物质在体内究竟如何运动变化从而使人体表现出外在的生命现象呢？中医认为物质是通过脏腑来完成其体内的运动变化的。

2. 脏和腑的功能区别

脏腑包括五脏、六腑和奇恒之腑。中医学里对它们从功能上作了区分。就五脏和六腑而言，人体五脏的功能特点是"藏精气而不泻，满而不能实"，六腑的功能特点是"泻而不藏，实而不能满"。六腑"泻而不藏"的解释是它接受了"五脏浊气"，而此浊气不能久留其中，必须传输到体外，因此我们把它称为"传化之腑"。六腑接受五脏浊气，并且浊气不可久留，它必须通过六腑很快传输到体外去，因此六腑总是"更虚更实"，自能暂时留驻过客，不能长期收容来者。由此可见，六腑的功能特点是接受五脏的废弃物，尽快把它排出体外，不可让它长期停留。所以说"六腑者，传化物而不藏，故实而不能满也"。五脏的功能特点是接受水谷中的精气，尽快把它贮存起来，长期保留。奇恒之腑的功能特点与五脏相同，与六腑相反。从其生成和形态来看，二者也有本质差别。对脏腑功能的区分认识，反映出古人意识到了人的生命活动的维持需要摄入外来的饮食水谷，人体从这些物质中得到所需的精华部分，然后将糟粕的部分排出体外。这个吸取精华、去除糟粕的过程是通过脏腑共同完成的。

（二）各脏腑的生理功能

1. 五脏的生理功能

（1）心的生理功能

心在五行属火。因它为生之本，神之居，血之主，脉之宗，所以中医学里称它为"君主之官"。它参与血的生成，主一身之血脉，同时主宰着人体的生命和精神意识思维活动。

①心参与血的生成

血是营气和津液"和调化赤"的结果。试问，这个"和调化赤"的变化发生在何处？是谁来完成这一变化环节的呢？我们知道，营气和津液化生于中焦脾胃，这个过程是缓慢的，《灵枢·痈疽》把它说成"中焦出气如露"，通过脾的"散精"作用，它们被输送到上焦心肺，然后变化为血进入脉中。由此看来，血的生成发生在上焦，与心、肺密切相关。《灵枢·决气》中说："中焦受气取汁，变化而赤，是谓血。"此处说明血是赤色的，是由非赤色的物质化生而来。这个非赤色的物质就是我们所说的营气和津液。那么这个"化赤"的变化是如何完成的呢？血的化生是由心来完成的。在日常生活中，如果想把几种物质调和在一起产生新的物质，常用的方法就是借助火的力量来实现。在五行归属中，心属火，其应赤色，在古人眼里心自然具有了化赤的功能作用。

②心主一身之血脉

心所化生的血不得停留，它必须进入脉中，通过经络流遍周身各个角落以发挥其濡养作用。人之所以能保持一定的形体，各脏腑组织之所以能维持各自的功能作用，这些都离不开血。血从心循经脉流向全身各脏腑组织后是否还会流回到心呢？中医对这个问题的回答是肯定的。中医学一直认为血在人体的运行是循环的，这个循环的起点和终点都是心，整个运行过程中离不开经脉。脉是容纳血的地方。血总是在体内流动不息的。那么它离开心流向全身的动力从何而来呢？五脏所藏之精可以化生各脏之气，从而为五脏的功能活动提供初始动力。因此，血从心流向脉的过程中必然需要心气的推动作用。但是心气推动血行的作用并非持续的，而血要想在脉中持续运行，并且能回到心，仅仅依靠心气的作用是无法实现的。到底是什么实现这一结果的呢？我们还得回到"气"上来，因为人体之中唯有气具有推动作用。如果气与血相伴而行，那么它就能给血在脉中运行提供持续的动力。中医学正是这样认为的，它说经脉是"气血运行之通道"，这说明了气和血皆行于脉中。这个气从何而来？它又指的是什么呢？宗气具有"贯心脉"的作用。这里的"贯"指的贯注之意。"贯心脉"者只能是人吸入的自然之清气，这个气体被古人称为"天气"。古人认为"人因天气而生，因地气而成""天气自口鼻而入"，在古人的眼里它自然具有神秘的力量。正是这个神秘的"天气"

进入脉中与血同行，从而提供持续的推动力。为什么中医把一身之血脉归心所主？我想原因不外两方面。其一，心是血行的起点和终点。其二，从《难经》对人体解剖的记载来看，那时的人们可能已经注意到了心和血管之间的实物联系。

③心主宰人体生命和精神意识思维活动

由于人体的生命活动和精神意识活动都属于神的范畴，故而常称之为"心藏神"。《素问·灵兰秘典论》中把心比作一国之君主，突出强调了心在人体的主宰作用。人体的生命活动是依靠脏腑经络来完成的。五脏六腑各有其功能，但是心对其他脏腑的功能具有统领和节制作用。政令皆出于君主，人体的脏腑经络接受心统领的同时，它们也各自保持自己的独立性，如此共同维护着心的君主地位。由于心主宰人体生命活动，故而中医把它称为"生之本"。中医认为人的精神意识思维活动皆分属五脏所主。如《素问·宣明五气》说："五脏所藏：心藏神，肺藏魄，肝藏魂，脾藏意，肾藏志，是谓五脏所藏。"这里并不是说某一种精神意识思维活动只与某脏相关，与它脏无关，而是说明它与某脏的密切关系。我们知道，人体的精神意识思维活动是一个整体的活动，它不可能孤立地归属某脏，必然与它脏存在联系，其中的每一项活动都是它们共同完成的。但是，由于各脏的功能特性不同，它们在人体各精神意识思维活动中承担的角色是不一样，鉴于此，中医把精神意识思维活动分属于各脏。而在这之中，心又起着主宰作用。《素问》中把神、魂、魄、意、志并列一起，意在说明他们之间是平行关系，都是指精神意识思维活动的一个方面。那么，心如何起主宰作用呢？《类经》中的一段话对此作了很好的解释，它说"心为五脏六腑之大主"，这段话很清楚地告诉我们，人的一切精神意识思维活动都是从心而发的，然后感传到各脏由其表现出来的。因为人的精神意识思维活动是因外物引起的，而心又是"任物"的，所以心最早接受外物的影响，它把这一影响很快传给各脏，并迅速做出反应，于是产生了精神意识思维活动。

人的身体运动和精神意识思维活动是生命体存在的标志。如果这些活动出现异常或者停止，生命体将受到威胁。心主宰着人的身体和精神意识思维活动，因此它主宰着人这个生命体的存在。心的功能正常则人体的一切活动正常，反之生命体的存在就会有危险。根据这一点，中医特别强调心的重要性，在历代养生观中，养心始终是根本原则。

（2）肺的生理功能

肺在五行属金，中医学里称它为"相傅之官"，由于肺在人体内的位置居于最高，其他脏腑皆在其覆盖之下，因此它又被称为华盖。中医对实物脏器之肺的解剖结构也有一定的观察和了解。比如《医贯·内经十二官论》言"喉下为肺，两叶白莹，谓之华盖，以覆诸脏，虚如蜂窠，下无透窍，故吸之则满，呼之则虚"，这是对肺形态的描述，也是对肺为华盖的解释。总之，肺的生理功能体现在：肺为气之本，肺朝百脉，主治节，通调水道。

①肺为气之本

《素问·五脏生成》说："诸气者，皆属于肺。"肺居上焦，通过口鼻与外界相通，自然之气从口鼻而吸入肺中，其气之清灵的部分保留下来存于胸中，成为宗气的组成部分；其气之污浊的部分不得存于体内，通过肺呼出体外。古人把自然之气称为"天气"，把水谷之气称作"地气"，中医认为"人因天地之气生"，可见"天气"在人这个生命体得以产生和延续的过程中起着很重要的作用。"天气"又与肺相通，在古人眼里，"天气"是具有神秘力量的气，它是先天之气，人非此气不得生。中医认为生命的产生源于父母双方提供的先天之精，双方之精的相互作用产生神的变化，古人称之为"两精相搏"。然而，到底是什么促使这个作用发生呢？古人认为，气是化生万物的根本。因此，人的生命初始状态是由气化生的。两精相搏产生生命的过程离不开气的作用。正因为此，中医在论述胎的形成时常说"精气聚而成胎"，对胎的调护，强调不能动胎气。当新生命体离开母体后，它虽禀受了先天之精气，但是仍然需要后天精气不断供养。

②肺主治节

《素问·灵兰秘典》中说："肺者，相傅之官，治节出焉。"治节，顾名思义，指治理、调节之意。中医论述肺的治节功能时，往往从人体的气血津液的治理调节上言说一番。其实，肺对血和津液的调节治理作用是间接的，而对气的调节作用则是直接的，并且肺对前二者的作用是通过后者来实现的，所以肺的治节作用主要体现在治理调节人体一身之气上。

肺在人体如何发挥其治节作用呢？人体是清灵之体，不可藏浊。而自然之物都是清浊相混的，因此自然之物被摄入人体后必须清浊分离，清者留存体内，浊者排出体外。人为了生存从自然索取的两大类物质是水谷和空气。我们前面讲到，肺在人体吸入自然之气的过程中起着"清浊运化"的作用，即纳清吐浊。这样就保证供给人体清灵之气。水谷从口入胃中，经过脾胃的作用吸收水谷之清者，水谷之浊者通过六腑传导排出体外。所以中医说"清阳出上窍，浊阴出下窍""清阳实四肢，浊阴归六腑"。肺在水谷之气的清浊分离中起着辅助作用，肺的宣发功能有助于脾升发水谷之清气，其肃降功能有助于胃沉降水谷之浊气。这一协作过程又是通过肺对脾胃之气的调节来实现的。我们再来看看肺对胸中之气的治节作用。中医习惯把胸中称为气海，也就是说胸中是气汇聚的地方。各种气聚积于胸中，如何布散到全身各部位以发挥其各自的功能呢？这不得不归功于肺。首先，营气"奉心化赤"变成血的过程中依赖肺的作用。中焦受气取汁后，通过脾的散精作用将水谷精气上输到肺，由肺把它输送给心。此外，宗气贯心脉的功能也离不开肺的作用。卫气留于胸中，通过肺的宣发作用布散于体表及脏腑组织间隙以发挥其作用。最后，我们来说说肺对自然之气的调节。自然之气经口鼻入肺中，其气中之浊者被呼出体外，气中之清者一部分"上走息道，循喉咙，司呼吸，出音声"，一部分贯注心脉，一部分纳藏于肾。这里，前者借助于肺的宣发功能，后二者借助于肺的肃降功能。此外，肺对人体的气机也起着调节治理作用。人体的气机运动由各脏腑来完成，各脏腑气机的运动形式不外升、降、出、入四种，可以分为两类，一是升发向外向上，另一是肃降向内向下。除肺脏以外的脏腑气机运动中非升即降，非出即入，唯独肺脏的气机运动功能宣发向外，又能肃降向内。因此，它能够调节人体的气机。

③肺朝百脉

肺脏身为宰辅之官，因其位高，故而手握重权，能够调理百脉。然而实际上又是怎么一回事呢？我们说肺脏有宣肃功能，调节人体一身之气机。气和血是并行的，血的运行离不开气。如果气流不畅就会导致血滞不行。肺脏对人体之气的调节作用保证了气的运行通畅，从而保证了血循经脉正常布散到身体各个部位。但是，人体之血从心出发最终是如何回到心的？谁在这一过程中起作用呢？中医把这一重要角色交给了肺。说到"朝"这个字，这里的"朝"是使动用法，即"使……朝"。心为君主之官，肺为宰辅，在古代中国宰辅之职即可统领百官，还可以节制君主，因此位高权重，国之大小事务虽受命于君主，实际上由宰辅来掌管。人体之血在回到心之前先得经过肺，然后再由肺传输到心。肺不仅在血回到心的过程中起作用，在血从心出发时也起作用。营气和津液化赤为血之前必须经过肺脏，由肺脏奉心，然后在心发生变化。血入脉中之后，肺脏吸入之自然清气与血一同入脉，这样气血并行，血循脉流遍周身。血化生之后就进入了脉中流行全身各脏腑组织，肺脏是其流经的最后一站，它及其所属组织同样需要得到血的滋养。皮毛为肺所属，血通过肺脏的宣发功能输布于皮毛。

④肺通调水道

肺在人体水液代谢中的作用。水饮通过口入胃中，必然经过脾胃的运化"游溢精气"，借助脾的升清作用进行清浊分离，古人称之为"脾气散精"，然后水饮之精上输于肺。这个过程为中焦提供血的化生原料，也是水谷进入人体必经之路。因此，脾上输给肺的水饮之精实际上就是津液。它被输送到肺后，借助于肺的宣发作用奉心化赤，参与血的化生。所有的津液是不是都奉心化赤了呢？当然不是，如果那样的话，接下来的那句"通调水道，下输膀胱"该如何理解呢？很显然，这句话提供给我们一个信息，即被输送到肺的津液除了上奉于心之外，它还会"下输膀胱"。从肺到膀胱之间的津液运行需要水道，"通调水道"四个字就给出了答案。这个水道是什么，古人对此问题作过论述，且容后文再言说。为了保证津液能够从肺脏顺利地流入膀胱，保持水道通畅是有必要的。谁来担此重任？肺的通调水道功能正是为此而备。我们知道，津液的运行是依靠气推动的。津液在水道中向下流入膀胱，要求气必须向下运动。然而气的向下运动又是依靠肺的肃降作用来实现。正因为此，肺具有了通调水道的功能。津液传输到肺后，一部分通过肺的宣发作用向上输送给心，一部分又通过水道向下输送到膀胱。这两个输送路径是相反的。他们之间会不会存在相互牵制相互影响呢？事实上，他们之间是协作进行的。如果向上输送得多，向下输送就少；如果向上输送得少，向下输送就多。所以，他们之间是存在相互牵制影响的。《金匮要略》中记载了肺气虚寒导致小便清长量多一证，张仲景解释道"上虚不能制下也"，这里上虚指的就是肺气虚寒，不能制下指的就是津液下输不受控制，故小便清长量多。

（3）肝的生理功能

肝在五行属木。中医学里称它为"将军之官"。肝为藏血之脏，魂之处，筋之宗。它为刚脏，主升发条达，故体阴而用阳。

①肝主升发条达

五行观念被产生出来后，古人构建了一个五行系统，然后便通过它借助取类比象去认识一切事物。东方为太阳升起的地方，其通于肝也只是在说明肝的升发特性。此外还把肝和树木类比，树木的枝条大多是向上升发的特点，因此肝脏也有升发的特点。对人体而言，肝脏的这种升发之性体现出条达的生理功能。既然如此，那么肝的条达功能又是如何体现出来的呢？首先，它表现在对脾土的疏泄作用上。关于土和木的关系，有学者把它说成土要保持疏松需要木经常翻动。这是早期人们在从事田地耕作时获得的经验认识。在人体而言，饮食水谷进入胃中，它需要脾的升清作用进行运化，进而实现清浊分离。因此，水谷能被消化，有赖于脾的功能健旺。然而，谁来保持脾功能的健旺呢？肝木。由于肝木不能疏泄脾土，脾的功能失健旺，于是入胃之水谷不得分别清浊，清气不升而转下故生"渗泄"，浊气不降故而见"中满"。肝的升发作用除了影响脾的功能外，还影响肺的宣发功能。肝的升发作用还具有升发元气的作用。元气从产生于肾到输布全身的过程中离不开肝的升发作用。除此以外，肝的条达作用与男子排精和女子月经的正常有关系。肝气条达，气血运行正常，男子排精和女子月经都会按规律进行。

②肝藏血

肝脏是一个贮藏血的地方。如果血在脉中始终这样不停地循环流布，那么它很快就会消耗完，因为生命活动是以物质消耗为代价的。人一日三餐所摄入的水谷总是有限的，有限的水谷只能化生出有限的生命活动物质，那么它如何能够满足机体一天的需要呢？因此，在古人看来，血不可能一直在脉中流动，它应该藏在某个地方，当机体需要它时它就进入脉中流行，如果机体不需要它，它就藏在这个地方以备其需。这就是"人动则血运于诸经，人静则血归于肝脏"。我们再看看前面那句话"肝藏血，心行之"，肝何时把血输入脉以供身体所需，这完全由心来发号施令，因此"心行之"三字不仅说明心气推动血行，还包含心决定血何时入脉中流行。我们不难看出，人体的血从心生成后直接进入肝脏贮藏，并不直接进入脉中。那么，在古人那里人体的经脉是否时刻都有血在流动和充满呢？显然，那是不可能的。这是古人有别于近人的认识所在。这里有一点强调指出，肝藏血的功能不仅说明肝具有贮藏血的功能，还包括应机体需要而输送血的功能。

（4）脾的生理功能

脾在五行属土。中医称之为"仓廪之官"。脾能运化饮食水谷以生成气、血、津液，从而为人体生命活动提供所需的基本物质，并且不断补充先天精气。故称"脾为后天之本""脾为气血生化之源"。

①脾主运化

脾的运化功能体现在两个方面，即运化饮食和水饮。饮食水谷进入胃之后，经过胃初步处理被转交给了脾，那么下一步脾该做什么呢？我们知道，人体从水谷饮食中需要摄取的是精华部分（水谷之清者），而糟粕部分（水谷之浊者）需要通过六腑传送到体外。这就要求脾能够把水谷中的清浊部分分开，即分出人体所需要的部分。因为脾从水谷饮食中分离出的精华部分正是人体气血化生的最初物质，所以脾功能的健旺与否与气血的盈亏直接相关。脾的运化功能不仅体现在水谷饮食的消化上，还体现在水饮代谢上。在整个水饮代谢过程中，脾的作用体现在两方面。它通过"游溢精气"把水饮中的精华部分从胃转移到脾，又借助"脾气散精"把这一精华部分转移到肺。"游溢"这个词本身就有移动、游动的意思，"精气"是其作用的对象。这个精气只可能从水饮中移动出来。从水饮中移动出精气的过程正是由脾的分别清浊的功能完成的。

②脾主升清

脾既然属土，而土能生长万物，说明土具有升发的特性，由此他认为脾也应该具有升发的特性。此种说法尽管有些牵强，但古人确实是这么想的。那么在中医学里，脾主升清的作用体现在哪儿呢？我们首先来看看它在饮食代谢方面的体现。脾的运化作用使得饮食水谷中的精华和糟粕分离开来，那么这些精华物质向何处去呢？前面说过，中焦脾胃化生的水谷之精气必须传输给肺，然后由肺来进行分配。肺为五脏之华盖，其位置比脾高，因此水谷之精气只有向上传输才能到肺。这就要求脾必须具有升发的作用。脾主升清的功能就是这种作用。正是借助于脾的升清功能才能把它从饮食水谷游溢出来的精气上传给肺。脾主升清的功能还体现在水饮代谢上。脾能从胃中的水饮里游溢出精气，这个精气实际上就是津液。然而，津液必须被输送到肺，然后由肺进行分配使用。因此，它也需要脾能把它向上传输。脾主升清的功能就能满足这种要求。由此看来，脾主升清的功能既实现了人体从饮食水谷中摄取所需的物质，同时也实现了水饮在人体代谢的第一环节。

③脾主统血

脾的统血功能在《黄帝内经》中并无记载。脾为何能统血，它又是如何统血的呢？关于这个问题，有些医家也试图作出过解释。《医碥》认为"脾统血，血随气流行之意也"，它指出脾的统血作用是依靠气来完成的。人体之血由心化生，藏于肝，入脉中运行到全身。因此，要保证血循行于脉中而不溢出脉外，必须要求脾能循行于脉外，这样才能时时顾护血行正常而不溢出。很显然，脾是不可能循行于脉外的，那么它是否可以产生某种物质代替它循行于脉外呢？在论述气血津液的时候我们提到，脾化生的物质主要有三种，即营气、卫气、津液。这三种物质被传输给肺后，营气和津液经过心的作用化生为血入脉中，卫气行于脉外，流布于各脏腑组织间隙。气有固摄作用，它能固摄血正常行于脉中而不溢出脉外。卫气既然行于脉外，并且能留布全身，因而它能时时顾护正常的血行。由此我们可以得出结论，脾统血的功能是通过卫气的固摄作用来实现的。

（5）肾的生理功能

肾在五行属水。中医称之为"作强之官"。肾主藏精，精可化生元气，为人体脏腑阴阳之根本，生命之源泉，故称为"先天之本"。肾主纳气协助肺完成呼吸运动，同时自然之清气纳藏于肾以补充精气。肾主水，为胃之关，它参与水液在人体的代谢。

①肾主藏精

肾中所藏先天之精禀受于父母，它既是产生生命的初始物质，也是生命延续的重要物质，是产生生命的物质基础。为什么不论男女，必须到一定年龄才能有子，女子规定为十四岁，男子规定为十六岁？在古代，生殖活动可以说是人们生活中的一个重要部分。既然如此，那么他们一定对生殖现象有过密切的观察和体验。在长期生活中，人们逐渐认识到了男女必须到一定年龄才能有子的现象。这一现象产生了，人们自然要对它进行解释。《素问》中有是中医学对它的解释。首先，它引入了一个概念，什么是天癸？癸，十天干之一，五行属水。肾在五行也属水，可见天癸与肾关系密切。古人讲"天一生水，地六成之"。由此可推测，天癸应该是指禀受于天的某种物质。男女具有生育能力的条件是人体气血充盛，肾中精气充足。

先天之精可以化生元气，元气是人体之气的根本，因为它，人体生命具有了最初的活力。因此，元气被视作人体生命之本。以脾胃为例，元气使脾胃具有了运化功能，从而能从饮食水谷化生精气。肾中所藏之精又可称作人体的生命之精。肾中元气为人身之气的根本，因此古人称肾为"三焦之源"。《素问·上古天真论》说"肾受五脏六腑之精而藏之"。肾中所藏之精需要得到后天的不断充养，后天脾胃化生出营气和津液经过心的作用化赤为血，而所化生的卫气流布于全身，故而充养肾精的物质只能是血。血行于脉中到达肾脏转化为精。肝和肾都主藏，一个藏血，一个藏精，那么精和血之间的化生体现在哪呢？肾所藏之精充盛有余，它就会转输到肝脏化为血而贮存，如果肝中所藏之血有余，这意味着五脏六腑的血供充足，因而多余的血就会转输到肾化精贮藏起来以供其需。人体气血充盛则肝有所藏，五脏精气充足，因而肾有所藏。精血之间的相互化生又保证了肝和肾储备充足，从而满足了人体的生理需求。

②肾主纳气

肾中元气为一身之气的根本，肺脏吸入的自然清气向下归藏于肾以补充精气。中医把气归于肾的作用称为肾主纳气。中医认为，肺主气司呼吸，自然之气从口鼻而入胸中，借助肺的宣肃作用实现清浊分离，把气中之浊者呼出体外，气中之清者留于胸中。清气中一部分贯心脉，上走息道，其余的部分在肺和肾的作用下归藏于肾。积于胸中之清气需要肺脏的肃降功能才能向下运行。肾脏具有"藏"的功能，它能把下行的清气纳归于肾脏。正是这样，人正常吸气时往往比较深重。由于清气的正常吸入，浊气的正常呼出，从而保证了呼吸的匀调。如果清气积于胸中不能归藏于肾，那么胸中被气塞满，清浊相混，胸中失去清净，为了保持胸中一片清明，肺就会加紧呼出胸中之气，因而出现呼多吸少的失调状态。

③肾主水

肾脏参与水液的代谢过程，并且起着重要的作用。我们知道，肾藏精，肾精可以化生元气。如果用阴阳来划分，肾精属阴，肾气属阳，肾中精气是五脏精气的根本，《类经附翼》中说"五脏之阴气，非此不能滋，五脏之阳气，非此不能发"，因此肾精被称作元阴，而肾气又称为元阳。元者，始也，即起始、最初的意思。水液在人体的输布和代谢是五脏互相配合作用来完成的，整个过程离不开气的作用。肾中精气是五脏产生功能作用的根本物质，它是人体之气的源泉。从这个意义上来说，肾主管着人体水液的输布和代谢。具体来讲，肾又是如何在这整个过程中起着调节作用的呢？水液经口进入胃中，它需要借助脾的运化作用进行清浊分离，然后借助其升清作用把水液中之清者上输给肺脏。在这个环节中脾的运化和升清功能是否强健决定着水液是上输到肺还是下走肠道。进入胃中的水液经过脾的作用后就变成了津液。津液被输送到肺后，分3种去向，一部分继续上传给心以供化生血；一部分通过肺的宣发作用输布给皮毛，出于体表为汗；一部分通过肺的肃降作用下输到三焦（这里的三焦指的是一个具体的器官）。在这个环节中，肺的宣肃作用决定着津液的正常输布。正常情况下，津液通过三焦被输送到膀胱。各脏腑之所以能密切配合完成水液代谢过程，全赖于肾中精气充盛，因为它能保证各脏腑的功能正常健旺。因此，中医把肾称为"胃之关"。关，关口、关隘之义，张景岳称它为"门户会要之处，可以启出入"。

2.六腑的生理功能

（1）胃的生理功能

胃居膈下，上接食管，下通小肠，与脾以膜相连，同在中焦，胃与脾通过经脉的相互络属而构成表里关系。胃为燥土属阳，脾为湿土属阴。胃又称胃脘。脘，即官腔。胃有上下两口，上口称为贲门，下口称为幽门。中医把胃脘分为3部分。靠近胃上口的部分称作上脘，靠近胃下口的部分称为下脘，上下脘之间的部分称为中脘。胃的功能主要体现在受纳、腐熟饮食水谷和通降浊气上。

①胃主受纳腐熟

胃是一个空腔器官，可以容纳食物。饮食水谷从口而入，为胃所接纳，并暂时存留于胃。正因为胃具有贮存水谷饮食的功能，古人把胃称为"太仓""水谷之海"。人体生命活动之所以能够得到维持全赖于气、血、精、津液这些物质。然而，气、血、精、津液的化生和充养又来自于饮食水谷。生命物质化生于水谷的前提是胃能否正常受纳水谷饮食。基于这一点，古人把胃称为"五脏之本""六腑之大源"。人体需要气血供养，而气血的化源于胃受纳的水谷饮食，如果胃不能受纳饮食，那么气血将无物可化，因而胃不仅是水谷之海，还是气血之海。中医认为，肾中元气需要后天水谷充养。

饮食水谷存留于胃中，需要经过脾的作用实现清浊分离，在这之前，胃是否需要对饮食水谷进行初步处理呢？接下来我们来讲述胃的腐熟功能。中医学里称"中焦如沤"，一般认为指脾胃的功能而言，实际上用来描述胃的腐熟功能可能更恰当些。沤，水和物混合一起腐烂的状态。《医贯》中说"饮食入胃，犹水谷在釜中，非火不熟"。这里实际上作了一个很生动的比喻来说明胃的腐熟功能。总的说来，饮食水谷需要接受胃的腐熟作用变成糜烂状态，这样脾才能将其进行清浊分离。

由上观之，胃的受纳功能决定了饮食水谷能否进入人体，而它的腐熟功能决定了进入胃中的水谷饮食能否被人体消化吸收。人体脏腑的功能是由气来推动的，那么胃的功能也应该由气来完成。人体生命活动的进行需要从饮食水谷中摄取精气。这个精气是人体营卫气血变生的来源，是人体借以抵御外邪的物质基础。

②胃主通降

饮食水谷经过胃的腐熟作用后，由脾进行清浊分离，清者经过脾的升清作用往上传输，浊者弃留于胃中。在讲六腑的功能特点时提到了六腑"传化物而不藏"，即六腑必须把糟粕浊物快速传送到体外去。既然是这样，那么饮食水谷经过脾分清后的浊物也应该由胃快速传送，胃之下接着小肠，因而浊物被下输到小肠。我们把胃的这一作用称为降浊功能。实际上，胃的降浊功能和脾的升清作用是同时协作进行的。正是两者的密切配合，才能顺利完成饮食水谷的清浊分离。胃的降浊作用除了把胃中浊物下传以外，它还负责大小肠中的浊物下传。这样它就保证了饮食水谷经过消化吸收后的浊物能够顺利地排出体外。从另一个角度说，胃的降浊作用保持了整个胃肠道的通畅。

（2）胆的生理功能

胆附于肝之短叶间，位于右胁。肝与胆通过经脉络属而构成表里关系。《灵枢·本输》说"肝合胆"。如果用阴阳划分，肝为脏属阴木，胆为腑属阳木。胆为空腔器官，内盛有精汁。因为胆内贮存的物质是清净的精气，所以中医称它为"中精之府""中清之府""清净之府"。

①胆盛精汁

胆中所盛藏的精汁为肝之余气所化生。如果肝中精气有余，它就会泄于胆中贮存起来。那么，它为什么要贮存起来？它贮存起来做什么呢？我们说肝中精气是维持肝脏功能的物质基础，如果它有余，就会导致肝脏功能异常活跃。这样势必引起五脏之间根据五行生克规则互相戕害。为了保持肝脏功能的正常以及人体各脏之间的平衡，肝中有余的精气必须泄出。它被泄到何处呢？胆就是肝中有余精气泄藏之地。储存于胆的精气并非毫无用处。但肝中精气虚亏的时候，胆中精气就会补充它。如果胆中精气不足，说明肝中精气也虚，而肾中精气为其根本，故而肾中精气必定也虚。同时，五脏精气

一本书读懂中医

皆亏。

②胆气主降

《黄帝内经》言"胆气上逆则口苦"。"上逆"二字提示出胆气本不应该向上运行的。有学者提出胆向小肠排泄胆汁。其依据在哪里？无从知道。由于人体气机变化不外乎升降出入，胆气既然不上行，那就只有下行了。任何物质经过五脏后，有用的部分被吸收了，剩余的部分残留下来变成浊物，需要马上排出体外，这个责任交给了互为表里的腑。因此，当人体之血到达肝脏后，被利用后的剩余物质由胆进行排泄。其排泄的途径主要是大小便。

③胆主决断

胆的这一功能主要体现在人对事物的决定和判断能力上。因此，称它为"中正之官"。中正，即身处中间，作出裁断的意思。胆主决断的功能是以胆中精气为其物质基础的。胆气的虚实决定了人的勇怯和果敢。

（3）大肠的生理功能

大肠位于腹腔，是一个空腔管状器官。其上口在阑门处与小肠相接，下端为肛门。大肠与肺通过经脉相互络属而构成表里关系。大肠的功能主要体现在燥化和传导上。

①大肠主燥化

中医认为"大肠主津"。这里的意思是大肠具有吸收水谷糟粕中的水分，从而使其干燥的作用。从小肠传导下来的水谷糟粕虽然经过了彻底的清浊分离，但是未能成形，因而不利于传输到体外。大肠的燥化功能就保证了水谷糟粕在经过大肠时能干燥成形，这样它就可以顺利地被传送到体外。

②大肠主传化糟粕

大肠能把水谷糟粕传导到体外，这一功能的完成离不开肺、胃、肾的作用。前面讲胃的作用时提到，胃的通降作用有助于大肠的传导。肺与大肠相表里，大肠为肺之腑，肺的肃降作用极有助于大肠的传导，同时有助于胃气的通降。此外，肾对水谷糟粕排出体外也有作用。经过大肠燥化成形的水谷糟粕何时排出体外，这完全由肾来调控。肾中阴阳为五脏六腑阴阳之根本，而五脏六腑功能的正常才能保证饮食水谷在人体正常消化、代谢和排泄。

（4）小肠的生理功能

小肠位于腹中，是一个相当长的空腔管道器官，它上接幽门，与胃相接，下接阑门，与大肠连接。小肠通过经脉络属与心构成表里关系。因为小肠相当长，《黄帝内经》称小肠"长三丈二尺"，因此从胃传下的水谷浊物在小肠存留的时间较长，这有利于水谷浊物在小肠中彻底实现清浊分离。小肠的功能主要体现在受盛化物和泌别清浊两个方面。

①小肠主受盛化物

受盛，即接受、盛纳的意思。化物，指的是运化水谷之意。水谷饮食经过脾胃的初步处理后，剩余水谷浊物向下传输给小肠，小肠接受它并把它盛留下来。如果小肠不能受盛，那么剩余水谷浊物就只能存留于胃中，而不可以得到进一步消化，并且无法通过肠道排泄到体外去。小肠的化物功能体现为水谷浊物在小肠中接受更进一步的处理，使其变成更加腐糜状态，从而为了再一次对它进行清浊分离。为了使水谷浊物中的清浊分离比较彻底，所以这个过程比较长久。

②小肠主泌别清浊

小肠吸收水谷残渣中的精华部分，把它输送到脾，剩余部分则由小肠传输到大肠。如果小肠泌别清浊的功能正常，那么水谷残渣经过小肠后就会得到彻底的清浊分离，这样饮食水谷中的精微物质就会被人体充分吸收。

（5）膀胱的生理功能

膀胱的生理功能为贮存津液，排泄尿液。膀胱又称尿胞、净腑，位居小腹中央，为囊性器官，下有尿道开口于前阴。膀胱和肾通过经脉相互络属构成表里关系。膀胱的作用主要是贮存津液，排泄尿液。津液被传输到肺后，其中一部分津液借助肺的肃降作用经过三焦被输送到膀胱。三焦、膀胱皆为腑，而腑的功能主要是传化物而不藏，即把浊者排出体外，因此三焦、膀胱所传输的津液应该是经过肺脏进行清浊分离后的津液之浊者。肺通过宣发作用把津液之清者向上输送给心，向外输送到皮毛。其津液之浊者则通过肺的肃降作用向下向内传输进入三焦。在古人看来，小便并非人体的代谢废物，而是人体多余的津液。中医认为肾阳能蒸腾气化膀胱。储存在膀胱中的津液需要借助肾阳的作用实现进一步彻底清浊分离。清者被回收，浊者留于膀胱被排出体外。那么它何时被排出体外呢？这完全由膀胱之气来调控。正所谓"气化则能出"。如果膀胱气化不利，津液就会潴留膀胱而不得出；如果膀胱之气虚不能固摄津液存留于膀胱，那么津液就会不受约束的流出。

（6）三焦的生理功能

关于三焦的概念，历代医家对它主要有两种认识。一种是泛指人体全身，即把人的躯体分为上、中、下三个部分。横膈以上为上焦，包括上肢、头、胸和心肺等；横膈以下，脐以上为中焦，即上腹、脾胃、肝胆等；脐以下为下焦，包括下腹、肾、膀胱、小肠、大肠等。另一种指的是作为六腑之一的三焦，也就是我们这里要着重讲的三焦，即位于脏腑之外躯体之内的一个较大的空腔器官。它与五脏之间没有配属关系，因此中医称之为孤府。《黄帝内经》最早提出三焦的理论，但是对三焦的概念论述不明确。《难经》又提出三焦"有名无实"之说，之后有许多医家就三焦究竟是什么的问题进行过探讨。这里，我们不作叙说，仅把各家之说列于附言中以作参考。三焦的功能主要体现在通行诸气和通行津液两方面。

①三焦主通行诸气

三焦是元气别行驶过之处。元气、卫气、自然清气，它们实际上是积于胸中未入血脉的气体，需要借助三焦来传输。三焦位于脏腑之外躯体之内，它"包罗诸脏"，是胸腹腔中的"最大一府"。自然之清气被纳归于肾化精而藏，清气所行的通道是什么？又说肺通调水道，下输膀胱，这里的水道指什么？肾中所藏之精化生元气要分布到五脏六腑，元气如何被输送？这些问题的共同答案是三焦。正是三焦的作用实现了精气在人体的输布循环，它的作用如同经脉实现血在人体循环一样。

②三焦主通行津液

三焦是津液运行的通道。之前我们提到，肺能把多余的津液通过三焦输送到膀胱。实际上不仅如此，小肠主液，大肠主津，说明它们都从水谷残渣中吸收津液，这些津液如何输送呢？另外，各脏腑中多余废弃的津液被输送到膀胱，膀胱所存留津液在肾阳的作用下其有用部分的回收。这些过程都通过三焦来完成。因此，可以认为三焦在人体水液代谢中也起着很重要的作用。

3. 奇恒之腑的生理功能

（1）骨的生理功能

骨，即骨骼。它支持着人的形体，是构成人体的支架。骨和骨之间是通过筋连接起来的，肉和筋节附着于骨上，它们共同参与肢体的运动。骨中有空腔，内藏骨髓。

（2）髓的生理功能

髓是分布于头颅和骨骼内的一种物质。人们习惯于根据它存在的不同部位给以不同的名称。髓藏于颅内称作脑髓，藏于脊柱骨内称为脊髓，藏于人体其他骨骼内的髓通称为骨髓。髓为肾中精气所化生。因此，它禀受于先天，依赖后天充养。髓由先天之精气所化生。髓存于骨内，具有滋养骨骼的作用。正因为如此，骨骼才坚硬耐用抗劳作。人体先天之精气贮藏于肾，能化生为髓滋养骨骼，所以中医认为"肾主骨生髓"。

（3）脑的生理功能

脑居于头颅之内，它由髓汇集而成。有学者把脑和头颅看作是一样的东西，认为脑是藏髓和神的器官，其实二者所指有很大差别。《素问·禁刺论》中说"刺头，中脑户，入脑，立死"，这里把"刺头"和"入脑"分开来说，"刺头"，人并无生命危险，然而"入脑"，即刺脑，人就立刻死去。这说明了什么呢？其一，脑和头是不一样的东西；其二，脑在头之内部；其三，在人体脑比头重要，损伤脑比损伤头严重。此外，《素问·禁刺论》中还提到针刺伤脑之前提是"中脑户"，说明脑户位于头内，通过了它即可入脑。如此，脑户又指什么呢？户，原本指单扇门，后来泛指门，故门户合称。既然有了门户，自然就存在家，所以户又可以指家。脑户，即脑的家，指的是容纳脑的地方。头和脑到底各指什么呢？脑指的是和髓一样的物质，它是髓汇集的海洋，而头是一个器官，其内有空腔，藏有精气和神明，故而称它为精明之府。自明代医家李时珍在《本草纲目》中提出"脑为元神之府"后，脑所指称的意思就变了。它和头在指称上是一样的。脑也变成了一个器官，而不再是一种物质了。那么，脑的功能主要体现在哪些方面呢？

①脑为髓海

这里所说的脑是和髓一样的物质。脑是由髓汇集而成的，人体骨骼腔中的髓都是从脑分发出的。《素问·五脏生成论》说"诸髓者皆属于脑"，所讲的意思就是各骨腔中的髓都是从脑分发出来的。髓由肾精化生，脑为髓海，那么脑自然是肾精所化。中医认为"五脏六腑之精气皆上注于目"，目生于头，脏腑精气上注头的目的并非为了其他，而是为了化生脑髓。因为脏腑精气源于肾精，所以说脑髓为肾中精气所化。

②脑为元神之府

这里所说的脑和头是同一概念，指的是一种空腔器官。早在《黄帝内经》中就已经提出过"头为精明之府"的观点，指出脑和神明有关。隋代医家杨上善在《黄帝内经太素·厥头痛》中指出"头是心神所居"。宋代医家陈无择也认为"头者，诸阳之会，百神所聚"（《三因极一病证方论》）。明代医家李时珍明确提出"脑为元神之府"，即脑藏元神，清代医家王清任《医林改错》中也说"灵机记性不在心在脑"，汪昂在《本草备要》中也指出"人之记性皆在脑中"。由此可见，脑和神明的关系非常密切。中医认为神明为心所主，那么心所主之神和脑所藏之神有何不同呢？张锡纯认识到了这个问题，他提出"脑中为元神，心中为识神"。元神所指的应该是人体最初的生命活力，这个神是人体百神之源，也是心所主之神的根本。从这个意义上讲，脑所藏元神是先天之神，而心所主之神为后天之神。先天之神是以先天精气为其物质基础的，而脑又为先天精气所化，因此脑可作为元神之府。

③脑与面部诸窍的关系

髓海不足会影响人体的面部诸窍的感觉功能。《灵枢·脉度》中认为五脏之气各通于其窍，故而眼、耳、口、鼻、舌面部诸窍具有各自的感觉功能。如"心气通于舌，心和则舌能知五味矣"。因而，面部诸窍的感觉功能正常与否决定于五脏之气是否正常。髓海不足或上气不足都提示出人体五脏之气的衰弱，其根本是肾中精气亏虚，因而出现面部诸窍感觉异常。由此可见，在中医认为脑和面部诸窍之间并非存在直接关系。这就是在中医里面为什么针对此病证不提出补脑补髓的治法而偏偏从五脏着手论治的原因。

（4）脉的生理功能

脉又称血脉、脉道。它与今日所说的血管不能等同。中医认为脉是气血运行的通道。《素问·脉要精微论》说"夫脉者，血之府也"，意思是说：脉是容纳血的地方，有了它，血才能有所约束，其运行才有轨可循。因此能够正常行于体内而不任意妄行。

（5）女子胞的生理功能

女子胞，又称作胞宫、胞脏、血室、子宫、子户、子处和子脏等。它位于小腹正中，膀胱后，直肠前，下口连接阴道通于外。金元医家朱丹溪曾对女子胞的形态结构作过观察，他在《格致余论·受胎论》中说"阴阳交媾，胎孕乃凝，所藏之处，名曰子宫，一系在下，上有两歧，一达于左，一达于右"。这些描述与我们今天的解剖学对子宫的认识很接近。女子胞的功能主要体现在主司月经和孕育胎儿。

①主司月经

月经是女子发育成熟后出现周期性阴道出血的生理现象。因为古人观察到这种现象与月亮的阴晴圆缺变化很相似，故而称为月经、月水。《素问·上古天真论》已经认识到女子十四岁就会出现这种生理现象，并且认为它与肾和冲任二脉密切相关。《黄帝内经》还论述了"冲任二脉起于胞中"，可见冲任二脉与女子胞相连，并且女子胞所主司的月经需要冲任二脉的气血供应。冲脉为十二经脉气血之海，任脉主一身之阴。因此，冲任二脉气血充盛才能保证月经来潮。在前面已经说过，冲任二脉的气血充盛要求五脏气血充沛，而其根本在于肾中精气充足。所以，女子胞主司月经的功能与肾密切相关。其实，女子的月经与脏腑经络的功能皆相关。月经的完成需要血作物质基础，需要气作动力。然而，气和血的化生和运行离不开各脏腑经络的整体配合作用。因此，严格来讲，女子胞主司月经的功能能否正常与人体各脏腑经络皆密切相关。

②主孕育胎儿

早在《素问·上古天真论》就指出男女到了一定年龄后就出现各自特殊的生理现象，标志着具备了"能有子"的条件。我们从女子胞的别名"子宫""子户""子处"中可以知道中医里已经认识到了女子胞主孕育胎儿的功能。胎儿为先天精气所化生，它需要后天气血的充养。女子胞为血室，相连的冲任二脉为它提供充足的气血，女子受孕后月经即停止，这样才能保证胎儿得到足够的气血供养。

（三）五脏与体、华、窍、志、液的关系

在讲述五脏与体、华、窍、志、液之前，有必要先说明体、华、窍、志、液的含义。说到"体"这个字，很容易让人想起"形体"这个词。因为一切"体"都有形态，所以形和体合称。我们在这里所要讲的体特指皮、肉、筋、骨、脉这五种有形态的人体组织。华，华彩、容华之意。华在这里主要是指五脏之精气显露在局部的外在色泽变化。窍，苗窍之意，指人体与外界相通的窗口。在人体头面部，耳、目、鼻各有两窍，口为一窍，合称为七窍，加上前后二阴，共为九窍。这里所说的窍指的是五脏之气与外界相通的门户。液是比津浓稠的物质，主要功能是润滑关节和诸窍。这里它主要指汗、涕、泪、涎、唾这五种人体分泌物。志指情志，即人受到外界刺激时所作出的情绪反应。这里主要指怒、喜、思、悲、恐这五种情志活动。如果五脏功能正常，人就表现出正常的情绪，反之人的情绪就失常。另一方面，情绪是否正常也影响人体五脏的功能。这些体、华、窍、志、液与五脏之间存在密切对应关系。如果五脏精气有变化，那么在它们上面就会有相应的变化，反之从这些体、华、窍、志、液的变化也可推测五脏精气的变化。

1. 心与体、华、窍、志、液的关系

心在体合脉。心和脉关系密切。心和脉在结构上相连，血从心出发到达全身后又回归心的过程中需要脉的约束和运输作用，如果离开了脉，那么心主血的功能无法完成。从脉的变化可以知道神的变化，而神为心所主，因此通过脉的变化可以了解心的状态。

心之华在面。心之精气滋养人体面部而使其呈现光泽，既然人体各经络气血都上行到面部，而心又主各经络气血，那么从面部的色泽就可以看出心脏功能的强弱。

心开窍于舌。舌和心之间有经脉相连络。心脏之气通于舌。舌的功能主要体现在"知五味"和出音声。舌的功能是通过心气的作用来完成的。心气调和，则舌能知五味，能出音声。

心在志为喜。人之所以对外界的刺激表现出欢喜高兴的情绪状态，这与心功能的正常有密切关系。如果心功能不正常，人对外界的情绪反应就会失常。心藏神，故神的有余和不足也反映出了心的功能状态。情绪状态反过来也影响心的功能。正常的情绪对心主血功能的影响。

心在液为汗。《素问·阴阳别论》中说"阳加于阴谓之汗"，意思是汗是津液通过阳气的气化作用而产生的。而津液又是化生血的基本物质，所以中医里常说"汗为心之液"，又说"夺汗者无血，夺血者无汗"。临床上由心导致的汗出多见于头面。

2. 肝与体、华、窍、志、液的关系

肝在体合筋。肝与筋的关系密切。肝之精气滋养筋。筋的作用主要在于束骨利关节，维持肢体的运动。运动过劳，筋必疲极。既然筋接受肝之精气的滋养，那么筋能否维持肢体运动以及对运动能耐受多久，这完全取决于肝

之精气。故而中医称肝为罢极之本。

肝之华在爪。爪，即爪甲，包括指甲和趾甲。中医认为"爪为筋之余"，也就是说肝之精气也滋养爪甲而使它呈现色泽。爪甲显露于外，肝之精气的盛衰在爪甲上一定会表现出相应的色泽变化。因而，通过观察爪甲的色泽就可以了解肝脏的状态。

肝开窍于目。肝中精气与目相通，此外五脏精气注于目，故目又被称为"精明"。目的功能又是通过肝受血来完成的。如果肝血不足，目得不到滋养，就会出现视物模糊、两目干涩。如果肝气太盛，目的功能就会失常。

肝在志为怒。喜怒哀乐本为人之常情，人对外来的刺激表现出适度的愤怒情绪，这本是肝脏功能正常的表现。这种情绪的太过和不及都反映出肝功能的不正常。另外，这种情绪的失常又会反过来影响肝脏的功能。五脏之间是相互联系的，一脏的功能失常势必会影响到其他脏，导致肝、脾、胃失调。

肝在液为泪。泪为肝血化生，起着濡润眼球的作用。如果肝血不足，泪水的产生就会减少，眼球因为得不到滋润而变得干涩。另一方面，通过观察泪，可以推测肝的状况。如肝中有热，则泪水稠热；肝中有寒，则泪水清冷。

3. 肺与体、华、窍、志、液的关系

肺在体合皮。津液通过肺的宣发作用被输送到皮肤，发挥濡养作用，故而皮肤保持荣润。如果肺不能宣发津液到皮肤，皮肤得不到滋养就会变得干枯。津液出于皮肤外而为汗，中医认为"肺司汗孔开合"。另一方面，皮肤的荣枯润泽又影响着汗孔开合，进而影响肺气的宣发。如果津液不得宣发，积留于胸中，外溢皮肤肌腠之间，就会发生为水肿病。此外，皮肤也是肺的门户，皮肤功能正常，则邪气不得入体内，不然邪气就会从皮肤内传到肺。

肺之华在毛。毛生于皮肤，它需要肺的精气滋养。肺之精气充足则皮毛得到滋养而有光泽，反之皮毛缺少光泽。因此，通过观察皮毛的色泽变化可以判断肺之精气的状况。

肺开窍于鼻。肺中精气通于鼻，因此鼻具有"知香臭"的功能。此外，肺通过鼻与外界相通，这样自然之气能够被吸入肺，其清者流存于体内，其浊者通过鼻呼出体外。

肺在志为悲。人对外来刺激表现出悲伤的情绪与肺相关。肺的功能正常，则人的悲伤情绪表露不卑不亢，反之则人的悲伤情绪表露失常。悲伤的

情绪失常又容易耗伤肺气，影响肺的功能。

肺在液为涕。涕为肺中精气所化，其作用是润泽鼻窍。肺中精气充足，则鼻涕正常产生。肺中精气不足，则鼻涕产生减少，出现鼻窍干燥。此外，从鼻涕的性状又可以了解肺的情况。鼻涕黄稠，反映出肺中有热；鼻涕清冷，反映出肺中有寒。

4.脾与体、华、窍、志、液的关系

脾在体合肉。脾和肉的关系密切。脾之精气及化生的气血濡养肌肉。故而脾气健旺，气血化生充足，肌肉壮实坚韧而有弹性。如果脾气虚弱，气血生化无源，肌肉得不到滋养而变得瘦削松软无弹性。反过来，从肌肉的状态也可了解脾气的强弱。通过观察四肢肌肉的发育状况来了解脾的情况。此外，肌肉也是外邪内传入脾的一道屏障，如果肌肉坚实，邪不得内传，如果肌肉虚软，邪气就会内传入脾。

脾之华在唇。唇又称飞门，中医认为"唇为肉之余"。唇也接受脾之精气滋养。因此，脾之精气充足，气血得以化生，唇肉厚满，色红润光泽；反之，唇肉瘦薄，色淡白无华。另外，脾的形态色泽又反映出脾的功能状况。脾中有热，则口唇糜烂色暗红；脾中有寒，则口唇淡白或青紫。

脾开窍于口。脾之精气通于口，因此，口具有"知五谷"的功能。水谷饮食通过口进入胃中，因此中医说"口通地气"。脾中精气充足，则口欲摄入五谷，反之，口不欲摄入五谷。从口是否欲食可以了解脾气的强弱状态。

脾在志为思。思，即思虑。思虑也是人对外来刺激的一种正常情绪反应。它与脾关系密切。脾的功能正常，则人的思虑活动正常有度。如果脾的功能失常，则人的思虑活动就会出现异常。思虑太过，导致气机郁结，又会影响脾的功能。

脾在液为涎。涎，即唾液中之清稀的部分，其主要作用是润泽口腔。涎为脾中精气所化。脾中精气充沛，则唾液分泌量多，口腔就能得到濡润；反之，口腔因得不到滋养就会变得干燥。从唾液的性状我们也可以了解脾的功能状况。唾液量少而黏稠，说明脾中有热；如果唾液量多清稀，说明脾中有寒。

5.肾与体、华、窍、志、液的关系

肾在体合骨。肾和骨的关系非常密切。骨的生长发育需要接受肾中精气的滋养，骨腔中所藏的髓也由肾中精气所化生。骨的功能主要在于支撑形

体，主司肢体运动。然而要维持骨正常的功能又需要肾中精气作为其物质基础。肾精充足，骨骼坚实有力，因而体形坚固，肢体运动轻劲有力，反之，骨骼脆弱无力，体形矮小，肢体活动缓慢迟钝。小儿可见发育不良，体形矮小，囟门迟闭，骨软无力。肾的功能失常也会影响到骨的功能，齿也接受肾中精气滋养。肾精充足，牙齿坚固，齿面有光泽，反之牙齿干枯易落无光泽。在日常生活中，劳作和运动都离不开骨，而骨又归肾所主，因此中医把肾称为"作强之官"。但是，劳作和运动太过又会影响到肾和骨。肾气与骨相通，外邪侵犯骨后就很可能内传到肾，这完全取决于骨的强弱。

肾之华在发。中医认为"发为血之余"，人体之血的充盛与否与肾中精气密切相关。肾精充足，则气血化生有余，故而头发乌黑浓密而牢固；如果肾精不足，气血化生匮乏，头发就会干枯稀少，早生白发，甚则脱落成片。另外，通过观察头发的性状也可以推测肾中精气的状况。

肾开窍于耳和二阴。耳的功能主要是听声音。肾中精气与耳相同，故耳能完成其功能。肾中精气充足，则耳聪能听；肾中精气匮乏，则耳的听力下降，甚则耳聋。此外，耳也需要肾中精气的濡养。肾精充足，耳得其养而荣润厚大；肾精亏少，耳失其养而枯涩瘦小。肾除了开窍于耳外，还开窍于二阴。人体大小便的开闭与肾气相关。肾气充足，大小便开闭有时，反之，大小便不能按时开闭，因而出现大小便排泄紊乱。

肾在志为恐。恐和惊都是一种害怕的情绪，但是二者有差别。惊是人在无防备的状态下接受突如其来的刺激所做出的情绪反应，而恐则是在有防备之下对外来刺激做出的情绪反应。恐也是一种正常的情绪反应。肾的功能在这种正常反应发生中起着重要作用。如果肾的功能失常，那么对外界刺激的恐惧反应也会失常。另一方面，这种失常的恐惧反应又会影响肾的功能。

肾在液为唾。唾，所指的是唾液中稠浊的部分。唾为肾中精气所化生，其主要作用是濡润口腔。肾中精气充足，则口中唾液分泌较多，口腔得到濡润；肾中精气不足，则口中唾液分泌减少，口腔失濡润而干燥。这是对唾为肾液的一种解释。同时也指出唾的分泌异常增多提示肾虚或有寒。因此，通过对唾的观察可以间接了解肾的状况。

（四）各脏腑功能之间的相互联系

人体是一个有机整体。它以五脏为中心，六腑相配属，通过经络把脏和脏、腑和腑、脏和腑之间联系起来，这样就组成了一个严密、系统、的稳固的结构。各脏腑经络之间在功能上也是互相配合、密切协作的，它们共同完成人体的生命活动。正因为如此，各脏腑经络之间在生理、病理上相互影响。

1.五脏功能之间的相互联系

五脏的共同功能是贮藏精气。然而，精气在人体有一个化生、贮藏、运输、转化的过程。这个过程中五脏之间在功能上是密切配合的。当然，如果它们协作失调，精气在人体经历的这一系列变化过程就会受到阻碍，各脏的功能也会受到影响。

（1）心和肺

心功能的完成需要肺功能的配合。肺的宣发作用把营气和津液上输给心，为心化赤生血提供了原料，不然心虽有化生血的功能，却无物可化。故而肺对心正常化生血的功能有很大影响。血进入脉中持续循行，这需要自然之清气贯心脉为它提供持久的推动力。自然之清气需要肺吸入自然之气并进行清浊分离才得以产生，并且需要借助肺的作用才可以贯注心脉。心主一身之血脉，肺主一身之气。血循经脉流布全身离不开气的作用。然而，气在人体的运行又接受肺的治节作用，这样气血才能运行正常。因此，肺主治节的功能又影响着心主血脉的功能。另外，血流回到心的过程也离不开肺朝百脉的作用。

肺功能的完成也需要心功能的配合。心能正常化赤生血，肺就能正常上输营气和津液。如果心不能正常化赤生血，那么就会影响肺气的宣发作用，进而导致营气和津液不能正常上传。气和血在脉中相伴而行，气行推动血行，血行又有利于气行。如果心主血脉的功能失常，势必导致气的运行失常。气归肺所主，故而肺的治节功能必然受到影响。另外，心主血脉的功能正常，血才能正常回归到肺，因而肺朝百脉的功能正常。

（2）心和肝

心功能的完成需要肝功能的配合。肝主升发条达，它协助脾升清，协助肺宣发，协助肾化生元气。脾的升清作用有利于营气和津液的生成，进而影响血的化生。肺的宣发作用在生血和行血中都有影响。肾中元气是一身之气的根本。因此，肝主升发条达的作用影响着心生血和主血脉的功能。血归藏于肝，这样就保证了血能时刻接济机体的需要。所谓肝藏血，心行之，是指肝中所藏的血接受心的指令才能行于脉。如果肝不藏血，血得不到储备，那么在机体需要血的时候心欲行血却无血可用。因此，只有肝有所藏，心才有所行。肝藏血的功能影响心主血脉功能的完成。

肝功能的完成需要心功能的配合。心能正常生血，则肝有所藏。如果心不能生血，则肝无物可藏。另外，心主血脉的功能正常，则血在人体正常运行，气机通畅，肝得血养，那么肝主升发条达的功能正常。

（3）心和脾

心功能的完成需要脾功能的配合。脾的运化和升清作用影响着营气和津液的产生。脾的功能如果不正常，营气和津液不能化生，心就得不到化赤生血的原料。此外，脾的统血功能约束血行于脉中而不外溢，这有利于心主血脉的功能。如果脾不统血，血不得约束，流溢于脉外，那么心主血脉的功能就会受到影响。

脾功能的完成需要心功能的配合。心能生血，并能通过血脉把血输送到脾，脾得气血滋养，其功能自然能发挥正常。如果心的功能失常，脾不得气血的滋养，功能必然减弱，导致气血化生无源，因而形成恶性循环。另外，心主血脉的功能正常，脾能统血，二者共同维护血正常行于脉中。

（4）心和肾

心功能的完成需要肾功能的配合。中医讲心为火脏，肾为水脏，因而把肾与心的关系称为水火互济。火性炎上，水性润下，按理说两者不可能相济。那么，这种关系实际上又是怎么一回事呢？肾虽为水脏，但其中藏精，精可化生元气。肾中精气被输散到五脏六腑，水谷饮食在它们的共同作用下经过心化生血。心主血脉的功能正常，血被输送到肾脏以化为精。这样精化气，气归精，从而保证了肾精化藏之间的平衡。这就是水火既济的真意。心生血主血脉的功能离不开肾中精气的作用，肾中精气为其功能活动提供了原动力。此外，肾主水的功能也会影响到心主血脉的功能。肾不主水，水液积留体内，气机壅滞，气滞则血瘀，这样心主血脉的功能失常。

肾功能的完成需要心功能的配合。心生血、主血脉的功能正常，则血能输送到肾化生为精，这样就能及时补充元气化生对肾精的消耗。肾得到气血滋养，自然能保持其功能的正常发挥。另外，心主血脉的功能失常，血行瘀滞，血停则气不行，进而导致水液不能正常运行，最后必然影响肾主水的功能。

（5）肝和脾

肝功能的完成需要脾功能的配合。脾能正常运化水谷饮食，气血生化有源，肝得气血之滋养，故能维持正常的功能。再者，气血化生充足，肝才有血可藏。如果脾的功能减弱，就会导致肝不藏血，肝气不舒，中医称它为"土虚木乘"。脾气主升，肝气也主升，脾的升清功能正常，肝气才能条达。如果脾不升清，中焦气机壅滞，肝主升发条达的功能失常，就会出现肝气郁滞的表现，中医称它为"土壅木郁"。另外，脾不统血，血溢脉外，也会影响肝藏血的功能。

脾功能的完成需要肝功能的配合。肝能疏泄脾土，脾主运化和升清功能的正常需要肝主条达功能的维护。如果肝失条达，脾的功能就会受到影响，出现脾不运化升清，中医称它为"木郁克土"。另外，肝气升发太过，也会影响脾的运化升清功能。中医称它为"木盛乘土"。脾主统血，肝主藏血，两者共同维持血在体内正常运行。

（6）肝和肺

肝功能的完成需要肺功能的配合。肺为气之本，主治节，一身之气得以正常运行全赖于肺。肺的功能失常，必然会影响到肝的功能。如果肺气郁滞，那么肝的条达功能也会受影响，出现肝气不舒。肺朝百脉，主通调水道的功能正常关系到血和津液的正常运行，如果肺这方面的功能失常，津液和血运行失常，势必会进一步影响到肝的功能。

肺功能的完成需要肝功能的配合。肝主升发条达，能协助肺的宣发作用，如果肝失条达，肺气的宣发作用就会受影响；如果肝气升发太过，肺气的宣发作用也会受到影响。肝藏血的功能失常也会影响到肺的功能。如果肝不藏血，血行失常，气机紊乱，津液失常，那么肺主治节，朝百脉，通调水道之职都会受到影响。

（7）肝和肾

肝功能的完成需要肾功能的配合。肾中所藏是肝中精气之根本来源，它是促使肝功能产生的初始物质。如果肾中精气不足，肝的功能必然受到影响，出现肝失条达，肝不藏血。中医认为的肝肾阴虚、寒凝肝郁多与它相关。肾主纳气的功能虽与肺相关，如果它失常，通过影响肺也可间接影响到肝的功能。此外，肾主水的功能失常，水液停聚不行，必然会影响人体气血的正常运行，进而影响到肝主条达和藏血的功能。因此，水肿患者也常伴见肝气不舒，肝血郁滞。

肾功能的完成需要肝功能的配合。肝气的条达功能能升发元气。肾精化生的元气输布五脏六腑的过程离不开肝的作用。肝气的条达功能还有利于调畅人体气机，气行则水行，它和肾主水的功能一起维护着水液的正常代谢。另外，肝藏血充足，说明人体气血旺盛，因此肾中精气的消耗能得到及时的补充。

（8）肺和脾

肺功能的完成需要脾功能的配合。脾为气血生化之源，脾主运化和升清的功能正常，肺才能接受津液和水谷之气，进而通过其治节功能对它们进行处理。脾主统血和肺朝百脉的功能共同维护着人体之血的正常运行。

脾功能的完成需要肺功能的配合。肺主治节的功能调节着一身之气，人体气机的调畅有利于脾的运化和升清。如果肺气宣肃失常，脾的运化和升清功能也会受到影响。脾主运化水液的功能和肺主通调水道的功能共同维护着水液的正常代谢。肺通调水道的功能失常，水液停于体内，进而必然会影响到脾的功能。

（9）肺和肾

肺功能的完成需要肾功能的配合。肾中精气输布于肺，促使了肺功能的产生。肺主气司呼吸，肾主纳气，它把肺吸入的自然之清气向下纳藏于肾，浊者通过肺的宣发作用呼出体外。肺和肾的密切配合共同完成了人的呼吸运动。如果肾不纳气，自然之气积于胸中，清浊不分，必然影响肺的宣发作用。因而出现呼吸异常。此外，肾主水的功能失常也会影响肺的功能。肾不主水，水液内停，不循常道而运行失常，势必也会影响到肺通调水道的功能。

肾功能的完成需要肺功能的配合。在呼吸运动中，肺的吐浊和肾的纳清是相互协调作用的。如果肺不能正常吐出浊气，那么肾也不能正常纳藏清气。肺主治节，朝百脉的功能正常，有利于人体气血正常运行，因而肾能得到气血滋养。另外，肺通调水道的功能和肾主水的功能共同维护着水液的正常代谢，肺的功能失常也会影响到肾对水液的调节。

（10）脾和肾

脾功能的完成需要肾功能的配合。肾为先天之本，脾为后天之本。肾中精气传输给脾，使它具有了功能。如果肾中精气匮乏，脾的功能也会减弱。

肾中精气是一身气化的根本，故肾主水。如果肾气虚不能主水，水液运行失常，脾运化水液的功能也会遭受影响。

肾功能的完成需要脾功能的配合。脾为气血生化之源。脾能正常运化水谷饮食，气血化生充足，肾中精气就能得到气血的及时充养。临床上，脾虚患者日久会导致脾肾俱虚。脾运化水液的功能失常也会影响到肾主水的功能。脾不运化水液，水液停聚导致气机郁滞，气化不利，肾不能主水。

2.六腑之间的功能关系

经曰：六腑以通为用，实而不能满。其意思是说六腑共同的功能是传化物。人体从自然界之物中吸收清的部分，即精气，而浊的部分——糟粕需要被及时排出体外。六腑的作用正是后者。在这个排浊物的过程中，它也有分离、运输、转化、排泄这样几个环节。这个过程的顺利进行需要六腑之间在功能上相互协作，如果它们配合失调，势必会影响浊物的排出，同时各腑的功能又会互相影响。

（1）胃和大小肠

生理结构上，大肠接属于胃，小肠接属大肠。胃主通降的功能促进胃中的水谷浊物顺次往下传导，经过小肠进一步分泌清浊，大肠燥化，吸收水分，最后变成糟粕排出体外。中医认为大小肠传导水谷浊物的功能归属于胃的通降作用。如果胃失通降，水谷浊物不得向下传导，那么它也就不能接受大小肠的进一步处理变成糟粕而排出体外。另一方面，如果小肠不能受盛或大肠燥化太过，水谷浊物不能正常下传，导致肠道气滞，这又会影响到胃的通降功能。大小肠所能处理的对象必须是经过胃腐熟、脾运化作用之后的水谷浊物。如果胃不能腐熟水谷，水谷下传导大小肠中也不会接受被分泌清浊和燥化产生糟粕。

（2）胆和胃

胆气主降，胃气也主降。胆为肝排泄浊物，这样肝才能正常升发条达。如果胆气不降，不能为肝排泄浊物，肝气失条达，进而会影响到胃的功能。此外，胃气不降也会影响到胆的功能。如果胃气上逆，必然影响到脾，进而影响到肝，肝失条达，胆气不降反而上逆，精汁不藏。这两种情况，中医都称作胆胃不和，临床症见胁痛、口苦、呕吐，甚则吐出黄绿苦水。

（3）三焦和膀胱

三焦为津液运行之通道。肺中津液通过肺的宣肃作用，其中清者一部分上输给心，一部分输给皮毛，多余的津液浊者通过三焦下输给膀胱储存。膀胱中的津液在肾阳的作用下实现清浊分离，清者通过三焦回收到各组织，浊者排出体外。如果三焦不通畅，津液就不能下输到膀胱，故小便少。另外，如果膀胱不能气化，津液不能按时排除而潴留，三焦也会有失通畅。

（4）三焦和大小肠

水谷浊物在经过大小肠的过程中，小肠的泌别清浊，大肠的燥化作用都会吸收很多津液，这些津液通过三焦输送到膀胱。另外，小肠吸收的精微物质也需要三焦输送。如果三焦不利，经大小肠回收的津液和精微物质得不到及时传输，留于肠道，因而出现清浊混杂，大便异常。

3. 互为表里的脏腑之间在功能上的相互关系

脏腑之间通过经脉相互络属构成表里关系。它们在生理功能上互相配合，互相协作。五脏主藏精气，六腑主传化物。一个藏精，一个泄浊，两者的协作保证了进入体内的物质中的精华和糟粕的分离，使精气为人体五脏所藏以供机体活动所用，糟粕通过六腑的作用排出体外。如果二者的协作失调，势必影响到物质在体内的正常代谢，并且脏腑之间的功能也会相互影响。

（1）心和小肠

手少阴经属心络小肠，手太阳经属小肠络心。心和小肠互为表里。心属火，其气主升。小肠之气也主升。正常情况下两者互相配合。小肠的分清泌浊功能需要心火的温煦作用，心火的功能受小肠的制约而不至于偏旺。如果心火衰微，小肠就不能正常受盛化物和分清泌浊，就会出现清浊混杂肠道。如果小肠不能制约心火的功能，心火偏旺，就会损伤小肠血络。

（2）肺和大肠

手太阴肺经属肺络大肠，手阳明大肠经属大肠络肺。肺与大肠互为表里。肺属金，肺气主降，大肠之气也主降。大肠的传导功能除了与胃有关外，与肺气的肃降也有关系。如果肺气失于肃降，大肠的传导功能也会受到影响。另外，大肠的传导功能失常，水谷糟粕停留于肠道，气机阻塞，又会影响到肺的肃降功能，导致肺气不降。

（3）肝和胆

足厥阴肝经属肝络胆，足少阳胆经属胆络肝。肝和胆互为表里。肝属木，肝气主升，胆气主降。肝中有余的精气化生精汁储存于胆，同时肝中之浊物通过胆排泄，以行使其作为六腑之一的功能。胆的这些功能正常有利于肝气条畅，升发有度。如果胆不能为肝储存精气，肝气就会过分亢盛。如果肝中浊物不能被胆排出，肝气就会被浊物阻滞，浊物停留又会影响肝。另外，肝功能的异常也会影响胆的功能。肝气郁滞，精气和浊物就不能正常输送给胆。如果肝气过盛，有余精气又不能被胆储存，胆气不能降反而上逆。

（4）脾和胃

足太阴脾经属脾络胃，足阳明胃经属胃络脾。脾和胃互为表里。脾属土，脾气主升，胃气主降。一升一降，两者协作共同维持中焦气机的正常，同时完成水谷饮食的初次清浊分离。水谷饮食入胃后经过胃的腐熟处理才能被脾运化，因此胃能正常受纳腐熟，脾才有物可运化。相反，脾不运化，胃的受纳功能也会减弱。此外，胃的通降功能与脾的升清功能也会相互影响。如果胃气不能正常降浊，脾也不能正常升清。脾不能升清反过来又会影响胃气通降。

（5）肾和膀胱

足少阴肾经属肾络膀胱，足太阳膀胱经属膀胱络肾。肾和膀胱互为表里。肾属水，其中藏有肾精，即肾阴，肾精可化生元气，即肾阳。三焦把津液运送到膀胱储存，这些津液需要经过肾阳的气化作用完成最后一次彻底的清浊分离，然后剩余浊者通过尿道排出体外。如果肾中精气不足，膀胱中津液不得气化，小便少甚则无，或小便多，清浊不分而清长。此外，肾主水，其功能是通过脏腑共同完成的，水液代谢的任何一个环节出问题都会影响到肾。如果膀胱不能储存和排泄津液，必然影响整个津液代谢过程。

二、经络构建整体联系

（一）经络的概念

经络，是经脉和络脉的总称，它是人体结构的重要组成部分。古人对经络概念的创造应该源于对水的认识和对体表血管长期观察的启发。对于人体来说，古人在长期生活中不可能没有注意到这样的现象——当体表的血管遇到损伤时，血管会流出红色液体。这两种现象之间如此相似，导致古人把人体的经脉比作"沟渠""水道"，这在《黄帝内经》《难经》的相关表述中可以找到证据。由此可见，经脉的作用是使人体的气血循行有道，而不至于任意妄行，蓄积为患。因此，中医把经脉称为"气血阴阳运行之通道"。《医学入门》对经脉和络脉作了区分，它说"脉之直行者为经，经之支脉旁出者为络"。经脉是纵向的主干线，多循行于人体深部。络脉是经脉的分支，多行于浅表部位。

（二）经络系统的组成

经络系统由经脉、络脉及内外连属为主的几个部分组成。

1.经脉

经脉可分十二正经、奇经八脉、十二经别三类，是经络系统的主干部分。

十二正经　正经有十二条。按照阴阳属性划分，肢体内侧为阴，外侧为阳；胸腹面为阴，背部为阳，因而分布于阴面的经脉称为阴经，分布于阳面的经脉称为阳经。基于古人对三阴三阳的认识，中医把人体的经脉也分为三阴经和三阳经，进而以手足分为手三阴三阳经和足三阴三阳经，这样人体一侧就有十二条经脉。十二经脉的起止、循行部位、交接循序、分布和走向均有一定的规律，与脏腑有直接的络属关系，使人体气血运行的主要通道。

奇经八脉　奇经八脉是十二经脉之外的重要经脉，有八条，故曰奇经八脉，它们分别是督脉、任脉、冲脉、带脉、阴维脉、阳维脉、阴蹻脉、阳蹻脉，它们主要起到统率、联络和调节十二经脉的作用。

十二经别　十二经别是从十二经脉别出的支脉，分别起于四肢，循行体腔脏腑深部，上出于颈项浅部，其中阳经的经别从本经别出，循行体内后，仍回到本经；阴经的经别，从本经别出，循行体内后，与互为表里的阳经相合。十二经别能加强十二经脉中互为表里两经之间的联系，以及通达某些正经未循行到的形体部位和器官，以弥补十二正经之不足。

2.络脉

络脉包括十五别络、浮络和孙络。

十五别络　十五别络是较大的和主要的络脉，共有十五条，其中十二经脉和任、督二脉各有一支别络，再加上脾之大络。十五别络的作用，主要是加强互为表里的两条经脉之间在体表的联系。

浮络　浮络是循行于人体浅表部位而常浮现易见的络脉。

孙络　孙络是络脉中最细小的分支，中医认为它有"溢奇邪""通荣卫"的作用。

3. 内外连属部分

内外连属部分是指十二经脉与内在脏腑及外在的肌肉、皮肤连属的组织。它包括十二经筋、十二皮部以及内属脏腑部分。

十二经筋　十二经筋是十二经脉之气"结、聚、散、络"于肌肉、关节的体系，是十二经脉的附属部分，十二经筋有连缀四肢百骸、主司关节运动的作用。

十二皮部　十二皮部是十二经脉功能活动反应于体表皮肤的十二个部位，实质上是十二经脉之气在体表皮肤的散布所在，十二皮部的异常改变可以提示人体受邪的经络部位及性质。

内属脏腑部分　十二经脉各与其本经脏腑相连，称之为"属"。手三阴经，分别内属于肺、心包、心；足三阴经，分别内属于脾、肝、肾；手三阳经，分别内属于大肠、三焦、小肠；足三阳经，分别内属于胃、胆、膀胱。十二经脉与互为表里的脏腑相连，称之为"络"。阴经属脏络腑，阳经属腑络脏。十二经脉中的阳经和阴经分别络属于相应的脏腑，构成了阴阳经脉与脏腑表里相合的关系，与此同时，通过经络的循行交叉和经别络脉等分支与脏腑沟通连接，从而形成了经络和脏腑之间广泛而复杂的联系，构建了人体整体的结构体系。

（三）经络的生理功能

经络之间相互交错联系，遍布于全身上下内外，形成了一个纵横交织的网。经络的作用主要体现在两方面，即运行气血和沟通上下内外。

1. 经络主运行气血

气血是维持人体生命活动的重要物质，也是脏腑功能活动得以进行的基础。人体气血的产生和传运需要各脏腑的共同作用，然而各脏腑之间在结构和功能上都是独立分开的，要保证气血产生和转运的连续性，就需要在各脏腑之间建立一个通道，这样才能把它们连接起来。这个通道就是我们所说的经络。由于它的存在，水谷入胃后才能经过一系列变化生成血，然后从心出发经历各脏腑将血输送到全身各处，并且又回到心脏。

2. 经络主沟通上下内外

人体是一个整体，不仅体现在结构上，还体现在功能上。从结构上来说，各脏腑以及所属组织通过经络把它们联系了起来，因此人体上下内外之间形成了一个系统的整体。这一点从经脉的循行上可以看出。从功能上讲，各脏腑之间在功能上能保持相互协作配合，人体各部分组织在功能上发生联系，这些都离不开经络的沟通作用。因此，经络的沟通作用不仅使人体各部分从结构上相互联系起来，而且从功能上也相互联系起来。

三、脏腑经络理论在中医学中的应用

脏腑经络理论是中医基础理论的核心内容，它不仅解读了人体生命和疾病现象，同时还为人们诊断和治疗疾病提供了理论指导。药物是中医治疗疾病的主要工具，脏腑经络理论的创立为中医进一步明确药物的功用奠定了基础。

（一）说明人体的生命活动

脏腑经络理论通过对人体结构整体和功能整体的论述解读了人体的生命活动。首先，它认为人体是以五脏为主体，配以六腑、奇恒之腑，通过经络相互联系而构成的整体。这种结构整体是人体生命活动的基础。我们知道生命活动需要气血精津液这些物质的作用，脏腑经络给这些物质活动提供了场所，同时他们也是气血精津液的作用对象。人体的生命活动正是在气血精津液和脏腑经络的共同作用下完成的。既然如此，那么脏腑经络在人体又是如何发生作用的呢？脏腑经络理论提出五脏具有吸收和储存精气的作用，精气是机体维持形体结构和功能的重要物质。六腑具有分离和排泄糟粕的作用，糟粕对于人体来说是无用并有害的。由于五脏和六腑的相互配合，人体得以从外界摄取对机体有用的物质以维持正常的生命活动。具体来讲，在这个过程中各脏各腑及经络又有着自己的功能作用。中医认为人的生命活动源于父母授予的先天之精。这个先天之精藏于肾，它能化生元气。肾中精气分布于五脏六腑及组织，故而各脏腑组织具有了最初的生命活力。这个生命活动产生后需要后天物质的不断滋养才能得以继续下去。因为先天精气总是要消耗的，所以它需要后天气血的补充。肺主呼吸，能从自然之气中吸收有用的部分。胃主受纳，脾主运化，他们共同作用能够从饮食水谷中吸收对机体有用的物质。自然之气和饮食水谷进入人体后，需要经过一系列的处理才能分离并转化成人体需要的有用物质。同时，对机体无用的物质需要及时排出体外。这个过程的完成需要各脏腑经络的密切配合。此外，人体的皮肉筋骨脉等组织及诸窍需要物质的供给滋养，离不开脏腑经络的功能。人的思维意识

情志活动是生命活动的一部分，它也是以各脏腑经络及气血精津液的运动变化为基础的。总之，脏腑经络理论通过对人体结构和功能的论述为其生命活动现象提出一种解释。

（二）解释人体的疾病现象

人体的生命活动出现异常就会产生疾病现象。前面已经说过，脏腑经络理论为人体正常的生命活动作了详细说明，它认为正常生命活动的维持需要脏腑的密切配合。即五脏能正常从外界摄取并转化机体所需的生命活动基本物质，六腑能分离并及时排出机体不需要的剩余物。换句话说，正常的生命活动要求五脏六腑摄入并处理体外物质并化生为生命活动基本物质的过程顺利流畅。如果这个过程中有任何一个环节出现异常，那么生命活动都有可能出现不正常，故而机体表现出疾病现象。人体生命活动是一个整体活动，任何一个环节出现异常都可能影响其他环节，最后导致整个生命活动过程受影响。尽管影响比较广泛，但是由于影响的程度不同，在疾病现象中不是所有的影响都会呈现出来，影响程度大的显露最明显。因此，如果脏腑经络中某一个部分的功能出现异常，那么生命活动就会出现相应的异常，因而表现出相应的疾病现象。如果五脏的功能失常，摄入的体外物质中的有用成分不能被吸收利用，脏腑组织得不到气血精津液的濡养，因而导致各脏腑经络的功能降低。五脏功能的减弱又进一步加重影响了机体对有用物质的吸收利用。同时，六腑功能的减弱影响着机体排泄废物。尽管以心为例，心生血功能失常，血不得化生，脏腑得不到血的濡养而功能减低，心生血的功能进一步减弱，其他脏的功能也会受到不同程度的影响，同时六腑的功能也会减弱。在疾病现象中以心不生血的症状最为突出。另外，如果六腑的功能失常，机体的废弃物不能及时排泄，停留于体内，它既会进一步减弱六腑的功能，又会影响到五脏的功能，因为脏腑的功能是相辅相成的。例如胃不通降，水谷糟粕停留，它会影响胃的受纳功能，同时他还会影响到脾的运化和升清，由于脏腑之间的相互影响，他可能还会影响到其他的脏腑。但是，在疾病现象中以胃不通降的症状突出。经络的作用主要是沟通各脏腑组织和运输气血。因此，脏腑的功能失常多半会伴见经络功能的失调，另一方面，经络功能的失调也会导致脏腑组织的功能失常。由于人体各脏腑经络之间在病理上也相互影响，故人体的疾病现象表现非常复杂。

（三）指导疾病的诊断和治疗

认识疾病的最终目的是治疗疾病。既然人体脏腑经络中的某一个结构部分的功能异常都会表现出相应的疾病现象，那么反过来，我们从这些疾病现象的表现特点可以推断出哪一个脏腑经络的功能出现异常所致。这个过程就是诊断。要针对疾病采取合理有效的措施治疗，必须先进行准确的诊断。治疗是一个针对性很强的具体操作。因此，在实施治疗之前如果明确治疗的具体对象，那么治疗效果肯定如人所料。早期的阴阳辨证太过笼统，由于没能认识到人体内部各结构的功能差异以及这种差异对疾病影响的不同，因此在治疗上针对性不强。脏腑经络理论为中医临床诊断治疗创立了脏腑经络辨证。这一辨证方法能够辨清疾病现象是由何脏何腑何经络的功能失常所致，这样治疗的任务和目标就是纠正某脏腑经络失常的功能。由此可见，脏腑经络辨证为治疗提供的针对性明显优于阴阳辨证。如患者临床表现为神疲乏力、少气懒言、面色萎黄、失眠多梦、纳差食少、大便溏软、手足不温、脉沉濡细无力。从这一组症状，如果用阴阳辨证进行诊断，它是一个阳虚证，治疗只能是补人体阳气，至于补人体何处阳气，无从知道。如果运用脏腑经络辨证进行诊断，它的病变脏腑部位在心、脾，重心在脾。疾病产生的机制是脾阳虚，不能运化升清，气血不得化生，心神失养。治疗上当以升补脾阳为主。

由于经络有一定的循行部位和属络脏腑的联系，可以反映出内脏和形体组织器官的病症，因此在临床上根据疾病的现象，结合经络循行的部位及所联系的脏腑，作为辨别病位和证候，以及诊断某些疾病的依据之一。例如，依据头疼的部位进行分析：痛在前额，病变多在阳明经；痛在两侧，病变多在少阳经；痛在脑后枕项，病变多在太阳经；痛在颠顶，病变多在厥阴经和督脉。此外，经络理论被广泛运用于临床各科，特别是对针刺、艾灸、推拿和药物治疗具有重要的指导意义。临床上按照经络理论进行辨证，判断疾病属于何经络，然后根据经络的循行路线和联系范围来选取穴位进行治疗。

（四）说明药物的功用

古人在长期的医疗实践过程中逐渐认识了药物。一种药物不可能治疗疾病的所有方面，它只能解决疾病某些方面的问题。脏腑经络理论说明了疾病现象与脏腑经络的功能失常密切相关。而疾病治疗的基本原理就是纠正失常的脏腑功能。那么，用来治疗疾病的药物理所当然具有纠正脏腑功能的作用。因此，中医把药物的功用与脏腑经络联系起来。如黄连泻心火、黄芩清肺热、黄柏泻肾火，这三味药同样都是清火泻热，但是作用的部位却不一样。由此我们可以看出，依据脏腑经络理论，人们对药物功用的认识更具体，药物的作用也更具针对性，同时各药物之间的功用差异性也充分显露出来。在中药书籍中，对药物的功用的描述中通常都可见脏腑经络及其功能的相关字样。如麻黄，归肺经，能宣肺利水。这里，宣肺利水是针对肺气失宣，通调水道失职的疾病状态而言。另外，药物归经理论是根据药物对经络病变所起的特殊治疗作用，分别将其归纳于各经之中，使之系统化。金代医家张元素在《珍珠囊药性赋》一书中，几乎每一味药都记有归于某经的字样。他认为深切了解药物性味而使之各归其经，则药效专著，如果药物归经不明，则无的放矢，难获确效。药物归经理论的临床价值主要在于指导分经用药，即根据病属于何经就选用何经的药物进行治疗。此外，他还根据药物归经理论创立了"引经报使"学说。该学说认为某些药物在方药中可以充当向导，引导其他药物的药力到达病所。

第四节　引起疾病发生的原因和机制

任何结果的产生都是有原因的，同样任何原因都会产生相应的结果。没有无果之因，也没有无因之果。疾病现象是人体的生命活动失常的表现，它是一种结果。面对这种结果，人们自然会追问，究竟是什么干扰了人体正常的生命活动呢？带着这个问题，人们开始了对疾病产生原因的探寻。既然有原因就能产生结果，那么原因又是如何导致结果的呢？也就是说，从原因到结果是通过怎样的过程或环节来过渡的呢？对于疾病而言，病因固然是导致疾病的前提条件，但是疾病的产生还需要病因作用于人体，从而引起人体的生命活动失常。中医认为，病因引起人体生命活动异常的机制就是疾病的病机。本章重点论说这两方面的内容。

一、病因——导致疾病发生的因素

中医对病因的探索经过了很长一段历程，产生了其特有的理论认识。疾病现象在最早期的人们看来是一种极其神秘的现象，因此那时的人们对它存有恐惧的心理。在不了解人体和自然之前，人们只好把寻找病因的目光撒向人体之外。神秘和恐惧让早期人类滋生了鬼神致病的观念。劳动工具的产生带来了更多的接触自然的机会。在漫长的生产生活过程中，人们逐渐意识到虫毒、气候异常、水土、居住环境等因素似乎与疾病有关系。秦代医家医和总结前人的认识提出了著名的"六气致病说"，他把季节、时令、气候变化作为主要致病因素。医和对病因认识的概括说明了人们已经开始脱离鬼神的纠缠，尝试着从人生活的外在环境中去寻找病因。《黄帝内经》首次把病因分为阴阳两类。他说"病生于阴，得之饮食居处，阴阳喜怒"，这些文字充分表露出人们对病因的探索已经开始从体外注意到人体本身了。饮食、情志被纳入了病因的范畴。东汉医家张仲景在前人认识的基础上又作了一次总结，提出"千般疢难，不越三条"，首次提出三因的思想，但是张仲景重视外邪客入人体的病因，因而突出了病因的外来性质。之后，唐代医家王冰把"病生于内"的原因和"病生于外"的原因结合起来，提出了外感内伤说。晋代医家陶弘景首次提出"三因病因说"，他在《肘后百一方·三因论》中指出疾病"一为内疾，二为外发，三为它犯"。直至宋代，陈言进一步明确提出了内因、外因、不内外因的三因学说。自此之后，中医的病因理论基本不脱离这一认识。当然，由于疾病复杂多变，当旧的病因理论不能圆满解释新疾病产生的原因时，人们就会提出新的病因认识，这是难以避免的。如吴又可提出的瘟疫杂气致病说就是在六淫病因不能解释瘟疫的情形下产生的。此外还有运气致病说。另外，还有一些病因，如虫毒咬伤、药物中毒、跌仆、金刃损伤、医生的过错等，他们都是很具体的致病因素。从理论上讲，它应该属于体外因素，但是中医所说的外因专指外感因素，因而这些因素都归于不内外因。这里，我们必须明确一点，中医所说的外因并非指人体之外的一切致病因素，它只是一个代名词，所指称的就是六淫病因。近代有些学者总结古人的经验提出痰湿、瘀血、结石也应该归属中医病因理论。

为了使中医病因理论知识系统化，本节从体外病因和体内病因两个方面来进行论述。

（一）体外病因

体外病因，顾名思义，即体外的致病因素，它是指引起人体发生疾病的一切体外因素。这些病因进入人体的途径有两条：一是肌表；二是口鼻诸窍。因此，体外病因包括六淫、疫气、外伤、寄生虫、药食中毒、医过等内容。

1. 六淫

六淫是风、寒、暑、湿、燥、火六种外感病邪的统称。六淫之名，首见于《三因极一病证方论·外所因论》，它说"夫六淫者，寒、暑、燥、湿、风、热是也"。风、寒、暑、湿、燥、热六气本是自然界存在的六种不同的正常气候变化，它是如何成为病因的呢？我们来看看六淫中的这个"淫"字，"淫"最初的意思是扰乱。那么"淫"字在病因认识里有何深意呢？前面讲过，人和天是一体的，天人一气贯通。自然界的气候变化是天之阴阳变化的结果，也是气运动变化的结果。人体也是由气化生，其生命活动也是由气的阴阳变化运动来完成的。既然如此，那么天之气的运动会影响人之气的运动，也就是说，自然界的气候变化会影响人的生命活动。正因为如此，中医在养生防病上强调"虚邪贼风，避之有时"，并且主张顺应自然来保养生命。在中医看来，人体正常的生命活动就是保持人体阴阳变化的和调。因为人和自然是一个整体，自然的阴阳变化和调表现为气候变化的正常有序，人顺应自然强调了人要保持自身阴阳变化的和调才能维持正常的生命活动。基于这一认识，中医认为疾病是人体阴阳变化失调的结果。通过上面的分析，我们再回到"六淫"上来。六淫是扰乱人体正常阴阳运动的六种气候变化，它所指的内容和六气是一样的，只是当六气成为致病因素时它便成了六淫。那么，六气是如何变成六淫的呢？这个问题不得不回到气候变化上来。在中国古人看来，春季多风，夏季多暑热，秋季多燥，春夏之交多湿，冬季多寒，这是正常的气候变化，是符合自然阴阳正常变化的结果。自然气候的变化失常，不外 3 种，一是时令到了气候未到，称为"时至气未至"；一种是气候到了时令未到，称为"气至而时未至"；还有一种是在某时令出现别的时令应该出现的气候，称为"非其时有其气"。这 3 种情况都是自然阴阳变化失常的反映。人的疾病现象反映出来的也是阴阳变化失常。在已经认识到气候变化能引起人体疾病的前提下，当人们发现气候变化的失常与人体的疾病表现具有某些相似之处时，他们就把六气作为了导致人体产生疾病的外在因素。也就从这里开始，六气变成了六淫。我们得承认，最初人们的确认为六淫之邪是存在于体外的客观致病因素，而并非如我们今天所说，通过"取类比象"产生出六淫，其实它并不存在。取类比象在中医认识并概括六淫之邪的过程中起了很大的作用，但是在古人眼里这个六淫之邪就是存在于体外的一种致病因素。

六淫邪气包括风、寒、暑、湿、燥、火六种邪气。这些邪气侵入人体导致疾病发生，它们都有共同的致病特点。首先，它们都是从外感受的。或从肌表，或从口鼻侵犯人体而发病，故而六淫所致疾病为外感病，其初起症状多以体表不适的表现为主，如恶寒发热、肢酸体疼、头面不适、苔薄脉浮。表证不解，容易由表传里，病情深入发展。其次，六淫致病表现出明显的季节性。如春季多风病，夏季多暑病，秋季多燥病，冬季多寒病，夏秋之交多湿病等。另外，六淫致病还与人们生活工作的环境有关系。不同的环境对人体的影响不一样，所引起的疾病现象却表现出六淫致病的特点，因而中医也认为它是感受了六淫邪气所致。六淫邪气中的每一邪气都可单独致病，但常常相兼致病。如风邪可以兼夹寒、暑、湿、燥、火而致病，所以中医称"风为百病之长"。另外，其他邪气也可以互相兼夹致病。除此之外，中医还认为六淫之间可以互相转化。

中医是采用"取类比象"的方法去认识六淫邪气的性质及致病特点的。前面说到，古人已经觉察到了人体疾病的证候特点与自然气候变化之间有相似之处。如自然界的风，轻扬开泄，善行数变，动摇不定；人体疾病表现出汗出恶风、病位游移、发病迅速、变化无常、肢体动摇等症状。这二者之间在表现特点上有相似之处。基于这个相似之处，古人把自然气候变化和人体疾病联系起来，并且认为后者就是由前者所导致。如上面的例子中，中医就认为人体感受了风邪。

既然中医是通过"取类比象"的方法来认识六淫邪气的，那么在临床上我们就采用"审证求因"的方法来推求六淫病因。还是以风邪为例，如果人体疾病表现出汗出恶风、病位游移、发病迅速、变化无常、肢体动摇等症状。通过分析发现，它的症状表现特点与风邪的致病特点相似，因此可以认为它是感受了风邪。

（1）风邪

风为春季的主气，春季为风木当令的季节，故春季多发生风病。其实，一年四季皆有风，故四时都可见风病。风邪多从皮毛肌腠侵入人体而致病。自然气候变化中的风给人的印象是轻扬向上、善动不定、骤起骤歇。如我们观察到起风时地面上的灰尘、树叶及纸屑会随风飘起，树枝会摇动起来，大风起时翻云倒海，气势凶猛，但是风过之后依然平静如初。古人正是基于对风的直观观察，因而总结出了风邪的性质和致病特点。

风邪的性质和致病特点如下。

①风为阳邪，其性轻扬开泄，易袭阳位

风邪具有轻扬开泄及善动的特点，故而属阳。轻扬说明风邪具有升发、向上的特性，因此风邪侵犯人体，常伤及人的头面，正所谓"巅高之上唯风可至""风邪伤人，上先受之"。临床症见头疼、鼻塞流涕、见风流泪等，此外风邪还容易侵袭阳经及体表的阳面（背面）。足太阳膀胱经行于后背，主一身之表，因而易受风邪，临床症见颈项强痛、腰背不适、上肢活动不利。心肺居于上焦阳位，故常易遭受风邪侵袭。故心肺功能的失调的证候表现在外感风病中常可见到，如咳嗽、咽痛、胸闷胸痛、心烦、失眠、心悸等。开泄说明风邪具有开通、透邪的特点，人体的津液敷布于体表，润泽皮毛肌肤，在卫气的固摄作用下不溢出体表，在其气化作用下出肌表而为汗，此外卫气还有温煦肌表的功能。风邪侵袭人体后，肌表腠理开泄，卫气耗散于外，津液溢出体表，因而可见恶寒或恶风、汗出的症状。

②风性善行而数变

《素问·风论》中说"风者，善行而数变"。善行是指风邪致病具有游移不定、善动不居的特点。如痹证有风痹、寒痹、着痹之别，临床上要鉴别出风痹，就得抓住风痹的关节疼痛特点。而它着重表现出风邪致病的特点，出现关节疼痛不固定、痛处游走等表现。数变是指风邪具有发病迅速、变化无常的特点。如风疹这一疾病发作比较迅速，很快出现皮肤瘙痒、起红疹或风团，一会儿又很快消失的症状，因为它的这种变化多端、此起彼伏、出没无常的特点，民间称此病为"鬼风疙瘩"。从临床上来看，风邪所致的外感疾病，一般多发病较急，传变也较快。

③风为百病之长

《素问·风论》中说"风者，百病之长也"。六淫邪气中风邪具有多发易感的特点，常常兼夹其他邪气而发病，而其他邪气也多依附风邪侵犯人体，故风邪常成为六淫邪气致病的先导。

④风性主动、急劲

《素问·阴阳应象大论》中说"风胜则动"。风邪致病而引起的症状常表现出动摇不定的特点。如临床上见到两目上窜、肢体动摇、舌体颤抖等症状多属风邪所致。风邪的急劲表现在疾病发生比较突然，来势急迫，临床上表现为突然出现牙关紧急、角弓反张等凶险症状。

（2）寒邪

寒为冬季主气，冬季为寒水当令的季节。在此季节如果不注意防寒保暖，就会感受寒邪而发病。故寒邪为病多见于冬季。寒邪多从皮肤肌腠侵犯人体。

自然界气候变化中的寒给人寒冷、凝结、收缩的印象。在冬季，我们需要穿上厚厚的衣服才能抵御寒冷，我想每个人对这种感觉都应该记忆深刻。在夏天我们看不见自己呼出的气体，可是在冬天我们看见气体像白色烟雾一样从口鼻冒出来。小河里的水都结成了硬硬的冰块。这些都是水汽遇冷凝结的现象。此外，冬天来了，很多动物都开始了冬藏。有些藏在洞里不出来，有的藏在泥土里，还有的藏在雪里。我们也藏在屋子里不敢出来。走在屋外的人们通常都蜷曲着身子。这些都是寒冷的气候给自然和人的影响。古人基于这一认识，总结概括出了寒邪的致病特点。

寒邪的性质和致病特点如下。

①寒为阴邪，易伤阳气

《黄帝内经》中说"阴盛则寒"。人体的阴阳是相互对立制约的。如果阴太盛，阳就会太过地受到约束，其功能得不到正常发挥而生病。我们常说，阴寒之邪气侵袭人体，最易损伤人体阳气。这实际上是说寒邪容易影响人体之气的正常功能。如气的温煦作用受到影响，患者表现为全身或局部明显的寒象；气的推动功能受影响，患者表现出神疲懒动、呼吸减慢、咳嗽、饮食不悦，甚则腹痛吐泻等心、脾、肺为主的脏腑功能减弱的证候；气的固摄功能受到影响，出现鼻流清涕、泪流清冷、口吐清涎等症状；气的气化功能受影响，水液代谢失常，出现小便不利或清长，无汗或自汗等症状；气的防御功能受影响，故而出现寒邪容易入里传变，甚则直中脏腑。如寒邪直中少阴心肾，出现恶寒蜷卧、手足厥冷、下利清谷、小便清长、精神萎靡、脉微细等症。

②寒性凝滞，易阻滞气血津液

凝，即凝结；滞，阻滞不通之意。凝滞的意思是因为凝结而导致阻滞不通。寒邪致病的这一特点首先表现在凝结阻滞人体气机上。气血相伴而行，血的运行需要气的推动，既然气机凝滞不通，那么血的运行也会受影响，导致血滞不行。由于气血的阻滞不通就会出现疼痛的症状。疼痛一直被视作寒邪致病的一个重要特征。此外，寒邪的凝滞之性还表现在影响津液运行上。由于寒邪凝滞人体气机，津液不得运行，停于局部为水饮，泛溢肌肤为水肿，结于经络而生痰核。

③寒性收引

收引，即收缩牵引之意。《素问·举痛论》中说"寒则气收"。寒邪侵袭人体，凝滞气机，机体组织得不到气的温养而拘急收缩。因而，皮肤腠理受影响可见肤冷无汗；筋骨受影响可见肢体收引蜷曲，屈伸不利；经脉受寒，血脉挛缩而生疼痛，甚则手足厥冷不仁。

（3）暑邪

暑为夏季主气，乃火热之气所化。夏季火热当令，故属病多发生于夏季。暑邪致病具有明显的季节性。夏至之后，立秋之前，暑邪容易侵犯人体而发病。暑热比温热的火热之性更重。自然气候变化中的暑给人一种炎热、蒸腾、煎烤的印象。在夏至之后，万物开始枯黄，小河里的水逐渐减少。炎热的天气让人喘不过气来。水在整个夏季对人来说非常重要。我们会时时感觉到皮肤干燥、口渴，甚至疲倦嗜睡，不欲饮食。炙热的太阳让人动辄汗出。为了对抗暑热，人们愿意乘凉饮冷，洗凉水澡。暑热给人们的生活带来了深刻的影响。中医基于这种认识概括出了暑邪的性质和致病特点。

暑邪的性质和致病特点如下 。

①暑为阳邪，其性炎热

暑邪具有火热之性，故而属阳邪。它侵入人体后，会促使人体表现出一系列的火热症状，如高热、心烦、面红目赤、脉洪大数急等。

②暑性升散，容易耗气伤津动血

暑邪伤人首先影响人体气机。暑邪为阳邪，具有炎热升散的特性，故而人体之气向上向外的运动过盛。津液是依赖气而运行的，因此津液也会随气而升散。腠理开泄而大量汗出。汗出津伤则口渴、喜冷饮、尿赤短少。汗出气泄，轻则气虚，重则气脱，症见气短、乏力、体倦等。另外，暑邪的升散之性还表现在容易导致鼻衄。这是血随气升的结果。从脏腑来看，暑邪最易损伤心肺。暑热上扰心神出现心神烦乱，甚则昏愦不知人，暑热伤肺，影响肺的功能，出现咳嗽、咽痛。

③暑多挟湿

夏季暑热逼蒸，湿浊弥漫，另外，夏季炎热，人们贪食冷饮，损伤脾胃阳气，湿浊内生，暑热和湿浊夹杂侵入人体，暑热耗气伤津，湿浊困阻气机。临床症状除了见到发热、烦渴等暑热表现外，还可以见到肢体酸重、困倦乏力、头目不清、嗜睡、胸闷、呕恶、大便黏滞不爽等湿阻的表现。暑湿并存，以暑热的症状突出。

（4）湿邪

湿为长夏主气。长夏处于夏秋之交。此季节土湿当令，故湿病多发生于长夏。长夏季节多雨，因而湿气较重。经常冒雨涉水，居处潮湿，加上天气多雨，人容易遭受湿邪而患病。

自然气候变化中的湿给人的印象是黏滞、重浊、不干燥、污秽。长夏季节由于多雨水，地面泥泞潮湿，四处都显得狼藉、秽浊。走在这样的泥水路上，脚底的泥粘住了鞋底，艰难的步伐总让人觉得脚下有一种沉重感。这就是古人对于湿的最直观的认识。湿邪的性质和致病特点就是在这种直观认识的基础上被概括出来。

湿邪的性质和致病特点如下 。

①湿为阴邪，易损伤阳气、困阻气机

干和湿相对，干属阳，湿属阴，故湿邪为阴邪。湿邪侵入人体，容易困阻人体气机，因而导致气的功能失常。湿邪阻滞皮肤腠理，卫阳不得气化津液，故见少汗或汗出不畅；湿邪阻滞经络，气血不得流通，症见身体困乏无力，甚则疼痛；湿邪阻滞脏腑，清阳不得升，浊阴不得降，清浊相混。清阳不升则头面诸窍失养，症见耳目不清利，四肢困乏。浊阴不降则脏腑功能不得正常发挥，湿邪阻于肺，见胸闷咳嗽；湿邪阻于肝胆，见胁肋闷痛；湿邪阻于脾胃，见脘痞、纳差；湿邪阻于大肠，见大便不爽；湿邪阻于下焦肾和膀胱，见腰痛、小便不利。由于气机为湿邪困阻，故而血和津液的运行也受影响。湿邪阻络，气血不通，发为痹证，症见关节或身体疼痛。湿邪阻滞气机，津液停聚不行，发为水肿或痰饮。

②湿性黏滞重浊

黏滞，即黏稠、阻滞的意思。重浊，即沉重、秽浊的意思。因为湿邪容易闭郁人体气机，导致清阳升发和浊阴沉降都很困难。头部诸窍失养而见头昏沉重，如有物裹；分泌物、排泄物涩滞不畅，黏滞不爽，如大便黏稠不易解出，小便浑浊难出，舌苔厚腻秽浊。湿邪阻滞经络，症见身体困重，四肢活动不利，甚则沉重不能举。湿邪上泛，症见面部浑浊，眼屎多，口黏腻，耳流脓水。湿邪浸淫肌肤，症见瘙痒流黄色脓水。妇女白带增多也多属湿邪所致。另外，湿邪的黏滞重浊之性还表现在湿病的病程一般较长，或迁延难愈，或反复发作，病势缠绵。如湿疹、湿温、湿痹等病程都很长，治疗比较困难。

③湿性趋下，易袭阴位

《素问·太阴阳明论》说"伤于湿者，下先受之"。湿邪有趋下之性，因而湿邪伤人易伤及人体下部。如水肿以下肢肿胀多见。妇女出现带下白浊量多。男子出现小便淋浊，阴囊湿痒。

（5）燥邪

燥为秋季主气。此季节燥金当令。故秋季多见燥病。燥邪犯人，多从口鼻而入侵犯人体。秋燥气候给人的印象是干燥、焦枯。秋季来临之后，我们看到树叶开始凋零，树皮干燥剥落，地面也开始出现裂纹。到处都是一派萧条枯燥的景象。基于这些认识，古人概括出了燥邪致病的性质和特点。

燥邪的性质和致病特点如下。

①燥性干涩，易伤津液

燥邪伤人产生的疾病症状具有干燥、涩滞的特点。燥邪侵入，容易耗损人体津液，出现干燥的症状。如口干唇燥、鼻咽干燥、皮肤干燥皲裂、毛发干枯不荣、小便短少、大便干结等。

②燥邪容易伤肺

肺为燥金，燥邪与肺同气相求，故燥邪容易伤肺。肺主宣发肃降，津液输送到肺后，通过肺的作用被输送到人体各脏腑组织及体表诸窍而起到濡润作用。燥邪侵犯肺，使其功能失常，进而影响到津液的正常输布。临床上出现脏腑组织津伤干燥的证候表现。此外，肺失濡润，清肃失职，出现干咳少痰，或痰黏难以咯出，甚则带血。

（6）火邪

热之极则为火。温、热、火三者仅程度不同，没有本质区别。火邪致病并不严格受季节气候的限制，但是一般春、夏多见。有学者认为火邪多内生，无外感之火邪。此说不合理。其一，由于季节气候变化导致人体出现"火热"的证候，这是可见的事实；其二，既然把火邪作为六淫邪气之一，那么它就应该是外感之火邪。

日常生活中的火，给人的印象是迅猛、急迫、炎热、烧灼、上窜。在盛夏季节，我们注意到路边的野草在强烈的日光照射下很容易着火，野火很快就会烧掉一整块草地。火燃烧的速度非常快，有时情势非常危急，人们根本来不及控制，它就已经烧毁了很多东西。火的炎热之性就不用多说了，我们每个人都有过体会。此外，我们看到，火焰有向上的特点。如果某处山林着火，火势会从此处一直窜烧到山顶，很少往山下窜延。基于这一朴素认识，中医总结出了火邪的性质和致病特点。

火邪的性质和致病特点如下。

①火为阳邪，其性炎热上窜

《素问·阴阳应象大论》中说"阳胜则热"。火属阳，火邪为阳邪。因而，火邪致病，其症状表现以热象明显，见高热、恶热、心烦口苦、大小便灼热、脉洪数有力等。火热燔灼，升腾上窜，人体头面及其诸窍常常受累，出现头痛、面目赤肿、耳鸣、鼻衄、口舌生疮、牙龈肿痛等证候。

②火性急迫，耗伤气津

《素问·阴阳应象大论》中说"阳胜则阴病"。火热之邪容易迫津外泄，导致气津耗伤，临床出现大汗出、剧烈呕吐、泻泄急迫如注等。此外，火邪本身也会消灼津液，使人体出现津伤干燥的表现，如口大渴、喜冷饮、口燥咽干、小便短赤、大便秘结等。此外，中医认为"壮火食气"。火邪致病导致人体之气大量消耗，出现体倦、乏力、少气等气虚症状。

③火邪伤人最易生风动血

《素问·至真要大论》中说"诸热瞀瘛，皆属于火"。火热之邪燔灼人体气血津液，导致筋脉失濡养，肝不藏血，筋脉拘急难伸，故见风动之症，如颈项强直、四肢抽搐、角弓反张、两目上窜等。正如中医所说"热极生风"。火热之邪灼伤血脉，迫血妄行，导致各种出血证。血出于肌肤而见皮肤斑衄；血从口鼻而出，发为鼻衄、吐血；血从二阴而出，发为尿血和便血，男子可见精血，女子还可见月经过多，甚则崩漏。

④火邪易扰心神

《素问·至真要大论》中说"诸躁狂越，皆属于火"。心在五行属火，心与火邪同气相求。故火邪最易扰心神。临床常见心神失常的表现，轻则心烦、失眠；重则神昏谵语、躁狂妄动。

⑤火热化毒壅遏气血

火毒之邪与痈疽的关系。中医对毒的认识体现在毒的两个特点上，即壅遏气血和攻窜流走。火热之邪侵入人体，耗伤气血，扰乱气机，导致气血容易壅遏，在火热的燔灼下血气败坏化生痈脓，出现局部高起肿块、红肿热痛、破溃流脓等，此外，火毒之邪还会进入血脉，随血四处走窜。如临床所见到的丹毒流火一病就是火毒所致。

2. 疫疠之气

疫气一词，首见于明代医家吴又可的《温疫论》，它泛指一切具有强烈传染性和致病性的外感病邪。疫疠之气虽为外感致病因素，但是与六淫不同。疫疠之气通过空气和接触传染，多从口鼻、皮肤侵入人体，也可随饮食、蚊叮虫咬等途径侵入人体致病。疫疠之气所致疾病的发生和流行与气候的变化、饮食及环境的卫生状况、社会的治乱、人们的预防保健等因素有着密切关系。

疫疠之气的性质和致病特点如下。

（1）发病急，病情重

疫疠之气致病性极强，其侵入人体急速迅猛，发病急骤，病发时来势凶猛，变化多端，病情险恶，常出现高热神昏、生风动血之危候。疫病的预后不良，一般死亡率较高。中医书籍里把它描述为"缓者朝发夕死，重者顷刻而亡"。

（2）传染性强，易于流行

疫疠之气具有强烈的传染性和流行性，这是疫疠之气有别于六淫邪气的显著特征。疫病流行之时，不论男女老少，体强或弱，只要感染疫疠之气，都可发病。因此，疫疠之气致病常表现出区域性大面积流行。当然，疫气发病，除了大面积流行外，也可见散在发生。

（3）特异性强，症状相似

疫疠之气对致病对象有很强的选择性。吴又可通过长期观察指出，有的疫疠之气感染人，但牛羊鸡鸭不感染，有的疫疠之气，鸡鸭牛羊感染，而人无事，他还指出疫疠之气感染动物也有差别，能引起鸡鸭感染的疫疠之气不感染牛羊，反之亦然。其次，对于人来讲，一种疫疠之气只能导致一种疫病发生，所谓"一气一病"。此外，疫疠之气对人体的作用部位也有选择性。正因为此，每一种疫疠之气所致的疫病，均具有较相似的临床特征和传变规律。例如，疹腮，无论男女老幼患者，都表现为耳下腮部肿胀。

3. 外伤

外伤主要指因意外遭受机械暴力而导致的损伤。常见的损伤有跌打损伤、持重伤、枪伤、利刃损伤以及化学物质损伤、电击伤、烧烫伤、冻伤、虫兽咬伤等。其损伤部位主要在皮肤、肌肉、筋骨。

（1）跌打损伤、持重弩伤、枪弹利刃损伤

这些损伤多数情况下首先伤及皮肉筋骨脉，出现局部的瘀血肿胀、筋骨折断、关节脱位，甚则出血等。筋骨皮肉脉的损伤往往会影响到内脏，导致脏腑的功能失常。损伤严重者，可见脏腑破裂，气血脱亡，生命岌岌可危。此外，机体遭受创伤后容易感受外邪，邪气乘虚内攻，造成阴阳失调的严重病变。

（2）烧烫伤

烧烫伤，即水火烫伤，又称"火烧伤""火疮""火伤"。它主要是指由于高温引起的灼伤。包括高温蒸汽、沸水、沸油等高温液体、烈火、电热等作用于人体所造成的损伤。

烧烫伤总以火毒为患。机体一旦遭受到烧烫损伤，轻者损及肌肤，受伤创面红、肿、热、痛，伴见烙伤痕迹或水疱；重者损伤肌肉筋骨，痛觉消失，创面呈现皮革样，或苍白干燥，或蜡黄、焦黄，甚或炭化发黑。严重烧烫伤，除了创伤面积较大外，常可因为热毒炽盛，伤津脱液，出现口咽干裂、口渴、皮肤枯燥、小便少短、大便干结；另者，火毒内攻，侵及脏腑，伤及心神，又会出现心烦、躁动不安，以及狂乱、昏谵等心神失常的症状，甚者亡阴亡阳导致死亡。

（3）冻伤

冻伤是指人体因遭受不能耐受的低温侵袭而引起的局部或全身性损害，以冬季较为常见。寒冷过度，机体不能耐受是造成冻伤的重要条件。冻伤时间越长，对机体的损伤程度越重。全身性冻伤，称为"冻僵状态"。机体遭受强烈的阴寒侵害，阳气受损，气血凝滞，出现恶寒、寒战、面色苍白、唇舌爪甲青紫、感觉麻木、神疲乏力，或昏睡、呼吸减弱、脉迟细等症，如果救治不及时，可能出现生命危险。局部冻伤多发生于暴露部位，如手、足、耳廓、鼻尖、面颊等。寒性收引，经脉挛急，气血运行减少，故初期症见皮肤苍白、冰冷麻木，继则经脉气血瘀滞，出现紫斑肿胀、水疱，甚或皮肉紫黑、溃破等，我们习惯称为"冻疮"。

（4）虫兽咬伤

虫兽咬伤包括毒蛇、猛兽、狂犬及其他动物咬伤，以及某些昆虫的叮咬伤等。机体为虫兽所伤，轻者可出现局部疼痛、肿胀、出血；重者可损及内脏，导致出血过多，或邪毒乘虚内陷，出现全身中毒症状，如高热神昏、神志恍惚、肢体抽搐等，严重者失于抢救，导致死亡。

常见的虫兽咬伤有毒蛇咬伤、狂犬咬伤、昆虫咬伤。关于此方面的内容有专门的书籍重点介绍，这里仅作简单的概说。

毒蛇咬伤人体后，机体出现的症状各不相同。但是，也存在一些共同特点。有学者根据前面讲的六淫致病特点，结合毒蛇致病的症状特点，把致病邪气分为风毒和火毒两类。风毒致病，多见于毒蛇咬伤后出现肌肉局部麻木，肢体迟软无力、张口困难、吞咽及呼吸困难。火毒致病，多见于毒蛇咬伤后出现咬伤局部红肿热痛，疼痛剧烈，如针刺火燎，甚则出现寒战发热、多部位出血等。

狂犬咬伤也是通过毒邪伤害人体的。中医认为狂犬病的发生是由于毒邪先伤犬致使发狂，然后带有毒邪的犬咬伤人，使人也感染了毒邪。晋代有一位医家葛洪就是根据这一理论认识，提出用狂犬的脑浆外敷伤口可以治疗狂犬病。狂犬咬伤初期仅见局部疼痛出血，毒邪潜伏一段时间后，扰心神，动肝风，出现烦躁、惶恐不安、牙关紧闭、抽搐、恶闻水声等症状。

昆虫叮咬伤也是通过毒邪来致病的。其发病初期见局部咬伤处出现红肿热痛、出血，重者毒邪深陷，出现高热、头晕、头痛、恶心、呕吐，甚则昏迷厥逆。

（5）其他

其他损伤包括很多，常见有化学物质的损伤和电击损伤。

化学物质因性质不同，感染途径也不一样。气体多从口鼻进入，液体、固体多通过皮肤接触致病。人体一旦遭受到化学毒物的伤害，即在相关部位和全身都可见到相应病症，如局部可见到红肿、皮肤破溃、水疱等，全身性症状则可见头痛头晕、恶心呕吐、嗜睡、神昏谵语、抽搐痉挛。隋代巢元方曾对漆过敏引起的损害作了描述，他在《诸病源候论》"漆疮候"中说："人无问男女大小，有禀性不耐漆者，见漆及新漆器便着漆毒，也有耐漆者，终日烧煮，竟不为害。"

电击伤多见于意外触电，在古代多见于雷电所伤。触电部位往往有程度不同的烧伤、血肿、面色青紫或苍白，脉搏微细，暂时或长时间不省人事，或惊厥、痉挛、僵直，甚或心跳呼吸停止，而致死亡。

4. 寄生虫

寄生虫是指侵入人体并寄生在体内而致病的虫类。由于寄生虫导致的疾病称为寄生虫病。寄生虫大多通过消化道和皮肤侵入人体，在体内发育繁殖，损害机体，导致疾病。虫作为致病因素，很早就被中国古人认识到了。甲骨文就有龋和蛊的记载。隋代医家巢元方在《诸病源候论》中就记载了很多寄生虫病的病症，并对其病原作了准确描述。关于寄生虫病，常见有蛔虫、绦虫、钩虫、血吸虫，现代医学著作中有详细的论述，这里不作一一介绍。

5. 药食中毒

药食中毒损伤是指因为用药不当或饮食有毒物质引起的机体损害。药物本来是用来治疗疾病的，如果使用不当，药物就会成为致病因素。此方面常见的原因有用药过量、药物炮制不得法、药物配伍不合理、违背用药禁忌、用药错误等。每一种药物都有自己很多的功用，对于某一具体病情来说，我们需要药物的某些特定的功用，中医把它称为"偏性"，除了这些偏性外，药物其他的功用对于具体病情来说就是副作用。为了更好地利用药物的偏性，我们需要对药物进行炮制。药物的配伍又是为了更好组合利用药物的偏性。人体对药物的耐受程度有限，加之用药要根据具体病情，因此用药量都有一个限度。药物能在人体发挥作用，需要符合机体的具体病情和身体状态，因而用药存在禁忌。以上这些论述说明，药物若想在人体达到治疗疾病的目的，它必须经过一定的炮制，按照一定的用量，遵循一定的配伍原则，针对机体的具体病情和身体状态进行使用。否则，药物不仅不能治疗疾病，反而会导致疾病。

食物本是机体每日所需的营养来源。如果误食有毒或不洁物质，损伤肠胃，也会导致疾病。

药食中毒的致病特点如下。

（1）发病急，病情重

药食中毒引起的疾病反应通常比较急骤，如果不能及时采取正确的措施进行解救，病情很容易恶化，对机体造成严重损害。用药不当引起的慢性中毒，发病常较缓慢。

（2）多表现为中毒症状

药食中毒引起的疾病症状因药食使用情况和个人体质不同而轻重不一、性质各异。一般来说，轻者可见头晕、头痛、恶心、呕吐、腹痛、腹泻、肢体及口舌麻木、皮疹等症状，严重者可见到黄疸、出血、紫绀、烦躁、抽搐，甚至昏迷、死亡。

（3）加重病情，变生新病

长期用药不当，不仅不能治疗旧疾，反而会贻误治疗，加重病情，甚至会酿造新的疾病。旧疾和新病夹杂导致病情复杂，治疗起来相当困难。

6. 医生的过失

在疾病治疗过程中，往往因为医生的过失导致疾病失治误治，病情加重或滋生新病。因而，医生的过失也成了一种致病因素。中医很早就注意到了这个问题。在《素问·疏五过论》中着重论述了医生应该遵守的四德和应该避免的五过。它指出"五过之失"多由于忽略了患者社会地位的跌落、生活的潦倒、情绪的失调，以及身体状况，作为医生不明医理脉法，导致延误疾病的治疗，甚则导致生命丧失。"四德"要求医生遵循一定的诊疗规范。唐代的孙思邈就何谓良医的问题写了一篇《大医精诚》，清代的王清任在《医林改错》中也指出为医者既要有"济世之心"，又需有"济世之能"。由此可见，中医历来就要求医生必须要良好的医德、医风、医术。如果医生缺乏职业道德，自身不认真学习专业知识，加上临床经验少，导致医术平庸，诊病出错，贻误病情。另外，医生临证诊病草率，不认真，处方不规范，甚者治疗原则错误，胡乱用药，治疗操作粗心大意等，这些问题都会影响到疾病的正确治疗，从而给患者造成不必要的损伤。

7. 先天因素

先天因素指人未出生前由于父母体质或胎儿发育不良而形成的致病因素。中医认为胎儿是禀受父母的精气而形成，因而父母的体质状况影响着胎儿，导致发育不良。如父母年老或体弱多病，所生之子体虚多病，容易夭折。即使存活下来，也会出现先天缺陷。正如《医源·儿科论》所说："先天亏者，必囟门难合，或齿迟、语迟、行迟，或项软发穗、青络常露之类是也。"另外，胎儿在母体内生长，它需要母体提供气血来滋养。如果孕母在怀孕期间饮食、情志、起居不注意调摄，疾病或用药不当等，这些都会影响胎儿的发育。

（二）体内病因

体内病因是指引起人体发生疾病的一切体内自生的致病因素。它的致病途径和体外病因不同，后者从外侵入致病，而体内病因则多由于人体自身的情志和行为有失常度导致疾病发生，因此我们可以称体内病因为内生病因，而把体外病因称作外来病因。人的情志和行为会影响到脏腑的正常功能，进而影响气血津液的正常代谢而生成病理产物，如痰湿、瘀血、结石。这些病理产物存在于体内又可以成为新的致病因素。因此，体内病因包括饮食、情志、劳倦、病理产物为主的致病因素。

1.饮食失宜

饮食是人体从外界摄取物质充养机体的一种重要途径。正常合理的饮食所化生的水谷精微是气血津液化生的原料，而后者是保证各脏腑组织完成正常的功能，进而维持正常生命活动的基本条件。水谷饮食从口而入，主要依靠脾胃的初级处理，然后在其他脏腑的配合下共同完成水谷饮食的正常代谢，气血津液的正常化生。如果饮食上不注意合理的安排，长此以往，脾胃的功能必然受到损害，进而影响到其他脏腑，导致疾病丛生。

饮食上的不合理首先表现为饮食没有规律和节制。正常的饮食习惯是每天必须定时、定量、保证质量地进食，这对维持身体健康非常重要。

《灵枢·五味》中说："谷不入，半日则气衰，一日则气少。"这说明了饮食对人的重要性，同时也强调出人必须每天定时进食。从定时进食上来说，一日三餐的进食时间如何安排比较合理。这个问题因人而异，总的说来，既要有利于机体补充营养，又要有利于保护脾胃。如有人习惯早餐很晚才吃，到了中午吃饭的时间休息，下午才吃午餐，这样一直到晚上很晚才感觉到饿，于是开始吃夜宵。从表面上看，它的饮食也有固定时间。但是不符合脾胃的功能状态变化规律，因而它不仅不利于机体补充营养，反而损伤了脾胃。因此，定时进食强调了人的进食行为应该符合人的生理活动规律。

进食量的不规则也会影响人的身体健康，并指出损伤的脏腑在脾及胃肠。长期进食过少，气血化生不足，机体不能得到充足的营养，脏腑功能减弱，防御力降低，邪气容易侵入机体致病。如果一次进食过饱，超过了脾胃的运化能力，就会损伤脾胃功能。另外，长期超量饮食，机体摄入的营养过剩，化生痰浊堆积，又会导致肥胖。

饮食除了需要定时定量外，还得保证一定的质。一日三餐该吃什么，不该吃什么，从现代营养学来说都有一定的要求。总的说来，要保证营养均衡。从中医角度来说，为了化生气血津液这些物质，人体必须摄入生成这些物质的基础原料。如果不能保证饮食的质，就会导致营养失衡，进而导致疾病。

贪食不干净或已经腐败变质的食物也会损伤脾胃，引起多种胃肠疾病，临床症见腹痛、呕吐、泄泻、下痢脓血等。饮食偏嗜也会导致疾病。首先饮食物的寒热对机体的阴阳有影响。进食过冷的食物会损伤脾胃阳气，进而导致机体阳气的亏耗。如果进食过热的食物又会导致机体阴液的损耗。中医认为饮食五味能养五脏之气。如果饮食有所偏嗜，五味摄入不均，五脏之气失于平衡，就会互相乘侮，进而导致疾病。

2. 七情内伤

七情指喜、怒、忧、思、悲、恐、惊七种情志变化。它属于中医学中的狭义之神的范畴。前面已经提到过，神志活动是以五脏所藏精气以及气血为其物质基础的。脏腑功能以及气血正常，则人的情志活动正常，反之情志活动失常。另一方面，异常的情志活动又会影响到正常的脏腑功能活动和气血津液的运行。因此，异常的情志活动也会成为人体的致病因素。七情发自于内，故这种致病因素又称为"七情内伤"。七情不但是内伤病的发病原因，而且还可以影响疾病，促使疾病好转或恶化。

七情致病有它自身的特点。首先体现在对五脏的直接损伤上。不同的情志活动都有自己密切相关的脏，不仅各脏能影响相应的情志活动，各情志活动也能影响相应的脏。中医认为心为五脏六腑之大主，各种情志活动都与心相关，心神受伤则影响到其他脏腑。七情对五脏的损伤体现在五脏功能失常，进而导致气血津液的运行失常。如思虑劳神太过，导致心脾两虚，气血生化不足，心神失养，出现失眠、健忘、心悸、多梦及食少纳呆、倦怠乏力、腹胀满等症。由于大怒伤肝，肝气郁滞，疏泄失职，出现两胁胀满，善太息，腹胀纳减，女子月经不调或痛经，甚则肝气横逆，出现吐血晕厥。

人的情志活动是以五脏的功能活动为基础的，而五脏的功能活动是靠气来推动的。既然异常的情志会影响五脏的功能活动，那么它是通过影响人体的气机来实现的。对人体来说，情志活动要求保持一定的限度，因为只有这样才能保证人体气机的和调。如果人体的情志活动超过了这个限度，气机紊乱，脏腑之间的平衡关系破坏，同时精气血津液这些物质的正常运行也受影响，于是疾病变生。大怒导致气机逆上，肝气失于调达，血随气逆，出现头晕头痛、面红目赤，甚或呕血晕厥。喜乐太过，心气迟缓，心神涣散，不能主血藏神，因而出现肌肉松软、注意力不集中，甚则喜笑不休、失神狂乱等症。悲哀太过，耗伤肺气，肺失治节，营卫不得输布宣散，积留于胸中，气有余便是火，故外见神溃无力少气、胸闷气短等症。恐惧过度则人体气机陷下而不升。肾中所藏之精气不得上升反而下降，精气不能固藏而下泄，故见遗精、骨酸、阳痿不举、肢软无力、小腹胀满，甚则晕厥。惊与恐都是对外来刺激产生的一种恐惧情绪，但二者有差别，恐是在有心理防备下的害怕反应，而惊则是在突如其来的刺激下做出的反应。突然受惊，容易导致气机紊乱，出现心悸、神乱、昏厥等症。过度思虑，导致脾胃气机郁结不行，气血生化无源，久病及心，造成心脾两虚，出现心悸、健忘、失眠、多梦、腹胀、纳呆、大便失调等症。此外，脏腑气机失调又会导致气血津液运行受阻，于是痰浊、瘀血产生，这又成为新的致病因素。

情志活动也会影响疾病的发生、发展和转归。如果患者在接受治疗期间能保持良好的心态，有利于疾病好转痊愈，反之，患者情志活动剧烈波动，往往使病情加重或急剧恶化，甚至加速死亡。

3. 劳逸过度

劳动和安逸都是人们生活的重要部分。劳动使体能消耗，休息利于恢复体能。因此，维持正常的生命活动，要求人们必须劳逸结合。过度劳累，脏腑超负荷工作，生命活动基本物质超量消耗，久之，必然导致脏腑功能失常，气血衰少甚至紊乱。过度安逸，气血懈惰，也会影响脏腑的正常功能。因而，过劳和过逸都会成为致病因素。

过劳主要体现在3个方面，即劳力过度、劳神过度、房劳过度。

长期过度的体力劳动不仅会损伤人的形体，同时还会耗伤人的气血津液，尤其耗伤肺气。临床症见神疲倦怠、少气懒言、肢软无力、形体消瘦等。

中医认为"忧思伤脾"，又说"心主思"。因此，劳神过度，不仅损伤脾气，还会耗伤心血，最后造成心脾两虚，气血亏少。临床症见心悸、失眠、健忘、多梦、腹胀、纳呆等。

性生活不节制，房事过度容易使肾精亏损过多，进而影响到其他脏腑。

临床常见腰膝酸软、眩晕耳鸣、精神萎靡、遗精、阳痿、早泄或女子月经不调、不孕等症。

过度安逸主要体现在厌恶劳动，缺少锻炼。俗话说"流水不腐，户枢不蠹"。生命在于运动，适度的运动有利于气血流通。过度闲逸容易导致气机懈惰不行，脏腑功能减弱，气血津液运行不畅而生成痰浊堆积，临床症见食少、体弱、消瘦乏力、精神疲倦，动辄气喘、汗出、心悸，有些可见身体臃肿肥胖。长期无所事事，不思进取，又容易导致心神迟钝，表现为思维迟钝、记忆力减退等。

4.病理产物

病理产物主要指在疾病发生发展过程中由于气血津液的代谢失常而生成的痰饮、瘀血和结石三类物质。这些病理产物停留于体内，不仅会阻滞人体的气机，同时还会影响脏腑经络的功能，导致疾病发生。因此，病理产物也是一个很重要并且很常见的致病因素。

（1）痰饮

痰和饮都是机体水液代谢障碍所形成的病理产物。痰相对于饮来说较稠浊，饮比较清稀明亮。痰在机体的存在有时看得见，有时看不见，只能根据症状表现进行推测。如咳吐出的痰湿可见的。眩晕、呕吐、苔白厚腻、脉滑，提示出有痰作祟。饮常常停留于人体局部。因停留的部位不同而有不同的名称。停于胸胁的饮称为悬饮；停于胸膈的饮称为支饮；停于肠间的饮称为留饮；停于肌肤的饮称为溢饮。

痰饮的致病特点如下。

①阻滞经络，影响气血运行

痰饮形成后，随气运行，无处不到，易于导致经络壅塞，气血运行受阻。痰结咽喉，气血不利，出现咽中梗阻，如有异物，吐之不出，吞之不下。痰饮流注肢体，经络气血运行不畅，则见肢体麻木、屈伸不利，甚则半身不遂。痰饮结于经络筋骨，则可见痰核、阴疽、流注等。痰饮停于胸胁，气机阻滞，则见胸胁胀满、咳唾引胁痛等症状。

②停留脏腑，影响脏腑功能

脏腑功能失调容易产生痰饮，而痰饮停留于脏腑，又会进一步影响脏腑的功能。如痰饮在肺，肺失宣降，出现咳嗽喘息、胸部满闷，甚则不能平卧；痰饮停于肠胃，气机升降失常，则见恶心呕吐、腹胀肠鸣等病症。

③容易上扰心神、蒙闭清窍

痰浊上扰，影响及心，扰乱神明，可见一系列神志异常的病症，如神昏、痴呆、癫狂等。清阳被痰浊阻滞不能出于上窍，清窍失养，故见头晕、目眩、精神不振等。

④病势缠绵、病情顽固

痰饮为水湿所聚，具有黏滞重浊之性，难以速除，且随气升降，无处不到，治疗起来比较棘手，因此病情顽固，病程较长，有的甚至终身不愈。

⑤致病广泛、症状复杂

痰饮致病复杂多变。痰饮随气流动，停留脏腑经络，阻滞气机，因而致病范围广泛，症状复杂多样。有学者把痰饮导致的疾病证候归为8类，即咳、喘、悸、眩、呕、满、肿、痛。

（2）瘀血

瘀血是由于血不循常道，停留于脉中或溢出脉外而形成。瘀血存在于体内，阻止人体气机，进而影响脏腑功能和气血津液的运行，导致疾病产生。因而，瘀血也成为一种致病因素。古人对瘀血有许多其他的称谓，如凝血、著血、蓄血、留血、干血、衃血、恶血、闭血、死血等。气和血相伴而行，如果由于寒热虚实等各种原因导致气机阻滞不行，都可产生瘀血。

瘀血的致病特点如下 。

①疼痛固定

瘀血阻滞经络，气血不通，不通则痛，因而出现剧烈疼痛，如针刺样，痛处固定不移，拒按，且夜间尤甚。

②硬性肿块

气血壅滞于局部，或死血内著，发生在局部皮肤，可见局部青紫肿胀；若瘀血积于体内，久聚不散，则可形成癥积，临床症见触摸到硬性肿块，固定不移。

③局部瘀斑

瘀血阻滞，气血不通，肌肤可见青紫色瘀点或瘀斑，唇甲紫绀，久瘀则出现面色黧黑、肌肤甲错等证候。

④导致出血

瘀血阻滞经脉，血不能循常道，故溢出脉外，导致出血。轻者可见肌衄，齿衄，重则可见吐血、便血、尿血，血色紫暗，夹有血块。

⑤舌脉异常

心主血脉，开窍于舌，故舌脉的变化会反映出瘀血的特征。临床可见舌紫暗或有瘀点、瘀斑，或舌下静脉曲张，脉常见沉弦细涩或结代。

⑥影响脏腑经络功能

瘀血阻滞脏腑，导致脏腑功能失调，气机紊乱。瘀血阻滞经络，气血不得流通，机体脏腑组织失养。临床表现因瘀阻部位不同而异。瘀阻于心，可见心悸、胸闷、心痛，甚则发狂；瘀阻于肺，可见胸痛、咳嗽；瘀阻于肠胃，可见呕血、便血、大便色黑如漆；瘀阻于肝，可见胁痛胁胀；瘀阻于女子胞，可见少腹痛，月经不调、痛经、闭经、崩漏等；瘀阻于肢体末端经络，可发展为脱骨疽。

（3）结石

结石乃痰湿夹热煎熬结聚而成。中医里并未提出结石的概念，但是中医典籍中记载了结石所致疾病的证候表现。一般都把它归到腰痛、胁痛等痛证的范畴。结石的形成原因很多，主要与饮食、情志、用药不当有关。前面我们讲过，六腑主传输浊物到体外，如果六腑功能失职，湿浊停留就会酿生结石。因此，结石的产生与六腑的功能密切相关。

①发作时疼痛剧烈

结石阻滞经络，导致气血不通，因而出现疼痛剧烈，痛如刀绞。如结石阻滞于胁肋，可见胁腹绞痛，并循经牵引右肩部；结石阻于腰部，可见腰部及少腹部剧烈绞痛并向下放射至两股内侧。疼痛剧烈时常常伴见恶心、呕吐、冷汗淋漓等症。

②阻滞气机，损伤脉络

结石停留，容易阻滞气机，进而影响津液代谢，如结石阻于下焦，气化不利，可导致水液停留。另外，结石坚硬，在移动过程中会损伤血络，产生出血证候，如尿血。

③影响脏腑功能

结石不仅能影响人体气机，它还会影响脏腑的功能。如结石阻于肝胆，导致肝胆失疏泄，出现胁肋胀满疼痛；结石阻于膀胱和肾导致膀胱气化不利，导致小便潴留而不得出。

④病程长，症状不定

结石形成的过程比较长，初期并无任何症状。结石形成后，因为它停留的部位不同，影响不同的脏腑，因此症状多样。

（三）病因理论在中医理论和临床中的运用

中医病因理论是对疾病发生原因的探索和追问，它在某种程度上回答了这样一个问题，即究竟是什么引起疾病？因此，它帮助人们进一步理解了疾病现象的发生原因，另外，中医根据它来诊断疾病，并采取相应的治疗原则和方法。与此同时，病因理论认识也渗透到了对药物功用的认识和表述上。

1. 解释疾病现象

疾病现象是人体生命活动失常的外在反映。那么，是什么原因引起生命活动出现异常呢？中医病因理论回答了这一问题。它认为体外因素，如六淫邪气、疫疠之气、外伤、寄生虫、药食中毒、医生的过错、先天遗传等，从人体之外侵入人体，进而影响到脏腑经络正常的功能活动，导致疾病产生。因此，如果机体出现的疾病症状符合某体外病因的致病特点，那么我们就可以认为这些疾病症状是由于该体外病因所致。例如，患者症见恶寒、头痛、无汗、鼻塞、流清涕、脉浮紧，它符合寒邪致病的特点，因此可以认为这是由于外感寒邪所导致。除了体外病因，中医病因理论还认为人的饮食、情志、劳逸及病理产物也会成为致病因素，它们并非从外感受，而是由机体内产生并影响脏腑经络正常的生命活动。如果机体出现的疾病证候不能用体外病因来解释，那么就可以考虑体内因素致病。例如，患者症见发热不退，少汗，烦躁不安，至夜发热尤甚，口干渴不欲饮水，肌肤甲错，有出血点，舌有瘀斑，脉沉涩细数。用一般的清热解毒、疏风散热的方法治疗无效。结合疾病证候，符合瘀血致病的特点，故可以考虑瘀血致病。

2. 指导诊断和治疗

疾病的治疗除了纠正人体内失常的生命活动外，还需祛除病因。中医习惯把祛除病因称为祛邪。在决定祛邪原则方法之前，我们必须先明确病因是什么。中医病因理论论述了每一种病因的性质和致病特点。根据患者的症状就可以判断出究竟是什么病邪致病。然后，针对病邪确立相应的治疗原则和方法。如某一患者出现头痛、鼻塞、汗出、恶风、脉浮缓，通过分析，发现它符合风邪致病的特点，于是可以断定其病因是感受风邪。治疗原则上当祛风解表。又比如有一患者吃完某食物后，出现腹痛、恶心呕吐、心慌、头晕，其他一同进食的人也见相似症状，分析发现它符合食物中毒的致病特点，故可以诊断为食物中毒。病因是所进的食物。治疗上当紧急祛除胃内有毒食物，或吐或泻皆可实施。

3.说明药物的功用

药物是为治疗服务的，而治疗必须依据诊断结果。既然每一种疾病都有它的病因存在，那么在治疗过程中必须祛除病因。药物是治疗疾病的主要手段。要想把药物的功用和疾病诊断结果联系上，药物必须具有祛邪的作用。我们来看看中药典籍中对药物功用的描述。在治疗外感病的药中，有祛风药、散寒药、解暑药、祛湿药、润燥药、泻火药。另外还有清热解毒药。这些要正好与六淫邪气和疫疠之气病因相对应。针对外伤病因，中药有止痛药、接骨续筋药等。针对寄生虫病因，中药有专杀各种寄生虫的杀虫药。针对药食中毒，中药有催吐药、导泻药。对于体内病因来讲，中药中也有相应的药物。如针对饮食病因，有消食药、导滞药；针对病理产物病因有化痰药、活血化瘀药。

二、发病——疾病发生的条件和变化规律

疾病的发生是一个很复杂的过程。人生活在一个相互联系的统一环境里，体内外各种因素都有可能对机体产生影响而导致疾病发生。但是对于相同的机体，有的因素能导致疾病，有的却不能。这说明了什么？另外，同一个致病因素侵犯不同的机体，会出现发病和不发病两种情况，即使发病，其表现各不相同。为什么会这样呢？看来，疾病的发生不仅与致病因素有关，还与机体本身有关。中医习惯把前者称为邪气，把后者称为正气。因此，疾病发生的原理被称作"正邪相搏"。由于正邪相搏的形式和状态不同，因此其结果也不一样，这导致疾病的发生类型多种多样。本节着重说明两方面的内容，即发病原理和发病类型。

（一）发病原理

1.邪气是发病的外部因素

首先，必须说明，这里的邪气指的是体内外一切致病因素，不仅只是外感病邪。邪气对疾病发生来讲非常重要，正因为有了邪气的影响，机体才有发生疾病的可能。如果没有邪气，疾病根本不可能发生。但是，邪气一旦导

致疾病发生它又表现出其各自的特点。换句话说，不同的邪气作用于人体所产生的影响是不一样的。这主要体现在侵入途径、发病缓急情况、症状表现及特点、病情轻重、病变部位等。如六淫邪气发病，多从皮毛肌表侵入，发病急，病情一般较轻。病变部位因各邪气的不同而有差别，风邪为阳邪，病位偏上，初期症状表现为肌表及头面诸窍的不适；湿邪为阴邪，其性趋下，故病位偏下。疫疠之气，多从口鼻而入，发病急，病情重，具有传染性、流行性。情志疾病多从内生，发病可急可缓，容易直接损伤脏腑，初期即见脏腑气血失和的表现，无表证。另外，各种不同的情志失常又会损伤不同的脏腑。由此可见，邪气不仅是疾病发生的重要外部因素，在某种程度上它还决定着疾病发生的特点。

2. 正气是发病的内在条件

邪气侵犯人体，对机体都会产生影响，但是并不一定都会导致疾病发生。《黄帝内经》中就此问题，列出了一些事实，它说同样是感受惊吓，勇敢的人"气行则已"，但是怯弱胆小的人"着而为病"。疾病是否发生不仅与致病因素有关，机体的正气在此过程中也至关重要。中医学历来很重视人体正气。《素问·刺法论》中说"正气存内，邪不可干"，《素问·评热病论》也说"邪之所凑，其气必虚"。说明邪气之所以能侵犯机体而致病，正气虚是其前提依据。中医里通常所说的正气，实际上就是指机体对抗病邪影响的能力。如果机体正气强，病邪不能侵犯人体。如果机体正气不足，邪气容易侵入机体。这里有一点需要强调指出，虽然我们可以把正气理解为机体对抗病邪影响的能力，但是在古人看来，正气就是人体正常之气。

3. 正邪相搏是发病的关键环节

邪气是破坏机体，扰乱机体正常生命活动的。正气则是保护机体，维护机体正常生命活动的。因而，正气和邪气总是互相对立的。在古代中国人看来，世界万物都是由气构成的，它们之间的相互作用也是通过气来实现的。我们说正气是人体正常之气，它推动着人体正常的生命活动。那么邪气呢？邪气也是一种气，邪与正相对，它指的是不正常的气。这个不正常的气从何而来？我们知道，疾病的发生需要各种致病因素的作用。而这些致病因素正是邪气产生的根源。它们的侵入将破坏机体正常的生命活动，而这个破坏作用是通过气来完成的。正因为此，中医把这些致病因素称为邪气。既然如此，正气和邪气的抗争实际上是两种相反的作用。它们之中一个要破坏机体的正常活动，一个却要维护机体的正常活动。双方斗争的结果决定了疾病是否发生。如果正气比邪气强，机体受到保护，人体就不发病。如果正气比邪气弱，机体就会受损害，导致疾病发生。

4. 正不胜邪是疾病发生的决定因素

疾病是否发生完全取决于正气的虚实。如果正气不虚，邪气不能损伤机体，因而人体也就不会发病。这正如前文所说，邪不得虚，不能独伤人。因此，正不胜邪是疾病发生的决定因素。另外，邪气与正气相抗争，其结果又决定着疾病的进展。如果疾病过程中人体的正气逐渐恢复，逐渐能战胜邪气，那么疾病就会好转，甚至向愈。如果正邪相争的过程中正气逐渐虚弱，不能恢复，这样下去，机体的损害越来越严重，最后生命活动不得不停止。从这个意义上说，正不胜邪是疾病继续恶化的根本原因。

中医发病原理实际上是从哲学角度进行论述的。正气和邪气实质上是一对矛盾的两个相反方面。疾病的发生、发展是由这一对矛盾相互斗争的结果来决定的。正气是保护人体的一方力量，而邪气是破坏人体的一方力量，因此，疾病发生发展的过程实质上是这两方力量较量的过程。

（二）发病类型

疾病的发生既然与正气和邪气二者密切相关，那么发病的类型自然也离不开它们。总的说来，如果邪气战胜正气，机体的正常生命活动受到破坏，则疾病就会发生或发展。如果邪气不能战胜正气，那么疾病就不会发生或发展。由于正邪斗争的具体状态不同，因此疾病发生的类型也不一样。中医认为，如果正气虚弱不能与邪气抗争，机体就会立即表现出疾病证候。中医把这种发病类型称为感而即发。如新感伤寒或温病、疫疠、剧烈的情志刺激、药食中毒等。如果机体正气尚强，邪气还不能制伏正气，那么初期症状不明显，过一段时间后，随着机体正气逐渐衰弱，正气不能与邪气抗争，邪气开始破坏机体，于是产生明显的不适证候。这里有两种情况，一种是症状突然显露出来，还有一种是症状慢慢突现出来。前一种称为伏而后发，后一种称为徐发。徐发的机制与伏而后发相同。当一种或几种邪气作用于机体引发疾病后，机体的正气逐渐虚弱，在疾病的进展过程中，新邪气有可能乘虚侵犯，造成在原发病的基础上又出现新的疾病。中医称之为继发。如黄疸、胁痛日久不愈可继发癥积、鼓胀。张仲景在《伤寒论》中提出合病、并病的发病类型。两经或三经证候同时出现者，为合病。一经病证未罢又出现另一经证候者，为并病。这实际上是说明人体在发病的过程中，由于正不胜邪，邪气可以乘虚影响机体的多个部位。同时侵犯几个部位就是合病，先后侵犯几个部位就是并病。另外，复发也是常见的发病类型。复发的原因在于疾病未经过彻底治疗，邪气未尽，机体正气恢复暂时制伏邪气，疾病症状不明显，病情好转。但是，在体内外因素的作用下，机体正气虚弱不能制伏邪气，于是疾病又重新发作。常见的表现形式有少愈即发和休作交替，后者是因为邪正盛衰转换的结果。

中医对发病类型的理解实际上依据发病原理进行的。前面，我们把正气和邪气看作一对矛盾，正气是保护机体的一方，邪气是破坏机体的一方。这两方面在疾病发生发展过程中是同时存在的。疾病是否发生发展取决于正邪斗争中哪一方处于主导地位。如果正气处于主导地位，那么机体不表现出疾病征象，并且向保护的方向发展。反之，如果邪气处于主导地位，那么机体就会表现出疾病征象，并且向破坏的方向发展。总的说来，发病的类型不外乎两方面，即发病与不发病、好转与恶化。其具体情况就要看正邪斗争中何方占主导地位。

（三）发病理论在中医学中的运用

1. 解释疾病现象

发病理论从发病学的角度解释了疾病现象。病因是引起疾病发生的体内外因素。那么，这些致病因素是如何作用于人体引起疾病的呢？发病理论认为这些致病因素固然是疾病发生不可缺少的重要条件，但是它们能否进入机体致病，还必须由机体的正气决定。正气虚，邪气才能侵入机体。人体的正气是保护机体的，它必须与邪气抗争。在疾病发生的过程中，如果正气胜于邪气，疾病的症状就会消失，疾病就会好转。如果正不胜邪，邪气肆虐，疾病症状就会出现，这样继续下去，疾病就会恶化。因此，致病因素和人体正气是疾病现象发生的两个主要条件，正邪相争是疾病现象发生的主要环节，正不胜邪是疾病现象发生和恶化的关键原因。此外，不同的邪气引起疾病的发病类型多种多样，这与正气和邪气的抗争状态也有关系。关于这一点，在前文已作过详细的论述。总的说来，正不胜邪，疾病就发作，表现出明显的症状体征；正气胜邪，疾病就不发作，症状体征消失或隐退。

2. 指导临床治疗和养生

既然疾病的发生与正气虚和邪气侵犯有关系，那么在疾病未发生之前，只要时时顾护人体正气，避开邪气的侵入，人体就不会发生疾病。这种养生观几千年来一直为人们所遵循。疾病发生以后，中医的治疗主要在扶正和驱邪两方面。虽然疾病的发生与正邪都相关，但是在疾病发生过程中正邪有偏重。然而，疾病治疗的最终目的是祛除邪气，恢复正气。当疾病发生过程中正气能够制伏邪气时，治疗上以驱邪为主；如果在此过程中邪气盛而正气弱，当采用驱邪佐助扶正；邪气弱，正气虚，可以采用扶正佐助驱邪；如果纯属正气虚，可采用扶正。在历代中医典籍里，扶正和祛邪始终是中医临床上重要的治疗原则。

3. 认识药物功用

中药具有的功用很多。但是，总的来说，可以分为两类。一类是扶正药，一类是驱邪药。翻开中药典籍，我们可以看到许多关于药物功用的表述，如祛风、散寒、清热、解毒、泻火、利湿、化痰、逐水、消瘀、杀虫、导滞消积等一类字样，还有益气、养血、滋阴、温阳、生津、填精、健脾益胃、润肺、补肝、养心等一类字样。前面的那些字样所描述的药物功用是祛邪，后面的那些字样所描述的药物功用就是扶正。临床上必须分清扶正药和驱邪药，这样在用药的过程中就不会犯虚虚实实之诫。

三、病机——疾病发生的内在机制

前面我们讲述了引起疾病发生的原因或者说致病因素，指出这些因素作用于人体导致疾病发生是需要条件的。当人体内外条件满足致病要求时，疾病便要发生了。邪气进一步损害，导致机体正常的生命活动被破坏，这时候疾病证候才会明显表露出来。那么，到底是什么机制导致疾病证候产生呢？换句话说，邪气是如何损害人体正常生命活动的呢？中医病机理论回答了这个问题。

病机指疾病发生、发展变化的机制。它着重研究疾病变化的全过程及其规律。病机理论起源于《黄帝内经》，在《素问·至真要大论》中列出了许多病机，后人把它归纳为病机十九条，从而奠定了脏腑病机和六气病机的基础。东汉张仲景在《伤寒杂病论》中精辟论述了外感病的病机，同时对内科杂病的病机也作了系统论述。隋代巢元方撰写的《诸病源候论》是现存最早的较完备的病因病机证候学专著。金元时期，各医家结合自己的所学所思以及临证实践，提出了一些新的病机理论，如相火病机、阴火病机、六郁病机等，这大大丰富了病机理论。明清温病学派结合温病的研究提出了外感热病的病机理论。此外，清代医家王清任提出了气血病机。近代学者在古代医家的病机认识上又提出了很多新的见解。总的说来，中医的病机理论包括阴阳失调病机、脏腑经络病机和气血精津液神病机。前一个病机是从哲学思辨的一般层面来论述的。后两个病机从具体层面来论说。

（一）一般病机——阴阳失调

阴阳失调病机是指在正邪相争作用下，机体的阴阳失去平衡，导致疾病发生发展变化的病理机制。阴阳平衡，人体就健康。阴阳是人体生命活动发生的内在动力。它们相互维系，相互斗争，保持着一种动态的平衡。正是这种平衡维持着人体正常的生命活动。如果阴阳之间的动态平衡被打破，疾病就会产生。在讲中医发病理论的时候，我们提到了正邪两个概念。人体的正气实质上是保护阴阳平衡的力量，邪气则是破坏阴阳平衡的力量。因此，正不胜邪时，机体表现出阴阳失调，这也就是疾病发生的内在机制。那么，在疾病的发展变化过程中，阴阳矛盾又是指什么呢？我们知道，在疾病发展过程中，不外乎两方面的对立存在，一是促进疾病发展，一是阻碍疾病发展。正是这两方面构成的矛盾运动决定着疾病的发展状态。中医把这个矛盾称为阴阳失调，认为其基本形式或状态有阴阳偏盛、阴阳偏衰、阴阳互损、阴阳格拒、阴阳亡脱。

1.阴阳偏盛

阴阳偏盛是指以阴阳任何一方亢盛为主的一种阴阳失调状态。在阴阳相互斗争中，如果阳胜阴则出现发热的症状，阴胜阳则出现寒冷的症状。中医对阴阳有很多规定，总的说来，阳偏盛就会出现一系列阳性症象，阴偏盛就会出现一系列阴性症象。此外，有余便是实，因此阴阳偏盛引起的疾病症象还会表现出"实"的特点。《黄帝内经》中说"邪气盛为实"，因而"实"特点也就是指邪气盛而言。中医里阳以热、燥、动为主要特点，症状多见高热、面赤、烦躁、狂乱、口咽干燥、好动等，因为病变部位不同，其疾病具体表现多样。如心火亢盛，出现心烦躁动、壮热神昏、口渴、脉数等症，肝火亢盛，则见目赤头痛、急躁易怒，甚则晕厥等症。中医里阴的特点主要表现为寒、静、湿。症状多见形寒肢冷、身体蜷缩、安静少言、口不渴，甚则见水肿。临床具体证候也因病变部位不同而表现不同。如寒湿阻肺，出现咳嗽、吐痰色白清稀、恶寒等；寒湿困脾，则表现为腹胀便溏或清稀，纳差，水肿等。

此外，阴阳偏胜应该有一个最高限度，这个度的存在维持了阴阳之间的关系。当阴阳中的任何一方达到这个度时，都会向相反的一方转化。中医把它称为"重阳必阴""重阴必阳"。阴阳偏盛到一定程度时，就会改变阴阳相互作用的主导方面，从而改变疾病发展的方向。临床上常见到寒极生热，热极生寒的表现。如某些热性病，初起见高热、口渴等一派阳热亢盛的表现，继而突然出现肢厥身凉、冷汗淋漓等阴寒危象；另外，一些寒性病在发展过程中也会突然出现高热、口渴、神昏躁扰等阳盛的症象。这些症象的出现提示出阴阳偏盛的程度已经接近那个维持它们关系的度了，一定要防止它们超过这个度，否则阴阳解体，生命就会停止。

如果我们从辩证唯物主义的角度来看，阴阳偏盛这种阴阳失衡状态实际上是指阴阳矛盾双方激烈的斗争状态。由于在矛盾斗争中总有一方居于主导地位，这个激烈的斗争状态又有以阳为主导和以阴为主导之别，中医称为阳偏盛和阴偏胜。正因为阴阳在斗争中的主导地位不同，疾病的证候表现又表现出阴阳差别。如阳偏盛的证候表现为热、躁、动等阳性特点，阴偏盛的证候表现为寒、静、湿等阴性特点。

2. 阴阳偏衰

阴阳偏衰是指阴阳任何一方虚衰为主的一种阴阳失调状态。中医认为，在阴阳相互斗争中，如果阳偏衰，阳不胜阴而导致阴胜，就会出现寒的症象；如果阴偏衰，阴不胜阳而导致阳盛，就会出现热的症象。由于阳主外，阴主内，所以阴阳的偏衰导致的寒热见于内外。这里的寒热症状只是一个代表，总的说来，阳虚会出现阴性症状，阴虚会出现阳性症状。除此之外，由于阴阳的偏衰，疾病的证候也会呈现虚的特点。《黄帝内经》曰：精气夺为虚。这里的精气代表了脏腑、经络以及气、血、精、津、液、神的功能，因为它们都是人体生命活动的物质基础。因此，阴阳偏衰引起的疾病症象都会出现气血精津液神及脏腑经络的功能失常。临床上，由于疾病发生的部位不一样，因而疾病症象的具体表现各不相同。

中医认为，阳偏衰以心、脾、肾三脏较为多见，尤其是肾，肾阳虚衰在阳偏衰中占有极其重要的地位。阳偏衰时多表现出气的温煦、推动、气化等功能减弱，以致脏腑功能不振奋，引起的疾病常见神疲懒言、畏冷、身寒、手足不温、脉沉等症状。如脾阳虚可见腹冷痛喜温喜按、便溏或完谷不化等症；肾阳虚可见小便不利或清长，腰膝酸冷、水肿等症。阴偏衰以肺、肝、肾三脏为多见，其中以肾阴虚最为重要。阴偏衰时多表现为血、精、津液的亏耗，机体脏腑官窍、形体组织失去正常的濡润滋养，导致脏腑功能亢奋，其疾病症象除表现为口干咽燥、尿短少、大便干结外，还可见低热、五心烦热、骨蒸潮热、失眠躁扰等症。如肺阴虚可见干咳、胸痛；肝阴虚还可见胁痛胁胀；肾阴虚可见腰膝酸软。

阴阳偏衰也应该有一个最低限度，超过了这个度，阴阳之间的关系也无法维持。当阴阳虚损到一定程度时，阴阳就会分离。中医称之为"阴阳离决"。

从辩证唯物主义的角度来看，阴阳偏衰的失衡状态实质上是指阴阳矛盾双方平静的斗争状态。它不如阴阳偏胜那样激烈，但斗争仍在进行。这里也存在阴阳之中哪一方占主导地位的问题，因此有阴偏衰和阳偏衰之分。阴偏衰时阳占主导地位，故疾病表现出阳性征象；阳偏衰时阴占主导地位，故疾病表现出阴性征象。

3. 阴阳互损

阴阳互损是指阴阳双方互相牵制，形成阴阳相持的失调状态。它可以由阴阳偏胜或偏衰进一步发展而来。因为阴阳之间互为联系、相互影响，阳损及阴，阴损及阳，最后形成阴阳两损状态。

阴阳互损有两种形式，一种是阴阳的积极斗争；一种是阴阳的消极斗争。具体都表现为脏腑经络及气、血、精、津液、神的功能失常。因为疾病的具体病变部位不同，具体症象表现也各异。但是其临床症象总以一方为根本。例如肺阴虚患者咳久导致肺气也虚，最后形成肺气阴两虚。其疾病症象可见少气无力、气短声低、呼吸减弱等气虚表现，但是仍然以干咳少痰、胸痛、口咽干燥等阴虚症象突出。又如肾阳虚导致的水肿患者日久可见阴虚表现，出现四肢消瘦、皮肤干燥、口渴、心烦躁、筋脉拘急、肌肉瞤动等症，但是其疾病症象以水肿、小便不利、不欲饮等阳虚的表现突出。这说的是阴阳互损的消极斗争形式，其积极斗争形式体现在张仲景《伤寒论》所述的少阳寒热往来病证以及对疟的论治。

阴阳互损实质上指阴阳矛盾斗争的相持状态。由于在阴阳斗争中双方力量的消耗，最后形成了势均力敌的状态。这时矛盾运动依然在发生，只是矛盾的主导方面不稳定，故矛盾的性质不明确。因此，疾病征象上表现为寒热错杂、虚实夹杂，阴阳性质难分。这有两种情况，一种是激烈的相持状态，一种是平静的相持状态。总的说来，阴阳互损实际上是阴阳斗争由激烈转为平静的中间状态。

4. 阴阳格拒

阴阳格拒是指阴阳任何一方的偏盛或偏衰都达到了维系阴阳的限度，阴阳相互转化的一种失调状态。前面已经讲过，阴阳过度偏盛超过了维系阴阳的最高限度，阴阳就会解体。同样，阴阳过度偏衰超过了维系阴阳的最低限度，也会产生相同的结果。那么最高和最低限度就是发生阴阳格拒的临界状态。临床上，如果疾病进入阴阳格拒状态，说明病情比较危重，随时都可能有生命危险。前面所讲的大热患者突然出现寒象以及大寒患者突然出现热象，这些都是阴阳偏盛发展成阴阳格拒的病理状态。阴阳偏衰也可发展成阴阳格拒。如戴阳证本是严重的虚寒性病变，但是常常会出现面颊泛红、口燥咽干、身大热大烦渴等假热表现。极度阴虚患者也常会出现恶寒、肢冷厥、脉沉不可见的假寒表现。尽管在临床表现上多见真寒假热、真热假寒，但是仍然伴见反映疾病真实本质的症状。如阴偏盛导致的格拒伴见阴偏盛的症象，由阳偏衰导致的格拒伴见阴阳偏衰的症象。

阴阳格拒实质上指通过阴阳斗争后矛盾性质发生转化的一种状态。这里也有两种情况，一种是经过激烈的斗争后阴阳矛盾性质发生转变；另一种是经过平静的斗争后阴阳矛盾的性质发生转变。前者见于阴阳偏胜发展而来，后者见于阴阳偏衰发展而来。另外，阴阳互损继续发展的结果也会出现矛盾性质的转变。

5. 阴阳亡脱

阴阳亡脱是指阴阳离决的失调状态。阴阳亡脱是阴阳失调发展的最终结果，阴阳之间的关系是在一定的限度内维系的，如果阴阳斗争超出了这个限度，阴阳这个统一体就得解散。阳亡的原因常见于邪气过盛，正不敌邪，阳气暴脱；或素体阳虚，正气羸弱；或过度劳累，阳气消耗太过；或过用汗、吐、下，导致阳随阴脱；或长期慢性消耗导致阳气渐衰等。其临床表现多见面色苍白、四肢逆冷、精神疲惫、冷汗淋漓、脉微欲绝。阴亡的原因常见于热邪炽盛；或邪热久留，灼伤阴液；或大汗、吐、下后，阴液大伤，或久病长期损伤阴液等。阴亡的症状多表现为烦躁不安、气喘而渴、手足温、汗出如油。

阴阳亡脱实质上是说明阴阳矛盾统一体瓦解的状态。任何具体矛盾的存在和运动都是有条件有限度的。一旦矛盾运动超出了这个限度和条件，矛盾统一体就没法存在了。

综上而言，阴阳失调病机从阴阳统一、斗争的角度解释了疾病发展变化的机制。从阴阳的偏盛偏衰到阴阳互损，再到阴阳格拒，最终出现阴阳亡脱是整个疾病发展过程中的不同形式。不同的疾病因为具体情况不同而表现各异，但是都离不开这几种形式。此外，我们应该明确阴阳失调病机是从哲学思辨的角度来论述疾病机制的，因此它是一个抽象的病机，不是一个具体的病机。

（二）具体病机

邪气破坏了机体的阴阳平衡，因此疾病才会发生发展。对于人体来说，阴阳平衡体现为脏腑经络及气、血、精、津液、神志的功能活动正常。因此，阴阳失调就体现在它们的功能活动失常上。

1. 脏腑经络功能失常

在病邪的作用下，人体脏腑经络的功能失常或关系失调，会导致疾病发展变化。《灵枢·本神》说"五脏不安，必审五脏之病形，以知其气之虚实"，为此，《素问》中的《玉机真脏论》《脏气法时论》《调经论》及《灵枢》中的《本神》《本脏》等篇对五脏的虚实病机及其临床表现作了具体而明确的论述。东汉医家张仲景在《金匮要略》结合临床实践论述了脏腑病机。之后，历代医家对脏腑病机的认识都有补充和发展。中医认为，人体的各脏腑经络组织是一个密切联系的整体，这不仅体现在生命活动中其功能上相互配合，还反映在疾病过程中相互影响。从病机变化及临床证候表现来说，它包括这样几方面内容：五脏的功能及关系失常；与五脏相关的体、窍等组织功能及关系失常；六腑功能及关系失常；奇恒之腑的功能及关系失常；经络的功能及关系失常；此外，还有脏腑之间的功能关系失常。

（1）五脏功能及关系失常

《黄帝内经》说"五脏藏精气"，因此五脏的功能失常体现在精气不能正常吸收储藏上。精气是生命活动的重要物质，机体不能得到正常的精气充养，脏腑功能减弱，生命活动就会衰退。人体五脏各有自己的功能，它们之间存在相生相克的关系，因此在功能上它们互相协作互相制约，从而维持着五脏功能活动之间的动态平衡。如果某一脏的功能失常，通过五脏之间的生克乘侮作用，势必会影响到其他脏，最后导致五脏皆受累。如脾虚，土不生金，导致肺虚，依据相生规律传变，最后五脏皆虚；依据相克规律，土虚必然木乘，肝乘脾，土不制水则水盛，导致肾病水肿，水气凌心则心病，心病又会累及到肺，因此五脏皆病，人体整体功能失调。

（2）六腑功能及关系失常

《黄帝内经》讲"六腑传化物而不藏"，故"实而不能满"。六腑的功能在于把人体的代谢废物传输到体外。因此，六腑的病理变化主要体现在废物传输障碍上。此外，六腑之间在功能上也是相互影响的。如果其中一腑发生病变，其他的腑也会受到连累，最后六腑的功能都会受到损伤。如膀胱气化不利，机体代谢后水液潴留而不得排出，积郁体内酿生湿热，湿热弥漫肝胆，影响胆的功能，但气上逆而口苦，湿热浸淫肠胃，导致肠胃失健，出现纳差、大便不畅。这样六腑都受病，代谢废物积留于体内，既影响五脏藏精气，又能酿造新的病邪。

（3）奇恒之腑功能及关系失常

奇恒之腑是人体中比较特殊的腑，不仅因为它有特殊的结构，还有着特殊的功能。因此，奇恒之腑的功能活动也是人体生命活动中很重要的一部分。人体是一个相互联系整体，奇恒之腑要维持正常的功能活动，它离不开人体其他脏腑经络组织的功能作用，故而奇恒之腑的功能活动会受人体其他脏腑经络组织的影响。此外，奇恒之腑的功能活动也会影响其他脏腑经络组织。例如脑、髓、骨与肾中精气相关，肾中精气充足则骨壮髓充脑足，机体无论脑力还是体力都十分充沛，反之则骨枯髓减脑空，机体瘦弱，骨弱易折，脑力匮乏，神机失用。奇恒之腑在病理变化上也会通过直接或间接作用而发生相互影响。由于这种影响比较复杂，这里不作举例说明。

（4）经络的功能及关系失常

经络的功能主要体现在沟通机体的表里上下内外、联系各脏腑经络组织及运行气血两方面。气血是脏腑组织功能活动的物质基础，人体各脏腑组织的气血供应和调节全赖经络的作用。因而，气血供应充盛，则脏腑功能强，气血供应不足，则脏腑功能弱。同时，由于经络的作用调节着各脏腑的气血供应，从而维持着各脏腑之间的平衡。此外，气血在经络中循行是有方向性的，如果气血运行逆乱，脏腑气血供应失常，导致功能紊乱。

2. 气血精津液神的功能及关系失常

气血、精、津液、神是人体生命活动的客观物质基础。因此，如果气、血、精、津液、神出现异常，必然影响人体正常的生命活动，导致疾病发生发展。我们知道，在疾病发生发展过程中，由于正邪相互抗争，机体的生命物质会大量消耗，功能也会减退。另一方面，由于脏腑经络的功能失调又会导致气血精津液的运行、代谢紊乱，神志活动失常，而这些又反过来影响脏腑经络的功能。因此，在疾病过程中两者是互相影响的。此外，气、血、精、津液、神之间在疾病过程中也会相互影响。如气病可以伤及精、血和津液，而这些又可以导致神病，最后气、血、精、津液、神都受累而发生病变。

（1）气的失常

由于气具有防御病邪，顾护机体的功能，故疾病发生发展过程中，气最易受到影响。气的失常主要体现在气虚和气机紊乱两个方面。气虚是指气匮乏不足的病理状态。造成气虚的原因常见于先天禀赋不足、后天失于调养、劳倦内伤、年老体弱、疾病损耗等。气虚的临床表现多样，主要体现在气的温煦、推动、气化、防御、固摄这五方面功能失常。如气虚推动无力，表现为脏腑功能低下；气虚不能温煦肌腠，出现恶寒；气虚不能气化，出现无汗、少汗、小便不利；气虚不能防御外邪，表现为体虚易感；气虚不能固摄精、血、津液，表现为遗精滑精、衄血、自汗。

气机紊乱是指气的升降出入运动之间的平衡失调的病理状态。升降出入是气的基本运动形式，正常情况下它们之间保持平衡，以保证脏腑经络正常的功能活动，如果这种平衡被打破，气的运动就会发生紊乱，进而引起脏腑经络的功能失常，导致疾病产生。常见的气机紊乱表现形式有：气滞、气逆、气陷、气闭、气脱。

气滞是指气被阻滞，运行不通畅的病理状态。气滞的原因常见于感受外邪、饮食、情志、劳倦及病理产物停留等，病变脏腑多在肺、肝胆、脾胃、大小肠。临床上，由于气滞而导致的疾病症象常表现出胀满疼痛、走窜不定、与情绪有关、遇矢气或嗳气得缓等特点，此外气滞常引起津液和血运行不畅而产生痰饮瘀血。

气逆，即气机上逆，指气不能正常升降出入，上升太过或升降反作的病理状态。气逆的病因常见于情志所伤、饮食不适、感受外邪、痰浊壅滞，病变脏腑多在肺、胃、肝。气逆多以实为主，也有因虚致逆者，如肺虚气逆、胃虚气逆。气逆的证候表现因具体病变脏腑不同而表现各异。如见肺气逆上见咳喘；胃气逆上见呕恶、嗳气、呃逆；肝气上逆见头胀痛，面红目赤、急躁易怒、吐血、晕厥等。

气陷是在气虚的基础上发展而来，它是气的上升运动不及的病理状态。中西汇通医家张锡纯认为胸中之气也可下陷，他称之为"大气下陷"，这实际上是指上焦心肺气陷。中医认为脾胃居中焦，主气机升降，因此气的上升不及多由于脾不升清所致，通称为"中气下陷"。此外，由于惊恐下焦之气不能升反下陷。如此说来，上、中、下三焦之气皆可下陷。气陷的原因常见于久病体虚，或年老体衰，或泄泻日久，或妇女产育过多等。关于上焦气陷的症状，《灵枢·口问》中说"上气不足，脑为之苦满，耳为之苦鸣，头为之苦倾，目为之眩"。中焦气陷可见腹胀，便意频频，或见脱肛。下焦气陷可见小腹坠胀，二便失禁，遗精滑精。

气闭是气机郁闭，气的升降出入运动将停止的病理状态。常见的病因是突然剧烈的情志刺激或感受外邪兼夹痰浊、食积、瘀血等。气闭的症状常表现为突然昏厥、不省人事、四肢欠温、呼吸困难、面唇青紫、口噤不语、两手握固。

气脱是气不能内守而外脱的病理状态。气脱的原因常见于疾病日久，正气虚耗，或大出血、大汗出等造成气随血脱、气随津脱。其常见的症状为目合口开、声低息微、手撒遗尿、肢冷、神识模糊。

（2）血的失常

血具有濡润滋养作用，正常情况下，血被输送到各脏腑组织以维持它们正常的功能及关系。如果血在各脏腑组织输布失常，脏腑之气不均衡就会导致他们的功能失常。

血的失常体现在血虚和血的运行失常两方面。由于血虚导致脏腑组织失养，故而脏腑功能减退或虚性亢奋。引起血虚的常见病因有脾胃虚弱、饮食调摄不当、大病久病、失血等。常见的症状有面色淡白无华、唇舌爪甲色淡无华、两目干涩、头晕眼花、心悸、怔忡、失眠、多梦、健忘、肢体麻木、屈伸不利。血的运行失常主要体现在血寒、血瘀、血热、衄血。血寒是血行凝滞迟缓的一种病理状态。中医从直观朴素的认识出发揭示出血喜温恶寒的特点。血是依靠气来推动的，寒则气机凝滞，因此血不得运行。常见的症状有局部冷痛得温痛减、形寒肢冷、肤色紫暗发冷、女子可见月经延期、经色紫暗有血块、少腹冷痛。血热是血行疾速的一种病理状态。其病因常见于外感邪热、内伤情志、饮食不当。其症象可见身热夜甚，烦躁不宁或躁扰狂乱。衄血指血逸出脉外的一种病理状态。衄血多继发于血热，也有因虚所致。常见症状为多部位出血。

（3）津液的失常

津液既是化生血的原料，它对各脏腑组织官窍也起到濡润作用。来源于水谷饮食中的津液通过脾的升清作用输送到肺，又经过肺的宣发肃降作用上输到心参与血的化生，外输到皮毛肌腠，内输到各脏腑组织，各脏腑组织废弃的津液通过三焦输送到膀胱，膀胱中的津液在肾气的作用下回收有用的成分，剩余成分排出体外。这是津液在人体代谢的整个过程。如果其中任何一个环节失常，都可能导致津液失常。因此，津液的失常主要是指津液的生成、输布、排泄失常。

常见津液失常的表现形式有津液不足、水液停聚。津液不足是指体内津液亏乏，脏腑、肌腠、皮肤、诸窍等组织失去濡润滋养而出现干燥枯涩的病理状态。其成因多见于脾胃虚弱，津液生化无源，或邪热炽盛，或情志过极化火灼伤津液，或大吐大泻、过用燥药、久病精血大亏等。临床多见肌肤孔窍诸组织表现出一派干燥枯涩的症象，同时脏腑失养也表现出功能失常。如肺津不足，除表现出口鼻咽干燥外，还表现出干咳、大便干结。

水液停聚是指津液不能正常输布、排泄，潴留于体内的一种病理状态。引起水液停聚的原因很多，其病变脏腑主要在肺、脾、肾、三焦、膀胱。脾不能运化升清，津液不能化生，胃中水饮变生痰浊，随气升动上输于肺，因此说"脾为生痰之源，肺为贮痰之器"。肺不能正常宣发肃降，津液停聚肺中酿生痰饮。三焦不利，肾气虚不能气化膀胱，津液不能排泄，潴留体内成为痰饮。津液是依靠气来输布的，痰饮为津液所生，因而它也会随气升降出入，阻滞于不同的部位引发不同的病变。痰饮阻滞脏腑影响其正常功能，如痰饮阻肺出现咳喘；痰饮阻于胃肠出现纳差、脘胀满、大便不畅、肠鸣；痰饮阻心出现心悸、心胸闷痛；痰饮阻肾出现腰胀痛，小便不利；痰饮阻肝出现胁胀痛；痰饮停留于脏腑组织间隙还会出现水肿；痰阻经络，气血运行不利，出现局部肿痛胀大；痰饮阻滞清窍出现头晕、耳鸣、视物不明等；痰饮结于肌肤，可见皮下结节。此外，痰饮阻滞胞宫或冲任二脉还会导致妇女月经失常、闭经、不孕。

津液代谢是多脏腑参与的过程，各脏腑之间联系密切，因此任何一个脏腑的功能失常都会影响到其他脏腑组织，导致整个水液代谢失常。

（4）精的失常

精的失常也是一个很重要的病理。《黄帝内经》认为房劳过度、情志过极、饮食失节以及感受外邪都可能损伤肾精，并且指出它的常见表现为生殖、神志和骨骼病变。张仲景在《金匮要略·血痹虚劳脉证并治》中记载有"失精家""精气清冷"的病证，并补充了阴寒、无子、发落、梦交、少腹弦急、脉虚极芤迟等精虚临床表现。中医认为精是生命活动的初始物质，精所化生的元气是生命活动的最初动力。此外，精还与人的生长、发育、生殖有关系。精的失常主要体现在肾精亏虚、肾不藏精、精不化气。精禀受于父母，依赖后天水谷之气和自然清气的充养。如果肺气虚或肾不纳气，或脾胃虚弱，都会导致肾精亏虚。此外，男女房事太过，也会消耗肾精。精亏的常见原因有先天不足、后天脾胃虚弱，或大病久病。其临床症象多见体弱多病、抗病力差、过早衰老、腰酸耳鸣、眩晕、健忘、精神疲惫、男子不育、女子不孕。精依靠肾气固摄作用而藏于肾中，正常情况下不会出现异常外泄。如果由于诸种原因导致肾气虚弱不能藏精，肾精就会外泄。临床表现为男子遗精、滑精，女子带下清稀量多。肾中所藏精可以化生元气，如果因为感受寒邪或肾气虚寒，或痰瘀阻滞，都可以导致精不化气。临床上常见元气亏虚的证候表现，如神疲、体弱乏力、易感、脏腑功能衰弱。

（5）神的失常

神有广狭义之分。广义的神指人的一切生命活动的外在表现，它体现的是一种生命活力。如《黄帝内经》说"脑为元神之府"，如果针刺不当损伤元神，人就会立即死亡。这里的神所指的就是与生命密切相关的神，实质上是指生命活力。这个意义上的神是通过五脏为主的功能活动来展现的。因此，五脏的失常也就体现了神的失常。我们这里要着重论述狭义的神，即精神、意识、思维活动。狭义的神的活动是依靠脏腑经络及气、血、精、津液来完成的；另一方面，神的失常又反过来影响着脏腑经络的功能和气、血、精、津液的代谢，从而导致疾病产生。这里，我们似乎可以把神的失常作为病因看待。但是，当各种原因引起神志的变化，后者又进一步影响脏腑经络和气血津液导致疾病产生时，神的失常就变成了病机。

综上所述，气、血、精、津液、神病机是从人体生命活动基本物质的失常这一角度来阐述疾病的发生发展变化机制的。它和脏腑经络病机一样，是人体疾病发生发展变化机制的另一个重要的具体部分。

（三）病机理论在中医理论和临床中的运用

1. 解释疾病现象

中医病机理论在某种程度上为疾病的发生、发展变化机制提出了一种解释。首先它用阴阳和正邪这两个抽象的概念从哲学思辨的角度解释了疾病的发生发展变化机制。中医认为，任何疾病都是由于邪气导致，它侵入人体必然引起正气与之抗争。人体局部正气虚是邪气侵犯的前提条件。正不胜邪是疾病发生的原因。在疾病发展变化的过程中，正邪斗争的状态决定着疾病的转归和预后。如果正气渐充，能够战胜邪气，疾病就会好转以至痊愈；如果正气和邪气相持不下，疾病就会迁延难愈，病情时好时坏，症状时轻时重；如果正气不敌邪气，邪气就会进一步破坏机体，最后导致生命停止。我们把它称为疾病发展变化的三个阶段。由于个人体质不同，以及环境、气候、治疗等多种因素的影响，疾病的发展变化并不按照这 3 个阶段顺次传变，因而表现出复杂多样。阴阳失调病机着重从机体阴阳失调来解释疾病现象。它认为疾病发生的条件是由于机体阴阳失调。由于致病因素的作用，机体的阴阳失去平衡，故而产生疾病。在疾病发展变化过程中，阴阳失调的状态又决定了疾病的转归预后。疾病之初多表现出阴阳的偏盛偏衰，中后期阴阳互损，阴阳虚损到一定程度，出现阴阳格拒，这提示出阴阳之间的关系开始难以维持了，病情已经进入危重阶段，如果再进一步发展，阴阳相离决，出现阴阳亡脱，生命就宣告结束。阴阳、正邪病机都是从一般层面来论说疾病发生发展变化机制。人体是由脏腑经络、气血精津液神构成的具体有形物，因而它的病机也应该是具体的。脏腑经络病机和气血精津液病机就是从具体层面来说明疾病的机制的。脏腑经络的功能失调以及气血精津液的代谢失常是疾病发生的条件。在疾病发展变化的过程中，脏腑经络的功能以及气血精津液神的衰退、亏耗、紊乱程度决定着疾病的转归预后。一般情况下，疾病初期多表现为脏腑经络功能的紊乱、气血精津液代谢失常，后期多表现为脏腑功能衰退、气血精津液的严重亏耗。中期多见两者兼而有之。

2. 指导疾病的临床诊断和治疗

《黄帝内经》说"治病必求其本"，这个"本"指的是疾病的根本。疾病的根本在哪里？病因是外来侵入人体的，它与疾病的发生发展有关系。如果仅仅把它作为疾病的根本还不够，因而疾病的发生发展与人体本身的关系更为密切。病机正是机体本身发生的与疾病相关的一切变化。因此在临床治疗过程中除了"审因论治"，将致病因素远离人体外，还得"因机辨治"，即根据机体内发生的病理变化情况进行治疗。机体内在的病理变化是通过外在的疾病症象来体现出来的。疾病的诊断就是要通过疾病的症象来推测机体内发生的病理变化。通过这个病理变化，中医概括出一个证。临床所讲的辨证论治实际上就是根据病机论治。中医根据阴阳病机，提出阴阳辨证，并确立了从阴阳两方面论治的原则方法。如某患者出现恶寒、身冷、肢厥、但欲寐、脉微细，辨证为阳虚，治疗原则是温补阳气。患者见口咽干、五心烦热、手足汗出、盗汗、脉细数，辨证属阴虚，治疗原则为滋补阴液。此外，中医根据邪正病机、脏腑经络病机、气血精津液病机创立了六经辨证、八纲辨证、脏腑辨证、经络辨证、三焦辨证、卫气营血辨证、气血辨证等。并且提出了很多治疗原则和方法。如扶正祛邪、调和经络、平衡脏腑等原则，汗、吐、下、和、温、清、消、补八种具体常见的治法。

3. 认识方药的功用

药物是治疗疾病的重要手段。临床上通过辨证论治，证明证和方药之间应该是有关联的。在前面我们讲过，在中药典籍里药物的功用记载里常常都会出现阴阳、邪正、各脏腑经络组织以及气血精津液神的相关表述。这些表述所描述的内容与病机都有密切关系。如生地黄清热滋阴，附子温阳，麻黄、桂枝祛风寒，车前子利湿，西瓜翠衣清暑热，天花粉清热生津润燥，白芍养肝柔肝，当归养血活血，人参益气生津，杏仁宣肺，苏子降肺，柴胡疏肝，白术健脾祛湿等。正是因为这些药物的功用与病机存在对应关系，因此把这些药组合在一起，就可以针对不同的病机进行治疗。如风寒之邪犯肺，导致肺气失宣，症见恶寒、无汗、身痛、脉浮紧，辨证属风寒犯肺，治疗上当祛风散寒、宣肺解表，可选用麻黄、杏仁、桂枝、甘草配在一起使用。其实，每一味药的功用都对应一个病机，由于临床疾病的病机比较复杂，因而需要把药物组合在一起以针对实际病机进行治疗。

第五节　中医体质学说

中医体质学说是以中医理论为指导，研究正常人体体质特点、规律及其对疾病发生、发展、演变的影响，并以此指导疾病诊断和防治的一门科学知识。

一、体质的概念

体质是指人类个体在生命过程中，通过先天遗传和后天获得，表现在形态结构、生理功能和心理活动方面相对稳定的特性。在生理上，它表现为功能、代谢以及对外界刺激反应等方面的个体差异；在病理上，它表现为对某些病因和疾病的易感性或易患性，以及产生病变的类型与疾病传变转归中的某种倾向性。

二、体质的构成要素

传统中医认为，神由形而生，依附于形而存在。反过来，神是形的功能表现和主宰。因此，形壮则神旺，形衰则神衰。中医的体质包括了形、神两方面的内涵，二者相互依存，相互影响，共同维系着人体生命活动。具体来讲，其构成要素包括三个方面：形态结构差异、生理功能差异、心理特征差异。

（一）形态结构差异性

形态结构特征包括体格、体型、体重、性征、体姿、面色、毛发、舌象、脉象等方面。体格是指反映人体生长发育水平、营养状况和锻炼程度的状态。一般通过观察和测量身体各部分的大小、形状、匀称程度，以及体重、胸围、肩宽、骨盆宽度和皮肤与皮下软组织情况来判断。体型是指身体各部位大小比例的形态特征，又称身体类型，是衡量体格的重要指标。

（二）生理功能差异性

人体的生理功能是其内部形态结构完整性、协调性的反映，也是脏腑经络及精气血津液功能的体现，反映了脏腑功能的盛衰偏颇，包括人体消化、呼吸、血液循环、水液代谢、生长发育、生殖、感觉运动、精神意识思维等方面。

（三）心理特征差异性

心理特征是指客观事物在大脑中的反映，它是感觉、知觉、情感、记忆、思维、性格、能力等的总称。中医认为，脏腑的功能活动总是表现为某种特定的情感、情绪反应与认知活动。由于人体脏腑精气及其功能各有所别，故个体所表现的情志活动也有差异。人的心理特征不仅与形态、功能有关，而且与不同个体的生活经历以及所处的社会文化环境有着密切的联系。在体质构成因素中，结构、功能、心理之间有着密切的关系，心理因素是体质概念中不可缺少的内容。心理特征的差异性主要表现为人格、气质、性格等方面的差异。

三、健康的标志

健康就是人体在形态结构、生理功能和精神心理方面的最佳结合状态。健康的标志主要包括：

（1）身体发育良好，体格健壮，体形匀称，体重适当。

（2）面色红润，双目有神，须发润泽，肌肉皮肤有弹性。

（3）声音洪亮有力，牙齿清洁坚固，双耳聪敏，脉象和缓均匀，睡眠良好，二便正常。

（4）动作灵活，有较强的运动与劳动等身体活动能力。

（5）精力充沛，情绪乐观，感觉灵敏，意志坚强。

（6）处事态度积极、镇定、有主见，富有理性和创造性。

（7）应变能力强，能适应各种环境，有较强的抗干扰、抗不良刺激和抗病的能力。

四、体质的分类

《中医体质分类与判定》标准已经正式发布，该标准是中国第一部指导和规范中医体质研究及应用的文件，旨在为体质辨识及与中医体质相关疾病的防治、养生保健、健康管理提供依据，使体质分类科学化、规范化。该标准将体质分为平和质、气虚质、阳虚质、阴虚质、痰湿质、湿热质、血瘀质、气郁质、特禀质 9 个类型。

（一）平和质

总体特征：阴阳气血调和，以体态适中、面色红润、精力充沛等为主。

形体特征：体形匀称健壮。

常见表现：面色、肤色润泽，头发稠密有光泽，目光有神，鼻色明润，嗅觉通利，唇色红润，不易疲劳，精力充沛，耐受寒热，睡眠良好，胃纳佳，二便正常，舌色淡红，苔薄白，脉和缓有力。

心理特征：性格随和开朗。

发病倾向：平素患病较少。

对外界环境适应能力：对自然环境和社会环境适应能力较强。

（二）气虚质

总体特征：元气不足，以疲乏、气短、自汗等气虚表现为主。

形体特征：肌肉松软不实。

常见表现：平素语音低弱，气短懒言，容易疲乏，精神不振，易出汗，舌淡红，舌边有齿痕，脉弱。

心理特征：性格内向，不喜冒险。

发病倾向：易患感冒、内脏下垂等病；病后康复缓慢。

对外界环境适应能力：不耐受风、寒、暑、湿邪。

（三）阳虚质

总体特征：阳气不足，以畏寒怕冷、手足不温等虚寒表现为主。

形体特征：肌肉松软不实。

常见表现：平素畏冷，手足不温，喜热饮食，精神不振，舌淡胖嫩，脉沉迟。

心理特征：性格多沉静、内向。

发病倾向：易患痰饮、肿胀、泄泻等病；感邪易从寒化。

对外界环境适应能力：耐夏不耐冬；易感风、寒、湿邪。

（四）阴虚质

总体特征：阴液亏少，以口燥咽干、手足心热等虚热表现为主。

形体特征:体形偏瘦。

常见表现:手足心热,口燥咽干,鼻微干,喜冷饮,大便干燥,舌红少津,脉细数。

心理特征:性情急躁,外向好动,活泼。

发病倾向:易患虚劳、失精、不寐等病;感邪易从热化。

对外界环境适应能力:耐冬不耐夏;不耐受暑、热、燥邪。

(五)痰湿质

总体特征:痰湿凝聚,以形体肥胖、腹部肥满、口黏苔腻等表现为主。

形体特征:体形肥胖,腹部肥满松软。

常见表现:面部皮肤油脂较多,多汗且黏,胸闷,痰多,口黏腻或甜,喜食肥甘甜黏,苔腻,脉滑。

心理特征:性格偏温和、稳重,多善于忍耐。

发病倾向:易患消渴、中风、胸痹等病。

对外界环境适应能力:对梅雨季节及湿重环境适应能力差。

(六)湿热质

总体特征:湿热内蕴,以面垢油光、口苦、苔黄腻等表现为主。

形体特征:形体中等或偏瘦。

常见表现:面垢油光,易生痤疮,口苦口干,身重困倦,大便黏滞不畅或燥结,小便短黄,男性易阴囊潮湿,女性易带下增多,舌质偏红,苔黄腻,脉滑数。

心理特征:容易心烦急躁。

发病倾向:易患疮疖、黄疸、热淋等病。

对外界环境适应能力:对夏末秋初湿热气候,湿重或气温偏高环境较难适应。

(七)血瘀质

总体特征:血行不畅,以肤色晦暗、舌质紫暗等血瘀表现为主。

形体特征:胖瘦均见。

常见表现:肤色晦暗,色素沉着,容易出现瘀斑,口唇黯淡,舌黯或有瘀点,舌下络脉紫黯或增粗,脉涩。

心理特征：易烦，健忘。

发病倾向：易患癥瘕及痛证、血证等。

对外界环境适应能力：不耐受寒邪。

（八）气郁质

总体特征：气机郁滞，以神情抑郁、忧虑脆弱等气郁表现为主。

形体特征：形体瘦者为多。

常见表现：神情抑郁，情感脆弱，烦闷不乐，舌淡红，苔薄白，脉弦。

心理特征：性格内向不稳定、敏感多虑。

发病倾向：易患脏躁、梅核气、百合病及郁证等。

对外界环境适应能力：对精神刺激适应能力较差；不适应阴雨天气。

（九）特禀质

总体特征：先天失常，以生理缺陷、过敏反应等为主。

形体特征：过敏体质者一般无特殊；先天禀赋异常者或有畸形，或有生理缺陷。

常见表现：过敏体质者常见哮喘、风团、咽痒、鼻塞、喷嚏等；患遗传性疾病者有垂直遗传、先天性、家族性特征；患胎传性疾病者具有母体影响胎儿个体生长发育及相关疾病特征。

心理特征：随禀质不同情况各异。

发病倾向：过敏体质者易患哮喘、荨麻疹、花粉症及药物过敏等；遗传性疾病如血友病、先天愚型等；胎传性疾病如五迟（立迟、行迟、发迟、齿迟和语迟）、五软（头软、项软、手足软、肌肉软、口软）、解颅、胎惊等。

对外界环境适应能力：适应能力差，如过敏体质者对易致过敏季节适应能力差，易引发宿疾。

五、中医体质学说的应用

（一）说明个体对疾病的易感性

体质因素决定着个体对某些病邪的易感性、耐受性。一般而言，偏阳质者易感受风、暑、热之邪而耐寒。感受风邪易伤肺脏；感受暑热之邪易伤肺胃及肝肾之阴气。偏阴质者易感受寒湿之邪而耐热，感受寒邪后亦易入里，常伤脾肾之阳气；感受湿邪最易困遏脾阳，外湿引动内湿而为泄为肿等。小儿气血未充，稚阴稚阳之体，常易感受外邪或因饮食所伤而发病。体质因素还决定着发病的倾向性。脏腑组织有坚脆刚柔之别，个体对某些病因的易感性不同，因而不同体质的人发病情况也各不相同。小儿脏腑娇嫩，体质未壮，易患咳喘、腹泻、食积等疾；年高之人，五脏精气多虚，体质转弱，易患痰饮、咳喘、眩晕、心悸、消渴等病；肥人或痰湿内盛者，易患中风、眩晕；瘦人或阴虚之体，易患肺痨、咳嗽诸疾；阳弱阴盛体质者易患肝郁气滞之证。脏气偏聚盈虚的改变，形成体内情感好发的潜在环境，使人对外界刺激的反应性增强，使情志症状的产生有一定的选择性和倾向性。此外，遗传性疾病、先天性疾病的发生，以及过敏体质的形成，也与个体体质密切相关。这是因为不同的种族、民族、家族长期的遗传因素和生活环境条件不同，形成了体质的差异，即对某些疾病的易感性、抗病能力和免疫反应的不同。

（二）阐释疾病发生的原理

体质强弱决定着发病与否及发病情况。一般而言，体质强壮者，正气旺盛，抗病力强，邪气难以侵入机体而致病；体质羸弱者，正气虚弱，抵抗力差，邪气易于乘虚侵入而发病。发病过程中又因体质的差异，或即时而发，或伏而后发，或时而复发，且发病后的临床证候类型也因人而异。因此，人体能否感邪而发病，主要取决于个体的体质状况。不仅外感病的发病如此，内伤杂病的发病亦与体质密切相关。对某些情志刺激，机体发病与否不仅与刺激的种类及其量、质有关，更重要的是与机体体质有关。疾病发生，还受环境（包括气候、地理、生活工作环境和社会因素）、饮食、营养、遗传、年龄、性别、情志、劳逸等多方面因素的影响，这些因素均是通过影响人体体质的状态，使机体的调节能力和适应能力下降而导致疾病的发生。

（三）解释疾病的病理变化

体质因素决定病情随体质而变化。对于素体阴虚阳亢者，功能活动相对亢奋，受邪后多从热化；素体阳虚阴盛者，功能活动相对不足，受邪后多从寒化；素体津亏血耗者，易致邪从燥化；气虚湿盛者，受邪后多从湿化。体质因素决定疾病的传变。体质强壮者，正气充足，抗邪能力强，一般不易感邪发病，即便发病，也多为正邪斗争剧烈的实证，病势虽急，但不易传变，病程也较短暂。体质虚弱者，不但易于感邪，且易深入，病情多变，易发生重证或危证；若在正虚邪退的疾病后期，精气阴阳的大量消耗，身体不易康复；若患某些慢性病，则病势较缓，病程缠绵，难以康复。另一方面是通过决定病邪的"从化"而影响传变。比如，素体阳盛阴虚者，感邪多从阳化热，疾病多向实热或虚热方面演变；素体阴盛阳虚者，则邪多从阴化寒，疾病多向实寒或虚寒方面转化。

（四）指导疾病的辨证用药

体质是辨证的基础，体质决定疾病的证候类型。首先，感受相同的致病因素或患同一种疾病，因个体体质的差异可表现出阴阳表里寒热虚实等不同的证候类型，即同病异证。比如，同样感受寒邪，素体强壮，正气可以御邪于肌表者，表现为恶寒发热、头身疼痛、苔薄白、脉浮等风寒表证；而素体阳虚，正不胜邪者，一发病就出现寒邪直中脾胃的畏寒肢冷，纳呆食减，腹痛泄泻，脉象缓弱等脾阳不足之证。又如同一地区、同一时期所发生的感冒病，由于邪气性质的不同，感邪轻重的不同和体质的差异，证候类型就有风寒、风热、风湿、风燥等的不同。可见体质是形成同病异证的决定性因素。另一方面，异病同证的产生也与体质密切相关。感受不同的病因或患不同的疾病，而体质在某些方面具有共同点时，常常可表现为相同或类似的证候类型。比如阳热体质者，感受暑、热邪气势必出现热证，但若感受风寒邪气，亦可郁而化热，表现为热性证候。泄泻、水肿病，体质相同时，都可以表现为脾肾阳虚之证。所以说，同病异证与异病同证，主要是以体质的差异为生理基础，体质是证候形成的内在基础。"同病异治"和"异病同治"是辨证论治的具体体现。由于体质的差异，同一疾病可出现病情发展、病机变化的差异，表现出不同的证候，治疗上应根据不同的情况，采取不同的治法；而不同的病因或疾病，由于患者的体质在某些方面有共同点，证候随体质而化，可出现大致相同的病机变化和证候，故可采用大致相同的方法进行治疗。根据体质特征注意针药宜忌。

一般来说，体质偏阳者宜甘寒、酸寒、咸寒、清润，忌辛热温散、苦寒沉降；体质偏阴者宜温补益火，忌苦寒泻火；素体气虚者宜补气培元，忌耗散克伐；阴阳平和质者宜视病情权衡寒热补泻，忌妄攻蛮补；痰湿质者宜健脾芳化，忌阴柔滋补；湿热质者宜清热利湿，忌滋补厚味；瘀血质者，宜疏利气血，忌固涩收敛等。

不同的体质对药物的反应不同，比如大黄泻下通便，有人服用 8g 即足以通便泻下，有人服至 20g 仅见大便转软。一般说来，体质强壮者，对药物耐受性强，剂量宜大，用药可峻猛；体质瘦弱者，对药物耐受性差，剂量宜小，药性宜平和。

体质不同，针灸治疗后的疼痛反应和得气反应有别。一般体质强壮者，对针石、火焫的耐受性强，体质弱者，耐受性差；肥胖体质者，多气血迟涩，对针刺反应迟钝，进针宜深，刺激量宜大，多用温针艾灸；瘦长体型者气血滑利，对针刺反应敏感，进针宜浅，刺激量相应宜小，少用温灸。

疾病初愈或趋向恢复时，促其康复的善后调理十分重要。调理时需多方面的措施进行配合，包括药物、食饵、精神心理和生活习惯等方面。这些措施的具体选择应用，皆须兼顾患者的体质特征。如体质偏阳者初愈，慎食狗肉、羊肉、桂圆等温热及辛辣之味；体质偏阴者大病初愈，慎食龟鳖、熟地黄等滋腻之物和五味子、诃子、乌梅等酸涩收敛之品。

（五）中医养生的参考依据

中医的养生方法，贯穿于衣食住行的各个方面，主要有顺时摄养、调摄精神、起居有常、劳逸适度、饮食调养及运动锻炼等，无论在哪一方面的调摄，都应兼顾体质特征。例如，在食疗方面，体质偏阳者，进食宜凉而忌热；体质偏寒者，进食宜温而忌寒；形体肥胖者多痰湿，食宜清淡而忌肥甘；胃酸偏多者，则不宜酸咸食品；阴虚之体，饮食宜甘润生津之品，忌肥腻厚味、辛辣燥烈之品；阳虚之体宜多食温补之品。在精神调摄方面，要根据个体体质特征，采用各种心理调节方法，以保持心理平衡，维持和增进心理健康。比如气郁质者，精神多抑郁不爽，神情多愁闷不乐，性格多孤僻内向，多愁善感，气度狭小，故应注意情感上的疏导，消解其不良情绪，以防过极。阳虚质者，精神多萎靡不振，神情偏冷漠，多自卑而缺乏勇气，应帮助其树立起生活的信心。在音乐娱心养性时，也须因个体心理特征的不同，而选择适宜的乐曲。

第二章　中医之法

第一节　诊断法

中医的诊断法包括两方面内容。一是诊查法，即尽可能全面客观收集疾病信息资料的方法，中医采用的技术手段是望、闻、问、切，俗称四诊。通过诊查我们了解了患者最感痛苦的症状体征以及兼夹病状。接下来怎么办呢？这就需要第二种方法，即判断法。医生了解病情后，需要对它进行理解和解释，弄清楚患者为何会生病，病因病机是什么。这个判断是我们后面采取治疗方案的基本依据，换句话说，这个判断一旦错了，后面的治疗就是错的。

一、诊查法

望、闻、问、切——收集疾病信息资料的方法。

（一）望诊

望诊是医生运用眼睛观察患者的神色形态、舌象、分泌物、排泄物和舌质的变化来诊察病情的方法。《灵枢·本脏》中讲的"视其外应，以知其内脏，则知所病也"，这就是对望诊的描述。望诊的内容包括全身望诊，局部望诊，望排出物（痰涎、呕吐物、二便等），望小儿指纹，望舌（舌体、舌苔）。

望诊应该在充足的自然光线下进行，在观察的时候要结合具体病情，有步骤有重点进行。一般先诊察全身情况，再局部望诊，最后望舌和分泌物。

全身望诊包括望神、色、形体、姿态四方面内容。

望神是通过观察人体的生命活动的整体表现来判断病情的方法。神的概念有广义和狭义之分别。广义的神是指人体一切生命活动的总称。狭义的神是指精神意识思维活动。中医对神的判断分为得神、少神、失神、假神4个方面。得神又称为有神，指精气神充旺，表现为神志清楚，两目精彩，呼吸平稳，语言清晰，面色荣润，肌肉结实，反应灵敏。得神说明正气未伤，即便感邪，病也较轻。少神又称为神气不足，临床表现为精神不振，两目乏神，面色少华，肌肉松弛，倦怠乏力，少气懒言，动作迟缓。少神说明正气不足，多见于疾病轻浅或恢复期患者，也可以见于体质虚弱的人。失神又称无神，指精气亏损或邪盛神乱，临床表现为精神萎靡，面色无华，两目晦暗，呼吸气微或喘促，语言错乱，形体羸瘦，动作艰难，反应迟钝，神识不清，甚则高热烦躁，神昏谵语。失神说明正气大伤，生命功能严重衰减，多见于久病、重病。假神指危重患者出现精神暂时"好转"的虚假表现。临床表现为久病重病，本已失神，突然神志清醒，目光转亮而浮光外露，言语不休，语声清亮，欲见饮食，想见亲人，面色无华而两颧泛红如妆。常常表现为局部好转与整体病情恶化不相符的特点。假神提示脏腑精气极度衰竭，疾病危重，古人比作"回光返照""残灯复明"。

望色是指医生通过观察皮肤的色泽变化以了解病情的方法。面色有正常面色和疾病面色之分。常色又有主色和客色的不同。主色是终生不变的色泽，客色是因季节气候、生活运动及工作环境等不同因素影响所表现的短暂性的色泽改变。我国健康人的面色为红黄隐隐，明润含蓄。疾病面色是指人体在疾病状态时的面部颜色和光泽。通常将它分为青、赤、黄、白、黑5种。青色主寒证、疼痛、瘀血和惊风。赤色主热证和戴阳证。黄色主脾虚和湿证。白色主虚证、寒证、脱血、夺气。黑色主肾虚、寒证、痛证、水饮和瘀血。

望形态是指观察患者的形体及活动状态来诊察疾病的一种方法。它包括望形体和望姿态。望形体是通过观察形体的强弱胖瘦来推测人体脏腑气血阴阳的盛衰，从而帮助诊断和判断预后。例如，就胖瘦来说，金元医家提出"肥人多湿，瘦人多火"。就浮肿而论，面浮肿、腹胀、下肢肿胀为水肿，为肺、脾、肾及三焦功能失常，水湿内停；单腹胀大，四肢反瘦，腹部青筋暴露，为肝脾肾虚，气滞血瘀水停。望姿态是观察患者的动静姿态和肢体的异常动作。例如，仰卧伸足多属热，蜷卧加被多属寒。坐而仰首，咳喘痰多，属于肺实；坐而俯首，气短懒言，属于肺虚；但卧不得坐，坐则眩晕，多属气血亏损；但坐不得卧，卧则气逆，多为咳喘肺胀或水饮。

局部望诊包括望头面、五官、躯体、四肢、皮肤。

望头面通常指观察小儿囟门、头部外形大小及运动，还有头发的状态。例如，头发稀落枯黄，为精血不足；若见斑秃，多为血虚受风；头皮发痒、多屑、多脂，为血热化燥；小儿发结如穗，多为疳积。

　　望五官包括观察眼、耳、口、鼻、齿龈、咽喉。中医认为，五脏六腑的精气都会上注于目，所以观察眼睛就能了解五脏六腑的状态。中医眼科就有五轮学说，把眼睛的各部位对应于脏腑。例如，就望目来说，目赤红肿，多属风热或肝火；白睛发黄为黄疸；眼睑淡白，属气血不足；眼睑浮肿，多为水肿；眼窝凹陷多为伤津脱液；小儿昏睡露睛，多为脾虚；两目上视、斜视、直视，多为肝风内动。就望耳来说，耳廓厚大，说明肾气充足；耳廓瘦薄，说明肾气不足；耳轮干枯萎缩，多为肾精耗竭，病情危重；耳轮干枯焦黑，多为肾精亏极；耳中疼痛流脓，多为肝胆湿热；耳轮皮肤甲错，见于血瘀日久的患者。就望鼻来说，它主要反映肺和脾胃情况。鼻端色青，多见阴寒腹痛；鼻端色白，多属气血亏损或失血；鼻端色赤，多见肺脾蕴热；鼻端色微黑，多见肾虚水停；鼻端晦暗枯槁，为胃气已衰，病情危重；鼻塞清涕为感受风寒；鼻塞浊涕为感受风热；久流稠黄浊涕，香臭不分为鼻渊；鼻翼扇动，发病急骤为风热痰火或实热壅肺；鼻梁溃陷可见于梅毒。就望口唇来说，它主要反映脾胃情况。口唇淡白，为血亏，可见于大失血；口唇淡红多属于血虚或气血双虚、体弱之人；口唇深红为实热；口唇红如樱桃色为煤气中毒；口唇色青为气滞血瘀；口角流涎多属脾虚湿盛，或胃中有热，或中风；口糜色白如苔藓，拭去白膜则色红刺痛，多由于阳旺阴虚或脾经湿热内郁；口疮是口内唇边生白色小疱，溃烂后红肿疼痛，由心、脾二经积热所致。就望齿龈来说，它主要反映肾和胃的情况。牙齿干燥无光泽，为阴液已伤；牙齿如枯骨，为肾阴枯竭；齿龈色淡白为血虚；牙龈肿痛为胃火上炎；牙关咬紧难开，为风痰阻络，或热盛动风；睡中啮齿为内热或食积。咽喉为肺胃之门户，望咽喉主要反映肺胃和肾的情况。咽喉肿胀而痛，甚则溃烂或有黄白色脓点，为乳蛾，多为肺胃热毒壅盛；若红色娇嫩，肿痛不甚，多为肾水不足，阴虚火旺；若咽喉漫肿，颜色淡红，多为痰湿凝聚；咽喉见灰白点膜，迅速扩大，剥落则出血，见于白喉。

　　望皮肤主要观察皮肤的外形变化以及斑疹、痘疮、痈疽、疔疖等情况。就望外形来说，全身皮肤肿胀，按之有凹痕，为水肿；若头面四肢不肿，只是腹部鼓胀有振水声，或兼见皮肤有血痣者，多为鼓胀；皮肤干瘪枯槁，为津液耗伤；皮肤、面目皆黄为黄疸；小儿骨弱肌瘦，皮肤松弛多为疳积；皮肤甲错为瘀血内阻。就望斑疹来说，一般认为斑为阳明热毒，疹为太阴风热。如果斑疹色红润泽，分布均匀，疏密适中，松浮于皮面为顺证，预后良好；如果斑疹色紫红稠密而紧束有根，压之不易褪色，若色如鸡冠为逆证，预后不良。对于皮肤上所生的疮痈疔疖，若局部红肿热痛者，为热毒结聚；若局部不红不肿不痛者，为寒痰结聚。

　　望排泄物主要是指通过观察患者分泌物和排泄物的色、形、质、量的变化来诊察患者。排泄物包括痰涎、呕吐物、大小便、鼻涕、眼泪、月经等。一般来说，排泄物色淡或白、质地稀薄，多为虚寒证；排泄物色深黄赤、质地稠黏者，多为实热证；排泄物颜色晦暗或色黑挟块，多为瘀血证。

　　对于 3 岁以内小儿来说，通常需要观察其食指指纹。其临床意义可以概括为纹色定寒热、淡滞定虚实、浮沉分表里、三关测轻重。按照部位，小儿食指指纹可以分为风、气、命三关。食指第一节为风关，第二节为气关，第三节为命关。正常指纹为红黄相兼，隐现于食指风关之内。具体来说，纹色红紫多为热证，青色主惊风或疼痛，淡白色多为虚证。颜色浅淡为虚证，颜色浓滞为实证。指纹浮显多为表证，指纹深沉多为里证。指纹如果突破风关，显露到气关，甚至到了命关，说明病情逐渐加重，如果指纹直达食指指端，称为"透关射甲"，多为病情危重之象。

　　望舌是中医望诊中很重要的一个内容。人体各脏腑通过经络与舌建立联系，尤以心和脾胃联系最密切。中医认为，舌有脏腑分属，即舌尖属于上焦心肺，舌中属于中焦脾胃，舌根属于下焦肾，舌两边属于肝胆。我们在望舌时要注意在充足的自然光线下进行，要告知患者自然伸舌，不要太过用力，医生从舌尖开始顺次观察，先看舌苔，再看舌质。正常舌体柔软灵活，淡红润泽，胖瘦适中，舌面上附有一层薄薄的颗粒均匀、干湿适中的白色苔。当疾病发生时，人体各脏腑经络气血会发生寒热虚实之变化，因此从舌质舌苔上就会有所反映。

　　望舌质主要观察舌体的颜色和形态。就望舌色而言，常见有淡白舌、红舌、绛舌、青紫舌 4 种。淡白舌主虚证、寒证。多为阳气虚衰或气血不足。若舌淡白胖嫩，多为阳虚寒凝；若舌淡白瘦薄，多为气血两虚。红舌较正常舌颜色深，甚者呈鲜红色，主热证，有虚实之分。如果舌色鲜红起芒刺或兼黄厚苔，多为实热证；如果舌色鲜红少苔或有裂纹或舌红无苔，属虚热证；

舌尖红为心火亢盛；舌边红为肝胆火旺。绛舌主邪热侵入心营或阴虚火旺。外感病见舌红绛或有红点芒刺，为温病热入营血；内伤杂病若见舌绛少苔或无苔，有裂纹，多为阴虚火旺。青紫色主寒证、热证、瘀血证。若舌绛紫干枯少津，为热盛伤津，气血壅滞。若舌淡紫或青紫湿润，多为寒凝血瘀；若舌面或舌边见紫色斑点、斑块，为血瘀之象。舌形指舌体形状。就望舌形来说，内容包括老嫩、胖瘦、点刺、裂纹、齿痕、光滑等。舌之老嫩可辨虚实。舌质粗糙，坚敛苍老，主实、热证，多见于热病；若舌细腻，浮胖娇嫩，或边有齿痕，主虚、寒证，多见于疾病后期。舌体胖大，主水湿痰饮。若舌淡白胖嫩，苔白水滑，多为脾肾阳虚，水湿停留；若舌胖大红绛，苔黄厚腻，多为脾胃湿热，痰浊停滞。舌体瘦小主气血津液亏少。若舌瘦小淡红而嫩为心脾两虚，气血不足；若舌瘦薄、色绛而干，多为阴虚火盛。舌上点刺指舌面有突起星点和芒刺，抚摸碍手。点刺舌主邪热亢盛。如果舌色红而干为热入营血；舌紫绛而干，为热盛伤阴；舌边芒刺为肝胆火盛；舌中芒刺，为胃肠热盛；舌尖芒刺为心火上炎。舌面有裂纹多主阴液耗伤。如果舌质红绛少苔燥裂，为热盛阴伤；舌淡红而嫩、有裂纹，多为肾阴不足或血虚阴亏；舌生裂纹细碎常见于老年阴虚。舌边有齿痕，常与胖大舌伴见，多主气虚或脾虚。舌质淡红胖嫩，边有齿痕，多为脾虚；如果舌淡白，苔白湿润而有齿痕，常为寒湿困脾。舌面光滑指无苔而言，常称作镜面舌，主胃气阴大伤。如果舌淡白而光滑，为脾胃损伤；如果舌红绛而光滑，为肾阴枯槁，阴虚火旺。

望舌态指观察舌体运动时的状态。其内容包括痿软、强硬、震颤、㖞斜、短缩、吐弄。痿软舌指舌体痿软无力，伸卷不灵，主气血俱虚、热灼津伤、阴亏较重。久病舌淡而痿，多属气血虚极；新病舌干红而瘦，是热灼津伤；久病舌痿软色绛，舌光无苔为肝肾阴液枯竭。

强硬舌指舌体板硬强直，活动不利，言语不清，多主热入心包、高热伤津、中风或者中风先兆。舌强而干，舌色红绛多为热入心包，灼伤津液；舌体强硬而舌苔厚腻，多见于风痰阻络；舌强语謇，口眼㖞斜，半身不遂者，多为中风；突然舌强语言謇涩，常伴肢体麻木、眩晕者多为中风先兆。震颤指舌体颤动不能自主，主热极生风、虚风内动。舌色红绛，震颤明显，多为热极生风；久病见舌色淡白，蠕蠕微动，多为气血阴阳虚损，虚风内动。㖞斜指舌体伸出时，舌尖向左或向右偏斜，主中风。多为肝风夹痰，或痰瘀阻滞经络而致。短缩指舌体短缩，不能伸出，主热盛伤津动风、寒凝筋脉、痰浊内阻、气血俱虚，为危重证之征象。舌短缩而赤干，属热极伤阴动风；舌短缩而淡白或青紫而湿润，是阳气暴脱，寒凝经脉；舌胖黏腻而短缩多为痰浊内阻；舌短缩而淡白胖嫩，为气血俱虚。吐弄指舌体伸出，久不回缩为吐舌；舌体反复伸出舔唇，旋即缩回为弄舌。吐舌为疫毒攻心，心脾有热，或久病正气已绝；小儿弄舌多是惊风先兆；先天不足，智力低下者，也可见弄舌。

　　望舌苔主要观察苔色和苔质的变化。就望苔色来说，苔色一般分为白苔、黄苔、灰苔、黑苔四种颜色变化；其次是望苔质，也分为厚薄、润燥、腐腻、剥脱四种情形。白苔多主表证、寒证、湿证。苔薄白为病邪在表，病情轻浅；苔白而厚，主湿浊内盛，或寒湿痰饮；苔白滑腻多为痰湿；若舌苔白如积粉，舌质红赤，则主湿遏热伏，或瘟疫初起；苔白爆裂，可见于湿温病邪热炽盛，暴伤津液。黄苔多主里证、热证。黄色越深，热邪越重。薄黄苔常为风热在表；舌苔黄滑，舌淡胖腻，多为阳虚水湿不化；苔黄厚滑，多为湿热积滞；苔黄黏腻，为脾胃湿热或痰湿食滞；老黄焦裂或有芒刺，为里热盛极，耗伤气阴。灰苔为浅黑色的舌苔。多主痰湿，里证。舌苔灰而润滑，为寒湿内阻或痰饮内停；舌苔灰而干燥，舌质红绛，为热炽津伤或阴虚火旺。黑苔主里证，多见于病情较重者。苔黑干焦而舌红，多为实热内炽；苔黑燥裂，舌绛芒刺，为热极津枯；苔薄黑润滑，多为阳虚或寒盛；苔黑生刺，舌中黑燥或黑刺，可见于阳明腑实证；苔黑坚敛而起刺者，多为津枯液涸。望舌质主要观察舌的厚薄、润燥、腐腻、剥脱等变化。就厚薄来说，如果透过舌苔能够隐隐约约看到舌质为薄舌，如果看不见舌质则为厚舌。苔质的厚薄可以反映病邪的浅深和轻重。苔薄说明邪气在表，病轻邪浅；苔厚说明邪气入脏腑，病情较深重。如果苔质由薄变厚，说明病势渐增；如果苔质由厚变薄，说明机体正气渐复。就润燥来说，舌苔润燥反映津液的存亡。苔润表示津液未伤；若苔上水滴欲出为滑苔，多为脾虚湿盛或阳虚水泛。苔燥多为津液耗伤，或热盛伤津，或阴液亏虚。舌苔腻腐主要反映中焦湿浊及胃气的盛衰情况。如果舌苔颗粒粗大，苔厚疏松，状如豆腐渣，边中皆厚，易于刮脱，称为腐苔，多因实热蒸化脾胃湿浊所致。如果舌苔颗粒细小，致密而黏，中厚边薄，刮之不脱称为腻苔，多为湿浊内蕴，阳气郁遏所致。如果舌苔厚腻舌黄，为湿热或痰热；如果舌苔滑腻色白，多为寒湿。剥苔主要反映胃气、胃阴的存亡，判断疾病的预后。如果舌苔全部退去，不再复生，以致舌面光洁如镜，为光剥苔，又称为"镜面舌"，多为胃阴枯竭，胃气将绝；如果舌苔剥落不全，剥脱处光滑无苔，余处斑驳，尚残存舌苔，界限分明，为花剥苔；若脱落面积较大，界限清楚，形似地图，称为"地图舌"；若剥脱处并不光滑，似有新生颗粒，为"类剥苔"；花剥苔和地图舌主胃的气阴两伤，类剥苔主久病气血亏虚。

（二）闻诊

闻诊包括听声音和嗅气味。听声音是指医生以听觉对患者的声音、语言、呼吸及各种异常声音进行辨别的方法。就声音来讲，声音分重浊而粗，高亢洪亮，多为实证和热证；声音轻清，细小轻清，细小低弱，静默懒言，多为虚证和寒证；声音重浊，或声音嘶哑，见于新病骤起，多为外感风寒或风热犯肺，见于形体弱者，多肺肾阴亏，或虚劳之证；神志昏蒙、鼾声作响，多见于中风证。就语言而言，分为谵语、郑声、独语、狂言、言謇。谵语指神志不清，语无伦次，语意数变，声音高亢，多为热扰心神之实证。郑声指神志不清，声音细微，语多重复，时断时续，为心气大伤，精神散乱之虚证；独语指喃喃自语，喋喋不休，逢人则止，属心气不足之虚证；或痰气郁结，清窍阻蔽所致，多见于癫证；狂言指精神错乱，语无伦次，不避亲疏，为痰火扰心，多见于狂证；言謇指舌强言謇，言语不清，多见于中风症。就呼吸而言，可分为气喘、呼吸、哮、短气、少气。呼吸指呼吸声高气粗而促，多为实证和热证；声低气微而慢，多为虚证和寒证；气喘指呼吸急促，甚则鼻翼扇动，张口抬肩，难以平卧。实喘者，发作较急，胸满声高而气粗，呼出为快，多为病邪壅塞肺气；虚喘者，来势较缓，呼吸喘促，气怯声低，吸少呼多，吸入为快，动则喘甚，为肾虚不纳气或肺气虚衰；哮指呼吸时，厚重有水鸡鸣样声音。多因宿痰内伏，复感外邪，或因久居寒湿之地，或过食酸咸生冷所诱发，反复难愈。短气指呼吸气急而短促，数而不能接续，似喘而不抬肩，呼吸虽急而无痰声的症状。虚证短气兼有形瘦神疲，声低息微等，多因体质素弱或元气大虚所致；实证短气常兼有呼吸声粗，或胸部窒闷，或胸腹胀满等，多因痰饮；胃肠积滞，或气滞或瘀阻所致。少气又称气微，指呼吸微弱虚怯声低，气少不足以息，言语无力的症状，属诸虚劳损证，多为内伤久病体虚或肺肾气虚所致。咳嗽指有声无痰为咳，有痰无声为嗽，有痰有声为咳嗽。暴咳声哑为肺实，咳声低弱而少气或久咳音，多为虚证；外感病多咳声重浊。呕吐，有声无物为呕，有物无声为吐，有声有物自口而出为呕吐。虚证或寒证，呕吐来势徐缓，呕声低微无力；实证或热证，呕吐来势较猛，响亮有力。呃逆，气逆于上，自咽喉而出，出声短而频，不能自主，俗称"打呃"，是胃气上逆所致。虚寒者，呃声低沉而长，气弱无力；实热者，呃声频发，高亢而短，响而有力；新病呃逆，声响有力，多因邪客于胃；久病呃逆不绝，声低气怯，多为胃气衰败征兆。嗳气是自觉气从胃直上冲喉咙发出的声音，其声长而缓，也是胃气上逆的表现。饱食之后，偶有嗳气，并非病态。若嗳气响亮，频频而作，且嗳气后腹胀得减者，多为肝气犯胃之证，常伴随情志变化而增减；若嗳气酸腐，伴胸脘胀满者，多为食滞内停；若嗳气低沉，食欲不振者，多为脾胃虚弱，常见于久病之人或老年人。

嗅气味则是医生以嗅觉来诊察患者体内所发生的各种气味以及分泌物、排泄物的气味进行辨别的方法。嗅气味包括嗅病体之气和嗅病室之气。邪毒可使人体脏腑、气血、津液受腐，产生败气，继而从体窍和排泄物发出臭气。病体之气，主要有患者的口气、汗气、鼻臭、身臭以及排泄物之气味；病室之气，是病体本身或排泄物之气味。一般认为，凡有气味酸腐臭秽者，多属实热证；而无臭或略有腥气者，多属虚寒证。据此可辨脏腑气血的寒热虚实以及邪气所在。

（三）问诊

问诊是医生通过对患者或家属进行有目的询问，从而了解疾病的发生、发展及治疗经过、现在症状与疾病相关的情况，以诊察疾病的方法。问诊时首先要问清患者的一般情况、主诉、现病史、既往史、个人生活史、家族史等，更需要围绕主诉重点询问现在证候。一般情况包括患者的姓名、年龄、性别、婚否、民族、职业、籍贯、现住址等。个人生活史包括患者的生活经历、饮食嗜好、劳逸起居等。家族史指患者直系亲属健康情况和曾经患过的主要疾病。既往史是指患者既往健康情况和曾经患过的主要疾病。主诉是指患者就诊时陈述的最主要的症状或体征以及持续的时间。现病史是指此次疾病发生发展治疗的全过程，应从发病情况、病变过程、诊治经过 3 个方面进行询问。现病史问诊涉及的范围较为广泛，一般认为《十问歌》概括的内容比较全面，其具体内容为："一问寒热二问汗，三问头身四问便，五问饮食六胸腹，七聋八渴俱当辨，九问旧病十问因，再兼服药参机变，妇女尤必问经期，迟速闭崩皆可见。再添片语告儿科，天花麻疹全占验。"

问寒热包括恶寒发热、但寒不热、但热不寒、寒热往来。就恶寒发热来说，恶寒是患者有寒冷的感觉，虽覆被加衣近火取暖仍不能解其寒；发热是指患者全身或局部有发热的感觉。恶寒发热指恶寒与发热同时出现，多为外感病的初期，病邪在表。若恶寒重发热轻，为外感风寒；若发热重恶寒轻，为外感风热。就但寒不热来说，凡患者身感怕冷，添衣覆被或近火取暖而寒冷不能缓解，常称为畏寒。患者只觉畏寒而不发热者，称为但寒不热，多为里寒证，为阳气不足，不能温煦肌表所致，临床常常伴见面色苍白、肢冷蜷卧等证。新病畏寒，多为寒邪直中脏腑，损伤阳气；久病畏寒多为脾肾阳气虚衰。就但热不寒来说，它是指患者不恶寒，只是恶热或发热，临床上常见壮热、潮热、低热 3 种形式。壮热指患者高热不退，体温超过 39℃以上，不恶寒，反恶热，多因为里热炽盛，蒸腾于外所致，常常伴有口渴、大汗、脉洪大等症状。潮热指患者定时发热或发热加重，如同潮水发作有定时。因为引发潮热的机制不同，所以临床上有阴虚潮热、湿温潮热、阳明潮热之分别。阴虚潮热临床表现为每当午后或入夜即发低热，并且以五心烦热为特征，甚至有热自深层向外透发的感觉，故常称为骨蒸潮热，临床还兼见盗汗、颧红、口咽干燥、舌红少津等症。湿温潮热以午后热甚、身热不扬为特征，身热不扬是指用手初扪之不觉很热，扪之稍久则觉得灼手，多伴有胸闷、呕恶、头身困重、便溏、苔腻等症。其病位在脾胃，因湿遏热伏，热难透达所致。阳明潮热表现为常常在下午 3~5 点（申时）阳明经气旺时发热加重，多由于胃肠燥热内结所致，兼见腹满、便秘。低热指微热，通常发热时间较长，而且热仅较正常体温稍高，临床多见阴虚、气虚。寒热往来指恶寒与发热交替而发，为正邪交争于半表半里、互为进退之象，可见于少阳病和疟疾。寒热往来，法有定时，多为疟疾；寒热往来，发无定时，多见于少阳病。

问汗主要包括诊察有否汗出、部位、时间、性质、多少等。临床上辨汗要分表里。表实证无汗，多为外感风寒；表虚证有汗，为外感风邪或外感风热。里证汗出临床表现多样。汗出不已，动则加重者自汗，多因阳气虚损，卫阳不固；睡时汗出，醒则汗止者为盗汗，多属阴虚内热；身大热而汗出，多为里热炽盛，迫津外泄；汗出热退，脉静身凉为邪去正复的吉兆；汗出身热，烦躁不安，脉来急促为邪盛正衰之危候。如果仅见头部或头项部汗出较多者，谓之头汗，或称为但头汗出，多为上焦热盛，迫津外泄，或中焦湿热，逼津上越，或头额冷汗不止，脉微欲绝，为浮阳上越，津随阳泄；身体一半出汗，另一半无汗，或见于左侧，或见于右侧，或见于上半身，或见于下半身，多因风痰或瘀痰阻滞经络，营卫气血运行不通利所致。

问疼痛包括疼痛的性质和部位。疼痛的病机有不荣则痛和不通则痛，临床表现多样，常见疼痛有胀痛、刺痛、走窜通、冷痛、灼痛、绞痛、隐痛、重痛、掣痛、空痛、酸痛。胀痛指疼痛且有发胀感，多为气滞所致。刺痛指疼痛如针刺一样，多为血瘀导致。走窜痛指痛处游走不定，多为气滞或行痹。冷痛指疼痛伴随冷感，得热痛减，有感受寒邪和阳虚寒凝之分别。灼痛指疼痛伴见灼热感，且喜冷恶热，多为感受火热邪气或阴虚火旺。绞痛指疼痛如同刀绞一般，可见于瘀血、蛔虫、结石等引起的疾病。隐痛指疼痛不甚剧烈，绵绵不休，多为气血不足所致。重痛指疼痛伴见沉重感，多为湿邪困阻气机所致。掣痛指抽掣牵扯而痛，也称隐痛、彻痛，多为血虚、寒凝经脉所致。空痛指疼痛有空虚之感，多为气血不足所致。酸痛指疼痛有酸楚感，多为肾虚失养或湿邪困阻。总而言之，就疼痛性质来说，新病疼痛一般比较剧烈，持续不减，痛而拒按，多为实证；久病疼痛隐隐发作，时发时止，痛而喜按，多为虚证。疼痛喜温或得热痛减，属寒证；疼痛喜冷或得热加重，属热证。就疼痛部位来说，有头痛、胸痛、胁痛、脘腹痛、腰痛、四肢痛。以头痛而论，不同部位反映出病邪所在经脉。头痛连项，病在太阳经；前额或眉棱骨痛，病在阳明经；两侧太阳穴或颞侧痛，病在少阳经；头痛而重，腹满自汗出，病在太阴经；头痛连牙齿，指甲微青，病在少阴经；痛在颠顶，牵引头角，干呕吐清稀涎沫，病在厥阴经。胸痛多为心肺病变；胁痛多与肝胆有关；脘腹痛病多在脾胃；腰痛病在肾。四肢痛多为痹证，疼痛游走为行痹，冷痛为寒痹，痛而沉重为湿痹，红肿热痛为热痹，足跟或胫膝酸痛为肾虚。

问饮食口味包括问食欲状况，饮食多少，可知脾的盛衰；问口味好恶，可察脏腑虚实。问饮食主要包括食欲与食量、口渴和饮水。就食欲与食量来说，食少纳呆者，或为脾胃气虚，或为湿邪困脾；厌食脘胀，嗳腐吞酸，多为食停胃脘；喜热食或食后常感饱胀多是脾胃虚寒厌食油腻，胁胀呕恶，可见于肝胆湿热，横逆犯胃；消谷善饥者，多为胃火炽盛；伴有多饮多尿者，可见于消渴病；饥不欲食者，常为胃阴不足所致；小儿嗜食异物，如泥土、生米等，可见于虫积、疳积证；口渴与饮水口渴可见于津液已伤，或水湿内停，津气不运。渴喜冷饮为热盛伤津；喜热饮者为寒湿内停，气化受阻；渴不多饮，或水入即吐者，可见于痰饮水湿内停或湿热内困，水津不能上承；口干但欲漱水不欲咽者，多为瘀血之象。问口味又分为以下几种情况。口苦多见于胃热胃火，或肝胆湿热；口淡多见于脾胃虚寒，或水湿内停；口甜多见于脾胃湿热；口酸多见于肝胃不和；口咸多见于肾虚内热；口腻多见于脾胃湿阻；口臭多见于胃火炽盛，或肠胃积滞；口腥多见于肺胃血络损伤，咳血呕血。

问睡眠情况包括失眠和嗜睡。睡眠情况与人体卫气的循行和阴阳盛衰有密切关系，若阴阳失调，阳不入阴则失眠，神志不安亦失眠；阳不出表则嗜睡。失眠指不易入睡，或睡而易醒不能再睡，或睡而不酣，易于惊醒，甚至彻夜不眠者为失眠。其原因有虚实之分，虚者或为心血不足，心神失养，或阴虚火旺，内扰心神；实证可由邪气内扰或气机失调，或痰热食滞等所致。嗜睡指时时欲睡、眠而不醒、精神不振、头沉困倦者为嗜睡。实证多见于痰湿内盛，困阻清阳；虚证多见于阳虚阴盛或气血不足。

大便的排泄，直接由肠道所主，与脾胃腐熟运化、肝气疏泄、肾阳温煦等有密切关系；小便的排泄直接由膀胱所司，肾的气化、脾肺的转输肃降和三焦的通调关系密切，故问二便可能了解相关脏腑的功能和寒热虚实的变化。问二便的内容包括二便次数、便量、性状、颜色、气味以及便时有无疼痛、出血等方面。就问小便来说，健康成人在正常情况下，日间排尿 3~5次，夜间 0~1 次。每昼夜总尿量 1000~1800ml。尿次和尿量受饮水、温度、出汗、年龄等因素的影响。一般应询问尿量的多少、排尿的次数及排尿时情况等辨别寒热虚实。小便色黄赤而短少者，多属热证；尿色白而清长者，多属寒证；尿频尿急而色赤，甚至尿血尿痛，多为膀胱湿热；夜间遗尿或尿失禁，多为肾气不固，膀胱失约；尿频数而不畅，成尿流中断，有砂石排出者为石淋，老人膀胱胀满，小便不利或癃闭，多因肾气虚弱，或瘀血、湿热、结石阻塞所致。就问大便来说，健康人一般每 1~2 日大便 1 次，成形不燥，干湿适中，排便通畅，多呈黄色，便内无脓血，黏液及未消化的食物等。便次、便质以及排便感的异常，主要有下列情况：第一，大便次数减少。大便质硬，或排便困难，或排便时间延长，称为便秘。有寒、热、虚、实之分。实热者，多腹胀满闷，痛而拒按，苔黄燥裂，为热邪烘盛，腑气不通；实寒者，多腹痛拒按，苔白身冷，为寒邪阻遏阳气。腑气不通，大便燥结，硬如羊粪，排便困难，常见于病久不愈、年老体弱、孕中产后，乃因气虚不足，阴血亏少，无水行舟所致。第二，大便次数增加 1 日数次或更多，便质稀溏或稀水状，称为泄泻，有寒热虚实之别。湿热泄泻，可见暴发泄泻，大便臭秽，腹痛肠鸣，肛门灼热；寒湿泄泻，可见泻如稀水，色淡黄而味腥臭；食滞泄泻，可见吐泻交作。吐物酸臭，泻下臭秽；脾虚泄泻可见完谷不化，便稀溏薄，迁延日久；大便脓血，下利赤白，多为痢疾；里急后重者，多为湿热痢疾，肠道气滞；每日黎明前腹痛泄泻，泄后则安，又称五更泄泻，多为肾阳虚泄泻；肛门下坠，甚则脱肛，多属中气下陷。

问小儿主要应了解出生前后的情况及预防接种、传染病史、传染病接触史。小儿常见致病因素有易感外邪、易伤饮食、易受惊吓等。

问妇女除常规问诊内容外，尤应了解其月经、带下、妊娠、产育等情况。问月经主要了解末次月经、初潮或绝经年龄、月经周期、行经天数、经量、经色、经质，以及有无经闭或行经腹痛等情况。如月经先期或量少，多为血海不充，或气滞血瘀，或寒凝血瘀；痛经者，可因气滞、血瘀、寒凝、阳虚及气血两虚等所致。问带下主要了解色、量、质、气味等情况。如白带量多质稀如涕、淋漓不觉者，多为脾肾阳虚，寒湿下注；带下色黄，质黏臭秽，多属湿热下注；带下有血，赤白夹杂，多属肝经郁热，或湿热下注。

（四）切诊

切诊是医生用手在患者体表一定部位的脉管搏动处与身体的某部位，如胸、腹、四肢等处进行切按。根据手的触觉所得的脉象变化与局部的异常反应，以了解脉象和体表局部的变化。所以切诊包括脉诊和按诊两部分。

脉诊是医生用手指切按患者的脉搏探察脉象，以了解病情变化的一种诊察方法。脉象是脉动应指的形象。脉象的产生与心脏的搏动，心气的盛衰，脉道的通利及气血的盈亏直接有关。人体的血脉贯通全身，内连脏腑，外达肌表，运行气血，周流不休，所以脉象成为反映全身脏腑功能、气血、阴阳的综合信息。特别是心、血、脉直接影响脉象的形成，心主血而藏神，脉为血府，血气充盈，心神健旺，则脉象柔和有力，谓脉"有神"。人体其他脏腑与脉象的形成亦有关系，脾胃为气血生化之源，后天之本，气血的盛衰和水谷精微的多与脾胃关系十分密切，且人之生死，决定胃气的有无，所谓"有胃气则生，无胃气则死"，因此脉亦以有胃气为本，脉有徐和之象，便是"有胃气"；肾藏精，为元气之根，是脏腑功能的动力源泉，亦是全身阴阳的根本，肾气充盛则脉搏重按不绝，尺脉有力，是谓脉"有根"。肺主气司呼吸是主宰脉动的重要因素。且"肺朝百脉"，寸口脉又为手太阴肺经的原穴，故肺脏、肺经与脉象形成关系亦密切；肝藏血，主疏泄，气血调畅，则经脉通利，脏腑功能正常，而有正常的脉象。

脉诊的常用部位是手腕部的寸口脉，其为手太阴肺经的原穴所在，是脉之大会。脏腑的生理和病理变化能在这里有所反映。寸口脉分为寸、关、尺三部。通常以腕后高骨（桡骨茎突）为标记，其内侧为关，关之前（腕侧）为寸，关之后（肘侧）为尺。两手各有寸、关、尺三部。它们分候的脏腑是：左寸候心，左关候肝，左尺候肾；右寸候肺，右关候脾，右尺候命门。这在临床上有一定的参考意义，但还需结合临床的其他症状和体征做综合分析。诊脉时先让患者稍事休息，使气血平和为佳。体位应正坐或仰卧，手臂与心脏近于同一水平，前臂平伸，掌心向上腕下垫脉枕。患者端坐或仰卧，手臂平放。且尽量使其与心脏处于同一水平，掌心向上并在腕下垫一脉枕。医生以左手按右脉，右手按左脉，依次进行。先以中指按在高骨旁的桡动脉处以定关位，再以食指按关前，以定寸位，无名指按关后以定尺位。三指呈弓形，指端平齐以指腹按脉。在诊脉时，布指疏密应根据患者高矮而定，体高者稍疏，体矮者稍密。布指后，医生应平心静气调整呼吸，把注意力集中指下。以一呼一吸为一息以平衡计算脉搏至数，切脉的时间不应少于1分钟。医者要注意体会举、按、寻之间的脉象变化。用轻指力按在皮肤上称举，又称浮取或轻取；用重指力按在筋骨间称按，又称沉取或重取；指力不轻不重，亦轻亦重，以委曲求之称寻，又称中取。

正常脉象又称平脉，或常脉。其基本形态是：三部有脉，沉取不绝，不浮不沉，不快不慢（一息四至，每分钟60~80次），往来从容和缓，有力而流利，节律均匀，即有胃、有神、有根。正常脉象可由于人体内外诸多因素的影响而发生相应的生理性变化，如性别、年龄、体格、情绪、劳逸、饮食、季节气候、地理环境等。但总以有胃、有神、有根者为平脉。此外，临床所见斜飞脉、反关脉均为脉道位置的变异，不属于病脉。

脉诊具有重要的临床意义。因为脉象的形成与脏腑密切相关，那么脏腑气血发生病变时血脉运行受到影响，脉象就会有变化，所以诊察脉象对判断临床疾病的发生、发展及预后有重要意义。我们需要判断疾病的病位、性质和邪正盛衰，以用来进一步帮助我们认识病情。我们可以通过脉象浮沉，来反映病位的浅深。脉浮，病位多在表；脉沉，病位多在里。脉象的迟数可反映病邪的性质，如迟脉多主寒证；数脉多主热证。脉象的有力无力，可反映疾病的虚实变化，脉虚弱无力，是蒸气不足的虚证；脉实有力，是邪气亢盛的实证。脉诊对于推断疾病的进退预后有一定的意义。如久病脉见缓和，是胃气渐复，病退向愈之兆；久病气虚、虚劳、失血、久泻而见洪脉，则多属邪盛正衰之为候。外感热病，热势渐退，见脉象缓和，是将愈之候；若脉急疾，烦躁者则为病进之危候。

疾病反映于脉象的变化，即为病脉。不同的脉标志着不同的病，但不能单纯凭脉象来诊断疾病，须四诊合参。现将常见病脉及主病分述如下：浮脉的脉象为轻取即得，重按反减，举之有余，按之稍弱而不空。所主病为表证。脉象浮而有力为表实，浮而无力为表虚。沉脉脉象为轻取不应，重按始得，主病为里证。脉沉有力为里实，无力为里虚。迟脉的脉象为脉来缓慢，一息脉动不足四至（每分钟在 60 次以下）。所主病为寒证。脉迟有力为实寒证，无力为虚寒证。缓脉脉象为一息四至，应指徐缓，主病为湿证、脾虚，又可见于正常人。数脉脉象为脉来急促，一息脉来 5 至以上（每分钟在 90 次以上），主病为热证。脉数有力为实热，无力为虚热。虚脉脉象为三部脉举之无力，按之空虚，应指软弱，为无力脉的总称，主病为虚证，多见于气血两虚。实脉脉象为脉来坚实，来去俱盛，特点是三部脉举按皆有力，为有力脉的总称，主病为实证。滑脉脉象为往来流利，应指圆滑，如珠走盘，主病为痰饮、食滞、实热。涩脉脉象为脉细行迟，往来艰涩不畅，有如轻刀刮竹，主病为气滞、血瘀、伤精、血少。芤脉脉象为浮大中空，如按葱管，主病为失血、伤阴。洪脉脉象为脉来如波涛汹涌，来盛去衰，特点是脉阔，且波动大，主病为热盛。细脉脉象为脉细如线，应指明显，按之不绝。特点是脉窄，且波动小，主病为气血两虚、诸虚劳损；又主伤寒、痛甚及湿证。濡脉脉象为浮而细软，主病为诸虚，又主湿。弦脉脉象为端直细长，如按琴弦，主病为肝胆病、诸病、痰饮、疟疾。紧脉脉象为脉来绷紧有力，屈曲不平，左右弹指，如牵绳转索。主病为寒证、痛证、宿食。代脉脉象为脉来迟缓力弱，时发歇止，止有定数，间歇时间较长，主病为脏气衰微、痹证、痛证、七情内伤、跌仆损伤。结脉脉象为脉来缓中时止，止无定数，主病为阴盛气结、寒痰瘀血、气血虚衰。促脉脉象为往来急促，数而时止，止无定数，主病为阳盛实热、邪实阻滞、脏气衰败。由于疾病常由多种病因相兼而致，因而脉象也常是两种以上的脉象兼夹出现。凡脉象由两种或两种以上复合构成的称为"相兼脉"，也称为"复合脉"。相兼脉象的主病，往往就是脉象主病的综合。

　　按诊是医生用手直接触、摸或按、压患者某些部位。以了解局部冷热、润燥、软硬、压痛、肿块或其他异常变化，从而推断疾病部位、性质和病情轻重等情况的一种诊病方法。临床上多先触摸，后按压，由轻到重，由浅入深，先远后近，先上后下地进行诊察。按诊包括按胸胁、按虚里、按脘腹、按肌肤、按手足几个方面。按胸胁主要了解心、肺、肝的病变。前胸高起按之气喘者，为肺胀；胸胁按之胀痛者，多为痰热气结或水饮内停；胁下肿块，多属于气滞血瘀；疟疾日久，胁下痞块为疟母。虚里位于左乳下心尖搏动处，反映宗气的盛衰。正常者，按之搏动不明显，若按之应手，亦动而不紧，缓而不急。病者，若微动不显，多为宗气内虚；若动而应衣，为宗气外泄；按之弹手，洪大而搏，为危重之象。按脘腹主要审察有无压痛及包块。腹部疼痛，按之痛减，局部柔软者为虚证；按之痛剧，局部坚硬者为实证；右少腹疼痛拒按为肠痈；腹中包块固定不移，痛有定处，按之有形者，称为积，病在血分；若包块往来不定，痛无定处，聚散无常者，称为聚，病属气分。腹部高度胀大，如鼓之状，四肢反瘦，称鼓胀，按之如囊裹水者叫水鼓；按之无波动感，叩之如鼓者，称气鼓。按肌肤主要了解寒热、润燥、肿胀等内容。肌肤灼热为热证；清冷为寒证；湿润多为汗出或津液未伤；干燥者多为无汗或津液已伤；肌肤甲错，为内有瘀；按之凹陷，应手而起者为气胀，不能即起者为水肿。按手足的冷暖可判断阳气的盛衰。手足冷凉者属寒证，多为阳虚或阴盛；手足俱热者属热证，多为阴虚或阳盛。手足心热甚于手足背者，多为内伤发热。

二、判断法

辨证——理解疾病信息资料的方法。

辨证，即是对所收集到的疾病信息进行分析处理的方法。辨证的过程即是从整体观出发，运用中医理论，将四诊收集的病史、症状、体征等资料进行综合分析，判断疾病的病因、病位、性质和正邪之间的关系，从而判断为某种性质的证候。辨证是中医认识和诊断疾病的方法。辨证决定中医治疗的前提和依据，是提高中医临床疗效的主要措施。历代医家在长期临床实践中，总结了许多辨证方法，主要有八纲辨证、脏腑辨证、六经辨证、卫气营血辨证、三焦辨证等，每一种辨证方法都有它的长处和不足，因此在临床上要根据诊断需要选择运用，有时也要配合使用。

（一）八纲辨证

八纲，即阴、阳、表、里、寒、热、虚、实八个辨证的纲领。八纲辨证就是根据四诊所收集的临床资料进行综合分析，以辨别病证的深浅、病邪的性质和邪正盛衰等方面的情况，进而归纳为阴证、阳证、表证、里证、寒证、热证、虚证、实证八类证候。八纲辨证是各种辨证的总纲。疾病的临床表现尽管复杂，但基本上都可以用八纲来归纳。就疾病病证类别来说，可分为阴证和阳证；就疾病病位的深浅而言，可分为表证和里证；就疾病的性质言，可分为寒证和热证；就邪正的盛衰论，邪盛为实证，正虚为虚证。因此，运用八纲辨证就能将错综复杂的临床表现概括为阴阳、表里、寒热、虚实四对纲领性证候，从而抓住疾病的关键，掌握其发展趋势，指导治疗方案的确定。八纲辨证贯穿于外感病及内伤病的辨证论治之中。

阴阳辨证是概括病证类别的一对纲领。阴阳辨证是八纲辨证的总纲。它可以概括其他三对纲领，即表、热、实属阳，里、寒、虚属阴。可以说，一切病证，无论怎样变化，但概括起来不外乎阴证和阳证两大类。阴证是体内阳气虚衰，或寒邪凝滞的证候，属寒，属虚。证候表现多为精神萎靡，面色苍白，畏寒肢冷，气短声低，口淡不渴，尿清便溏，舌淡胖嫩，苔白，脉沉迟无力。阳证是体内邪气壅盛，或阳气亢盛的证候，属热、属实。其临床证候多为身热，面红目赤，烦躁不安，声高气粗，口渴，喜冷饮，小便短赤，大便秘结，舌红绛，苔黄，脉滑数。疾病发展过程中，一般是在高热、大汗或发汗过多，或剧烈吐泻、失血过多等阴液或阳气迅速亡失的情况下会出现的亡阴证和亡阳证。亡阴证是指体内阴液大量消耗或丢失，而致阴液衰竭的病变和证候。其临床表现有：汗出而黏，呼吸短促，身热肢温，烦躁不安，渴喜冷饮，面色潮红，舌红无津，脉细数无力。亡阳证是指体内阳气严重损耗，而致阳气虚脱的病变和证候。临床表现有：冷汗淋漓，面色苍白，精神淡漠，畏寒肢冷，手足厥逆，呼吸气微，口不渴或渴喜热饮，舌淡润，脉微欲绝。亡阴与亡阳常相继出现，难以截然划分，亡阴可迅速导致亡阳，亡阳后亦可出现亡阴，只不过是先后主次不同。

　　表里辨证是辨别疾病病位和病势趋向的一对纲领。人体的皮毛、肌腠、经络属表；脏腑、气血、骨髓属里。肌表受邪，多在疾病的初期，一般病多轻浅；脏腑受病，多为病邪在里，一般病多深重。从病势趋向来论，病势由表入里，是病渐加重；由里出表，是病势减轻。表证是外感六淫之邪从皮毛、口鼻侵入机体所致，病位浅。外感病具有起病急、病程短、病位浅的特点。临床证候多见发热，恶寒或恶风。舌苔薄白，脉浮。常兼见头身疼痛、鼻塞流涕、喷嚏、咽喉痒痛、咳嗽等症状。由于六淫邪气侵袭肌表，正气奋起抗邪，邪正交争，故见发热；脉气鼓动于外，故脉浮。卫阳被遏，失其温分肉、肥腠理的功能，肌表得不到正常的温煦，故见恶寒或恶风。邪气郁滞于肌表经络，气血流行不畅，故头身疼痛。肺开窍于鼻，肺主皮毛，外感六淫之邪从皮毛口鼻而入，内应于肺，肺失宣发肃降，故出现鼻塞流涕，咽喉痒痛，咳嗽甚至喘促等症状。邪气在表，病情轻浅，故苔薄白，脉浮。里证是表示病变部位深入脏腑气血所致的证候。里证的成因可由外邪不解，内传入里，侵入脏腑所致；或外邪直接侵入脏腑而发病；或由情志内伤，饮食劳倦等因素，直接损伤脏腑，使脏腑功能失调所导致。里证以脏腑气血的证候为主，包括的证候范围很广，临床表现多种多样。里证病程长，不恶风寒，脉象不浮，可与表证相鉴别。表证与里证的鉴别主要包括审察病证的寒热、舌象、脉象、病程等变化。一般说来，外感病中，发热恶寒同时出现属表证，但发热不恶寒，或但寒不热属里证。表证舌苔少变化，里证舌苔多有变化。脉浮主表证，脉沉主里证。表证症见恶寒发热，头身头痛，鼻塞流涕等，内脏症状不显，苔薄白，脉浮，病程短。里证症见但寒不热，或但热不寒，内脏症状突出，有明显变化，脉沉，病程长。在疾病发展过程中，表里证也是相互联系和影响，出现表里同病、表里转化和半表半里等。表里同病指表证和里证在同一时期出现，称为表里同病，比如既外感风寒，又内伤饮食而发病，即为表里同病。表里转化指在一定条件下，表里之间可以相互传变，如所谓"由表入里"和"由里出表"。表证和里证之间的转化主要取决于正邪相争的状况。表证入里，多因机体正气不足，或邪气过盛或护理不当，或失治误治等因素，导致表证转化为里证。如外感风寒，表邪不解，入里化热，出现高热不退、咳喘痰黄稠或带血，说明病情发展，病邪由表入里，留阻于肺，形成痰热壅肺的里热实证。里邪出表，多为治疗、护理及时得当，机体抗病能力增强所致。患者治疗后热势逐渐减退，咳喘逐渐消失，则表示里邪外透，由里出表。半表半里指邪正搏于少阳的一种证候，称为半表半里证，其证候表现为寒热往来、胸胁苦满、口苦咽干、目眩、心烦喜呕、不欲饮食、脉弦等。

寒热辨证是辨别疾病性质的一对纲领。寒证或热证反映机体阴阳偏盛或偏衰。阴盛或阳虚者，表现为寒证；阳盛或阴虚者，表现为热证。因此，辨疾病的寒热就是辨阴阳之盛衰。寒证是感受寒邪，或阳虚阴盛，表现为机体功能活动抑制或衰减的证候，多由外感寒邪或过服生冷寒凉，阴寒内盛或因内伤久病耗伤阳气所致。各类寒证证候表现不尽一致，但常见的有恶寒或畏寒喜暖，口淡不渴，面色㿠白，肢冷蜷卧，痰、涎、涕清稀色白，小便清长，大便稀溏，舌淡苔白润滑，脉迟或紧。由于寒邪遏制阳气，或阳气不足，阴寒内生，不能发挥其温煦形体的功能，故见恶寒或畏寒喜暖。肢冷蜷卧。阳气不足，不能运血上行，寒饮内停，故面色㿠白。阴寒内盛，津液不伤，故口淡不渴。阳虚不能温化水液，以致痰、涎、涕等分泌物清稀，尿清长；寒邪伤脾或脾阳久虚，运化失司而见大便稀溏。阳虚不化，寒湿内生，则舌淡苔白面润滑。阳气虚弱，鼓动血脉运行之力不足，故脉迟。寒主收，受寒则脉道收缩而拘急，故见紧脉。热证是感受热邪，或阳盛阴伤，表现为机体的功能活动亢进的证候。本证多由外感热邪，或寒邪入里化热，素体阳盛，或过食辛辣，蓄积为热，或情志内伤，郁而化火，而使体内阳热过盛，或房劳过度，耗伤阴精，阴虚阳亢所致。各类热证常见证候为恶热喜凉，口渴喜冷饮，面红目赤，烦躁不宁，或吐血、衄血，或痰涕黄稠，小便短赤，大便秘结。舌红苔黄而干，脉数。

临床上对寒证与热证的辨别，应对疾病的全部表现进行综合观察，如寒热喜恶、口渴与否、面色赤白、四肢温凉、二便情况以及舌象脉象等方面进行辨别。寒证与热证反映机体阴阳的偏盛偏衰，有着本质区别，但又相互联系。寒证与热证可在同一患者身上同时出现，表现为寒热错杂的证候。在疾病的发展过程中，寒热在一定条件下可互相转化，出现寒证化热，热证转寒，危重阶段还可出现寒热假象。如患者既有多食易饥胸中顿热、渴喜冷饮的胃热证，同时又可兼见腹痛喜暖、大便稀溏的肠寒证，即上热下寒证，这便是寒热错杂证。如风寒表实证，初起表现恶寒重、发热轻、苔薄白润、脉浮紧。由于失治、误治面见壮热、不恶寒、反恶热、心烦、口渴、舌红苔黄、脉数的里热证，此为由寒证转化为热证。如某些温热病，在危重阶段，由于热毒极重，大量耗伤机体的元阳，突然转化为面色苍白、四肢厥冷、大汗淋漓等一派阳气暴脱所致的阴寒危象，此为由热证转化为寒证。寒热真假指在疾病发展到寒极或热极的危重阶段，有时会出现与疾病本质相反的假象。即真寒假热证、真热假寒证。真寒假热是指内有真寒而外现假热的证候，由于阴寒内盛，阳气虚弱已极，格虚阳于外，故又称"阴盛格阳"。临床表现为身热、面赤、口渴、脉大等热象，但见其身热而欲加衣被，面赤而四肢厥冷，口渴而又喜热饮，饮而不多，脉大但无力，并且又见小便清长、大便稀溏、舌淡苔白等寒象。真热假寒是指内有真热而外现假寒的证候。由于内热过盛，深伏于里，格阴于外，又称"阳盛格阴"。临床表现为四肢厥冷、脉沉等，似属寒证，但其身寒而不喜加衣被，脉沉而有力，并且见口渴喜冷饮、咽干口臭、谵语、小便短赤、大便燥结、舌质红、苔黄而干等热象。

　　虚实辨证是辨别正气强弱和邪气盛衰的一对纲领。虚指正气不足，实指邪气亢盛，虚与实主要反映病变过程中人体正气的强弱和致病邪气的盛衰。虚实辨证是确定扶正或祛邪治疗的主要依据。虚证是指人体的正气不足，脏腑功能活动减弱、抗病能力低下所表现的证候。虚证的形成，有先天不足和后天失养两个方面，但以后天失养为主。如情志内伤、饮食失调、劳逸过度、房事不节、产有过多、久病失治等原因，损伤人体正气均可导致虚证，各种虚证的表现不一致，因气血阴阳虚损的不同，临床上有气虚、血虚、阴虚、阳虚的区别。气虚证是指机体正气不足，脏腑功能减退所表现的证候。临床证候多见面色无华，少气懒言，语声低微，疲倦乏力，汗出畏风，动则诸症加重，舌淡，脉虚弱。血虚证是指血液亏虚，濡养脏腑、经脉、组织、器官的功能减退所表现的证候，证候多见面色淡白或萎黄，唇舌爪甲淡白，头晕眼花，心悸失眠，手足麻木，妇人月经量少、愆期或经闭，脉细无力。阴虚证是指机体阴液亏损，阴不制阳，虚热内生所表现的证候，证候多为形体消瘦，心烦，手足心热，午后潮热，盗汗，颧红，口燥咽干，小便短黄，大便干结，舌红少苔，脉细数。阳虚证是由于体内阳气不足，脏腑功能减退所表现的证候，证候多为形寒肢冷，面色㿠白，神疲乏力，畏寒肢冷，少气懒言，精神萎靡，自汗，口淡不渴，或渴喜热饮，小便清长，大便稀溏或尿少浮肿。舌淡胖，苔白，脉沉迟无力。实证是指邪气盛而正气尚未虚衰所表现出来证候。其成因有两个方面，一是外邪侵入，二是内脏功能失调，以致痰饮、水湿、瘀血、食积等病理产物停留在体内所致。由于邪气性质及其所在部位不同，临床证候表现各有不同。证候多见发热，形体壮实，精神烦躁，声高气粗，痰涎壅盛，胸胁脘腹胀满，疼痛拒按，大便秘结或热痢下重，小便不利，或淋沥涩痛，舌质苍老，舌苔厚腻，脉实有力。

临床上辨别虚证和实证，必须四诊合参，主要从病程长短，患者形体盛衰，精神状态好坏，声音气息强弱，痛处喜按与拒按，以及二便、舌脉的变化相鉴别。疾病的变化是一个复杂的过程，常由于体质，治疗、护理等各方面因素的影响，使虚证和实证夹杂、转化。虚实夹杂指患者同时存在正虚与邪实两方面的病变，有的是以实证为主而夹有虚证的，称为实证夹虚；有的以虚证为主而夹有实证，称为虚证夹实；也有虚实证并见并重者。如患肝硬化腹水的患者，临床上见腹部膨隆、青筋暴露、二便不利等实象，但又见形体消瘦、气弱乏力、脉沉细弱的虚象。虚实转化指在疾病发展过程中，由于邪正相争，虚证和实证还在一定条件下相互转化。如外感热病患者，始见高热、口渴、烦躁、脉洪大等实证，因治疗失当日久不愈津气耗伤，以致高热退却面见肌肉消瘦，面色苍白，不欲饮食，脉细无力等虚象，此为实证转化成为虚证。虚证转化为实证在临床上比较少见，临证多见先为虚证，后转化为虚实夹杂证。如脾虚食滞证，见食少、纳呆、身倦乏力等脾虚症状，由于脾失健运，继而会出现脘腹痞满、嗳腐吞酸、大便臭秽、舌苔厚腻等虚实夹杂证。虚实真假指虚证和实证发展到复杂或严重的阶段，有时或出现某些与疾病虚实本质相反的假象表现，即真虚假实证和真实假虚证。真虚假实证是指本为虚证却见某些虚弱假象的复杂证候。临床上主要从脉象的有力无力、舌质的胖嫩苍老、语声的洪亮与低怯和患者病史体质及治疗等方面去鉴别虚实真假，勿犯"虚虚实实"之戒。

八纲中表里寒热虚实阴阳，各自概括方的病理本质，但它们之间又是密切联系，不可分割的。临床疾病往往不是单一的，表里、寒热、虚实证常常夹杂出现，如辨别表里应与寒热虚实相联系，辨别虚实又要与表里实热相联系，如表证有表寒、表热、表虚、表实等，还有表寒里热、表实里虚等错综复杂的病理变化。表证如此，其他的里证、寒证、热证、虚证、实证也同样如此。在一定的条件下，表里、寒热、虚实还可以相互转化，如由表入里，由里出表，寒证化热，热证化寒，虚证转实，实证转虚等。有的疾病发展到严重阶段，病势趋于寒极和热极的时候，往往出现与疾病本质相反的假象，如真寒假热、真虚假实。因此，运用八纲辨证，既要掌握八纲中每一纲的辨证证候特点，又要认真分析其相互关系，注意八纲之间的相兼、错杂、转化、真假，才能对疾病作出全面正确的判断。

（二）脏腑辨证

脏腑辨证是在藏象理论的指导下对四诊收集的病情资料进行分析和归纳，以判断脏腑病变位置、性质以及正邪盛衰等情况的一种辨证方法。脏腑辨证是中医临床辨证方法中的重要组成部分。

1. 心与小肠辨证

心主血脉，又主藏神。心的病证多表现在心脉及神志两方面。其病证有虚、实之分，虚证为气、血、阴、阳之不足；实证多由寒、热、痰、瘀阻滞心脉而致。小肠主化物及泌别清浊，小肠病证表现亦有虚实之分。心与小肠相表里。实证为心火下移小肠所致的小肠实热证；虚证由于脾阳受损而致的小肠虚寒证。

心气虚和心阳虚是指心气不足、心之阳气虚衰所表现出来的证候。证候表现：心悸怔忡，胸闷气短，活动时加重，面白无华，体倦乏力，自汗。若兼见舌淡苔白，脉细弱或结代，为心气虚证。若兼见形寒肢冷，心胸憋闷疼痛，舌淡胖，苔白滑，脉微细，为心阳虚证。

心血虚证，是由于心血亏虚、心失濡养所出现的证候。心阴虚证是由于心阴亏损，虚热内扰所出现的证候。证候表现：心悸、失眠、健忘多梦。若见面色淡白或萎黄，眩晕，唇舌色淡，脉细，此为心血虚证。若兼见心烦，两颧潮红，五心烦热，潮热盗汗，舌红少津，脉细数，此为心阴虚证。

心火炽盛证，是指心火炽盛所表现出来的实热证候。证候表现：心胸烦热，失眠，面赤口渴，或见口舌生疮，舌体糜烂疼痛，或吐血衄血，甚或谵语、狂躁等，尿黄便结，舌尖红赤，苔黄，脉数。

心血瘀阻证，是指瘀血阻滞心脉所表现出来的证候。证候表现：心胸烦热，失眠，面赤口渴，或见口舌生疮，舌体糜烂疼痛，或吐血衄血，甚至谵语、狂躁等，尿黄便结，舌尖红赤，苔黄，脉数。

痰迷心窍证，是指因情志不遂、气结痰凝、痰浊蒙闭心神所致的证候。证候表现：面色晦暗，脘闷作恶，意识模糊，语言不清，呕吐痰涎或喉中痰鸣，甚则昏迷不省人事，苔白腻，脉滑。或有精神抑郁，表情淡漠，神智痴呆，喃喃自语，举止失常。或有突然晕倒，不省人事，口吐涎沫，两目上视，手足抽搐。

痰火扰心，是指火热、痰浊之邪侵扰心神所表现出来的证候。证候表现：发热，面赤气粗，口苦，痰黄稠，喉间痰鸣，狂躁谵语，舌质红苔黄腻，脉滑数。或失明心烦，或神志错乱，哭笑无常，狂躁妄动，甚则打人毁物。

小肠实热证，是指心火下移，致小肠里热炽盛所表现的证候。证候表现：心中烦热，口渴喜凉饮，口舌生疮，小便赤涩，尿道灼痛，尿血，舌质红苔黄，脉数。

小肠虚寒证，是指脾阳受损累及小肠，致小肠阳虚所表现出来的证候。证候表现：面色淡白，神疲乏力，畏寒肢冷，口淡不渴，腹痛绵绵或时有隐痛，喜暖喜按，肠鸣泄泻，小便频数不爽或清长，舌质淡苔薄白，脉沉细。

2.肺与大肠病辨证

肺主气司呼吸，主宣发肃降，通调水道，为水之上源。肺的病变主要表现在宣降失常和通调水道两方面。肺病证候有虚、实之分，虚证多见气虚和阴虚，实证则由风、寒、燥、热等邪气侵袭或痰饮停聚所致。肺与大肠相表里。大肠病变主要表现在传导功能障碍。

肺气虚证，是指肺气不足及卫外功能减退所表现出的证候。证候表现：咳喘无力，神疲乏力，少气短息，动则尤甚，痰清稀，面色无华，声音低微，或有自汗畏风，易于感冒，舌淡苔白，脉虚无力。

肺阴虚证，是指肺阴不足、虚热内生所表现出的证候。证候表现：干咳无痰，或痰少而黏，或咳痰带血，口干咽燥，声音嘶哑，形体消瘦，潮热盗汗，两颧潮红，五心烦热，舌红少津，脉细数。

风寒束表证，是指风寒之邪侵犯肺卫所表现出来的证候。证候表现：咳嗽气喘，痰稀色白，鼻塞流清涕，或恶寒发热，无汗，头身疼痛，舌苔薄白，脉浮紧。

风热犯肺证，是指风热之邪侵犯肺卫所表现出的证候。证候表现：咳嗽，咯吐黄稠痰而不爽，恶风发热，口渴咽干痛，目赤头痛，鼻流黄涕，舌尖红，苔薄黄，脉浮数。

燥邪犯肺证，是指燥邪侵犯卫所表现出的证候。证候表现：干咳无痰或痰少而黏，不易咯血，唇舌口鼻咽干燥，或身热恶寒，头痛或胸痛咯血，舌干红苔白或黄，脉浮数或细数。

痰热壅肺证，是指痰热互结、内壅于肺所表现出的实热证候。证候表现：咳嗽气喘，呼吸急促甚则鼻翼扇动，咯痰黄稠或痰中带血，或咯脓血痰有腥臭味，发热，胸痛，烦躁不安，口渴，小便黄，大便秘结，舌红苔黄腻，脉滑数。

痰湿阻肺证，是指由痰湿阻滞于肺而表现出的证候。证候表现：咳嗽痰多，色白而黏容易咯血，胸部满闷或见于气喘，喉中痰鸣，舌淡苔白腻，脉滑。

大肠湿热是指湿热蕴结于大肠所表现出的证候。证候表现：腹痛，泄泻秽浊，或有下痢脓血，里急后重，肛门灼热，口渴，小便短赤，舌红苔黄腻，脉滑数。

大肠液亏证，是指大肠津亏液少所表现出来的证候。证候表现：大便干燥难于排出，舌唇干燥，咽干口臭，头晕，舌红少津，脉细。

大肠结热证，是指邪热结于大肠所表现出的实热证候。证候表现：大便干结，腹部胀满，疼痛拒按，身热口渴，日晡热甚，口舌生疮，尿赤，舌红苔黄而干起芒刺，脉沉实兼滑。

3. 脾与胃病辨证

脾胃同居中焦，纳运相配，升降相因，燥湿相济，共同完成饮食物的消化、吸收与输布，为气血生化之源，后天之本，脾与胃相表里。脾的病变主要表现在运化水谷和运化水液，升清固摄及统摄血液等方面异常。胃的病变主要表现为胃受纳腐熟水谷功能的异常以及胃失和降。脾病多虚证，胃病多实证。

脾气虚证，是指脾气不足、运化失职所出现的证候。证候表现：食少纳呆，口淡无味，脘腹胀满，食后愈甚，便溏，面色萎黄，少气懒言，四肢倦怠，或消瘦，舌边有齿痕，苔白，脉缓弱。

脾阳虚证，是指脾阳虚衰、阴寒内盛所表现出的证候。证候表现：纳呆食少，脘腹胀满冷痛，喜温喜按，畏寒肢冷，面色萎黄，口淡不渴，或肢体困重，或周身浮肿，大便溏薄清稀，或白带量多质稀，舌质淡胖，苔白滑，脉沉迟无力。

脾气下陷证，是指脾气虚弱、升举功能失常所表现出的证候。证候表现：脘腹有坠胀感，食后益甚，或便意频频，肛门坠重，或久泻、久痢不止，甚则脱肛，或内脏下垂，或小便混沌如米泔。伴头晕目眩，倦怠乏力，食少便溏，舌淡苔白，脉虚弱。

脾不统血证，是指脾气虚不能统摄血液所表现出的证候。证候表现：便血，尿血，肌衄，鼻衄，齿衄或妇人月经过多，崩漏，伴有食少便溏，神疲乏力，少气懒言，面色无华或萎黄，舌淡，脉细弱。

寒湿困脾证，是指寒湿内盛、脾阳受困所表现出的证候。证候表现：脘腹痞闷，食少便溏，泛恶欲吐，口黏乏味，头身沉痛，面色晦暗或见肢体浮肿，小便短少，或妇人白带过多，舌淡胖，苔白腻，脉濡缓。

脾胃湿热证，是指湿热蕴结脾胃所表现出的证候。证候表现：脘腹痞闷，纳呆呕恶，口黏而甜，肢体困重，便溏尿黄，身目发黄或皮肤发痒，或身热起伏，汗出热不解，舌红苔黄腻，脉濡数或滑数。

胃阴虚证，是指胃阴亏虚，虚热内生所表现出的证候。证候表现：胃脘隐痛，饥不欲食，口燥咽干，大便干结，或脘痞不舒，干呕呃逆，形体消瘦。舌红少津，脉细数。

胃火炽盛证，是指胃中火热炽盛所表现出的证候。证候表现：胃脘灼热疼痛，吞酸嘈杂，消谷善饥，渴喜冷饮，或食入即吐，或牙龈肿痛溃烂，齿衄，口臭，小便短黄，大便秘结，舌红苔黄，脉滑数。

食滞胃脘证，是指食物停滞胃脘所表现出的证候。证候表现：脘腹胀满或疼痛，嗳腐吞酸，或呕吐酸腐饮食，吐后腹痛得减，厌食，矢气酸臭，大便溏泄，泄下物酸腐臭秽，舌苔厚腻，脉滑。

胃阳虚证，是指胃中阳气不足所表现出的证候。证候表现：胃脘隐痛，呕吐清水，喜温喜按，得食痛减，面色㿠白，畏冷肢凉，神疲乏力，舌质淡，苔白滑，脉弱。

4. 肝与胆病辨证

肝的病证有虚有实。虚证多见肝阴、肝血不足；实证多见气郁火盛、寒滞肝脉及肝胆湿热；肝阳上亢、肝风内动等多为虚实夹杂之证。

肝气郁结证，是指肝失疏泄、气机郁滞所表现出的证候。证候表现：情志抑郁或易怒，善太息，胸胁或少腹胀痛，痛无定处，或咽有梗塞感，或胁下瘕块，妇人见乳房胀痛，痛经，月经不调，甚则闭经，舌质紫暗或有瘀斑，脉沉弦或弦涩。

肝火上炎证是指肝经气火上逆所表现出的证候。证候表现：头部胀痛，眩晕，面红口苦，急躁易怒，夜间少寐，胸胁灼痛，耳鸣耳聋，尿黄便秘，或目赤肿痛，或吐血、衄血，舌红苔黄，脉弦数。

肝阴虚证是指肝阴不足、虚热内扰所表现出的证候。证候表现：头晕头痛，胁肋隐痛，两目干涩，视物模糊，失眠少寐，五心烦热，潮热盗汗，咽干口燥。舌红少津，脉弦细数。

肝阳上亢证是指肝气亢奋，或肝肾阴虚，阴不敛阳，肝阳上扰头目所表现出的证候。证候表现：急躁易怒，头晕目眩，头胀痛面赤，口苦咽干，眼花耳鸣，尿黄便结。舌红苔黄，脉弦数。

肝风内动证是指肝阳化风、热极生风、血虚生风所表现出来的证候。肝阳化风证是指肝阳亢逆无制而表现出的风动证候。证候表现：眩晕欲仆，头痛而摇，项强肢麻，肢体震颤，语言不利，步履不稳，舌红，脉弦细；若见猝然昏倒，不省人事，口眼㖞斜，半身不遂，舌强语謇，喉中痰鸣，则为中风证。

热极生风证是指热邪炽盛引起抽搐等动风的证候。证候表现：高热，烦渴，燥扰不安，抽搐，两目上翻，甚见角弓反张，神志昏迷。舌红苔黄，脉弦数。

血虚生风证是指血虚、筋脉失养所表现的证候。证候表现：手足震颤，肌肉瞤动，关节拘急不利，肢体麻木，眩晕耳鸣，面色无华，爪甲不荣。舌质淡，苔白，脉细。

肝胆湿热证是指湿热蕴结肝胆所表现出的证候。证候表现：胁肋胀痛，口苦纳呆，呕恶腹胀，小便发黄，大便不调，舌质红，苔黄腻，脉弦数；或兼见身目发黄，发热，或见阴囊湿疹，睾丸肿大热痛，外阴瘙痒，带下黄臭等症。

寒凝肝脉证是指寒邪凝滞于肝脉所表现出的证候。证候表现：少腹胀痛，睾丸坠胀，遇寒加重；或见阴内缩，痛引少腹，面色青白，形寒肢冷，口唇青紫，小便清长，或便溏。舌淡苍白，脉沉弦。

胆郁痰扰证是指胆失疏泄、痰热内扰所表现出的证候。证候表现：惊悸不寐，烦躁不安，口苦，泛恶呕吐，胸闷胁胀，头晕目眩，耳鸣，舌黄苔腻，脉弦滑。

5. 肾与膀胱病辨证

肾藏真阴而寓元阳，是人体生长发育之根，脏腑功能活动之本，一有耗伤，则诸脏皆病，故肾病多虚证；反之，任何疾病发展到严重阶段，均可累及肾，即"久病及肾"。肾病常见者，有肾阳虚、肾阴虚、肾精不足、肾气不固、肾不纳气等证。膀胱多见湿热证。

肾阳虚证是指由于肾脏阳气虚衰、温煦失职所表现出的证候。证候表现：腰膝酸软，面色㿠白，畏寒肢冷，以下肢为甚，神疲乏力，男子阳痿，女子不孕，小便清长或尿少浮肿，五更泄。舌质淡胖，脉沉迟。

肾气不固证是指由于肾气亏虚、固摄功能减退所表现出的证候。证候表现：小便频数而余沥不尽，遗尿或小便失禁，夜尿多，腰膝酸软；男子滑精早泄，女子带下清稀，胎动易滑。舌淡苔白，脉沉弱。

肾虚水泛证是指肾阳虚不能温化水液，水湿泛滥所表现出的证候。证候表现：全身水肿，腰以下尤甚，按之没指，腹胀，小便少，腰膝酸软，形寒肢冷，或见心悸气短，喘咳痰鸣，舌淡胖有齿痕。苔白滑，脉沉细。

肾不纳气证是指肾气虚转、摄纳失常、气不归元所表现出的证候。证候表现：喘促、气短，呼多吸少，气不得续，动则益甚，形瘦神惫，声音低怯。舌淡苔白，脉沉细无力。

肾精不足证是指肾精亏损，以致生长、发育及生殖功能障碍所表现出的证候。证候表现：小儿发育迟缓，身材矮小，囟门迟闭，智力低下，肌肉、骨骼痿软，动作迟钝；成人早衰，发脱齿摇，耳鸣耳聋，健忘恍惚，两足痿软，男子精少不育，女子经闭不孕；舌淡，脉细弱。

肾阴虚证是指肾阴亏虚、失于滋养所表现出的虚热证候。证候表现：腰膝酸软，眩晕耳鸣，失眠多梦，咽干口燥，形体消瘦，五心烦热，潮热盗汗，男子遗精、早泄，女子经少、经闭，或崩漏。舌红少津，苔少或无苔，脉细数。

膀胱湿热证是指湿热蕴结于下焦膀胱，膀胱湿热内生而出现的证候。证候表现：尿频，尿急，排尿灼热疼痛，小便黄赤短少，或尿浊，或尿血，或尿有砂石，可伴有发热，腰部胀痛，舌红苔黄腻，脉濡数。

6.脏腑兼病辨证

人体各脏腑之间，生理上相互联系，病理上也相互影响。两个或两个以上脏腑相继或同时发病者，称为脏腑兼病。脏腑兼病包括脏与脏相兼、脏与腑相兼及腑与腑相兼。现将临床上脏与脏、脏与腑的常见兼证列举如下。

心肺气虚证是指心肺两脏气虚所表现出的证候。证候表现：心悸气短，久咳不已，咳喘少气，动则尤甚，咯痰清稀，声低气怯，头晕乏力，自汗神疲，面白无华，舌淡苔白，脉细无力。

心脾两虚证是指心血虚、脾气虚所表现出的证候。证候表现：心悸怔忡，失眠多梦，头晕健忘，食欲不振，腹胀便溏，倦怠乏力，面色萎黄，或皮下出血，女子月经量少色淡，或淋漓不尽，舌质淡，脉细弱。

心肾不交证是指心肾水火既济失调所表现出的心肾阴虚、心阳偏亢的证候。证候表现：心烦少寐，健忘，头晕耳鸣，口咽干燥，腰膝酸软，多梦遗精，五心烦热，潮热盗汗，小便短赤。舌红少苔，脉细数。

心肾阳虚证是指心肾阳气虚衰、失于温煦而出的证候。证候表现：形寒肢冷，心悸气促，心胸憋闷，小便不利，肢体浮肿，甚则唇甲青紫，舌质紫暗，苔白滑，脉沉微。

肝脾不调证是指肝气郁结、肝失疏泄、脾失健运所表现出的证候。证候表现：胁肋胀满窜痛，善太息，情志抑郁或急躁易怒，腹胀腹痛，纳呆便溏，或腹痛欲泻，泻后痛减，舌苔白腻，脉弦。

肝胃不和证是指肝气郁结、肝失疏泄、胃失和降所表现出的证候。证候表现：胸胁、胃脘胀满疼痛，呃逆嗳气，吞酸嘈杂，纳食减少，苔薄白或薄黄，脉弦。

肝火犯肺证是指肝火上逆犯肺、肺失清肃所表现出的证候。证候表现：胸胁灼痛，急躁易怒，头晕头胀，烦热口苦，咳嗽阵作，痰黄黏稠，甚则咯血，舌质红，苔薄黄，脉弦数。

肝肾阴虚证是指肝肾两脏阴液亏虚所表现出的证候。证候表现：头晕目眩，失眠多梦，视物昏花，耳鸣健忘，胁痛，腰膝酸软，口燥咽干，颧红盗汗，五心烦热，男子遗精，女子月经不调，舌红少苔而干，脉细数。

肺脾气虚证是肺脾两脏气虚所表现出的证候。证候表现：久咳不止，喘促气短，痰多清稀色白，食欲不振，腹胀便溏，甚则面浮足肿，舌淡苔白，脉细弱。

肺肾阴虚证是指肺肾两脏阴液亏虚所表现出的证候。证候表现：干咳少痰，甚或咯血，形体消瘦，骨蒸潮热，颧红盗汗，咽干或声音嘶哑，腰膝酸软，遗精，少苔，脉细数。

脾肾阳虚证是指脾肾阳气虚衰所表现出的证候。证候表现：面色㿠白，形寒肢冷，腰膝或下腹冷痛，下利清谷，或五更泄泻，或面浮肢肿，小便不利，甚则出现腹水，舌淡胖大，脉沉弱。

第二节　防治疾病的一般原则和方法

疾病在没有发生之前要积极进行预防，疾病发生之后就应该认真面对，接受正确及时的治疗。究竟采用怎样的具体方法进行预防和治疗，这要根据具体的情况而定。本节主要介绍防治疾病的一般原则和方法。

一、疾病预防的一般原则和方法

预防疾病就是采取恰当措施有效防止疾病的发生与发展。早在《黄帝内经》里面就提出了"上工治未病"的思想，并指出："圣人不治已病治未病……夫病已成而后药之……譬犹渴而穿井，斗而铸锥，不亦晚乎。"因此，疾病预防具有重要意义。

（一）未病先防

1.增强机体正气

养生，古称"摄生""保生"，即调摄身体、保养生命的意思。通过调摄保养来增强体质，从而提高对外界环境的适应能力和抗御病邪的能力，减少或避免疾病发生，达到健康长寿目的。

（1）顺应自然

《灵枢·邪客》中说："人与天地相应。"即是说人体的生理活动与自然界的变化规律是相适应的。因此，人们要了解和掌握自然变化规律，主动地采取养生措施以适应其变化，这样才能使各种生理活动与自然界节律协调有序，从而预防疾病的发生。

（2）养性调神

七情活动虽以脏腑气血为基础，七情太过也可以伤及脏腑气血而引发疾病。人要通过养性调神使心神安静，神安则体内真气和顺，就不会生病。要做好养性调神，一方面要注意避免来自内外环境的不良刺激，另一方面要提高人体自身心理的调摄能力。

（3）护肾保精

中医历来强调肾精对人体生命活动的重要性，因精能化气，气能生神，神能御形，故精是形、气、神的基础。肾精关系到人体的生长、发育、生殖等功能，肾中精气亏损必然会使人易于衰老或患病，故在养生上有人主张护肾保精。

（4）运动锻炼

《吕氏春秋·达郁》中以"流水不腐，户枢不蠹，动也"为例，阐释了"形气亦然，形不动则精不流，精不流则气郁"的道理。意在说明锻炼形体可以促进气血流畅，从而使身体健康，益寿延年，预防疾病。传统的健身术，如太极拳、易筋经、八段锦等，都是很好的锻炼方式。形体锻炼注意三点：一是运动适度，因人而异，做到"形劳而不倦"；二是要循序渐进，运动量由小到大；三是要持之以恒。

（5）调摄饮食

首先要注意饮食宜忌。饮食要定时定量，不可过饥过饱；注意饮食卫生，不吃不洁、变质的食物或暴毙、疫死的家畜；要克服偏食，五味要搭配适当，不可偏嗜；食物寒温适宜，要据体质调配；体质偏热之人，宜食寒凉之品，体质偏寒之人则反之。其次可以采用药膳保健。药膳是在中医学理论指导下将食物与中药相配合而调制成的膳食，具有防治疾病和保健强身的作用。

（6）针灸、推拿、药物调养

药物调养指长期服食一些对身体有益的药物以扶助正气，平调体内阴阳，从而达到健身防病，其对象多为体质偏差较大或体弱多病者。推拿是通过各种手法，作用于体表的特定部位，以调节机体生理病理状况，达到保健强身。针灸，包括针法和灸法，即通过针刺手法或艾灸对穴位的特异刺激作用，通过经络系统的感应传导及调节功能，从而发挥其保健防病作用。

2. 避开邪气侵害

邪气是导致疾病发生的重要条件，故未病先防除了养生之外，还要注意避开病邪的侵害。要谨慎躲避外邪的侵害，外邪包括六淫之邪、疫毒、外伤与虫兽伤、环境、水源和食物的污染等。避邪可以事先采取积极措施，可提高机体免疫功能，有效防止病邪侵袭，从而起到预防疾病的作用。16世纪发明了人痘接种术预防天花，就是一种积极采取的避邪措施。近年来，在中医预防理论的指导下，用中草药预防疾病也取得了良好的效果。

（二）既病防变

既病防变是在疾病发生的初始阶段，力求做到早期诊断，早期治疗，以防止疾病的发展及传变。

1. 早期诊治

疾病尚在初期，病位较浅，病情多轻，正气未衰，病较易治，传变较少，若能及时做出正确的诊断，便能进行及时有效和彻底的治疗。如不及时诊治，病邪就有可能深入，使病情更加复杂、深重。

2. 防止传变

邪气侵犯人体后，根据其传变规律，早期诊治，阻截其病传途径，可以防止疾病的深化与恶化。比如，伤寒病的六经传变，病初多在肌表的太阳经，病变发展则易往它经传变，因此太阳病阶段就是伤寒病早期诊治的关键，在此阶段的正确有效的治疗，是防止伤寒病病势发展的最好措施。

3. 先安未受邪之地

"先安未受邪之地"的意思是，以五行的生克乘侮规律或经络相传规律为指导，预先保护未受邪的脏腑。临床上在治疗肝病的同时，常配以调理脾胃的药物，使脾气旺盛而不受邪。又如温热病伤及胃阴时，其病变发展趋势将耗及肾阴，清代医家叶天士提出了"务在先安未受邪之地"的防治原则，主张在甘寒养胃阴的方药中，加入咸寒滋养肾阴的药物，以防止肾阴的耗损。

二、疾病治疗的一般原则和方法

治则是疾病治疗中遵循的具有普遍性意义的一般原则，治法从属于这一原则。

（一）正治与反治

正治与反治，是指所用药物性质的寒热、补泻效用与疾病现象之间的逆从关系而言。

1. 正治

正治指采用与疾病现象的性质相反的方药来治疗的原则，又称"逆治"。如热证见热象，用寒凉药治疗；寒证见寒象，用温热药治疗；虚损性病证出现虚象，用具有补益作用的方药来治疗；实性病证出现实象，用攻逐实邪的方药来治疗。

2. 反治

反治指顺从疾病现象的性质选用治疗药物的一种原则，又称为"从治"。比如，热因热用，即用热性药物来治疗具有假热征象的病证，它适用于阴盛格阳的真寒假热证；寒因寒用，即用寒性药物来治疗具有假寒征象的病证，它适用于阳盛格阴的真热假寒证；塞因塞用，即用补益药物来治疗具有闭塞不通症状的虚证，适用于因体质虚弱，脏腑精气功能减退而出现闭塞症状的真虚假实证；通因通用，即用通利的药物来治疗具有通泻症状的实证，适用于因实邪内阻出现通泄症状的真实假虚证。正治与反治，都是针对疾病的本质而治，其不同之处在于，正治适用于疾病本质与现象相一致的病证，而反治则适用于疾病本质与现象不完全一致的病证。

（二）治标与治本

"标"的意思是树梢；"本"的意思是树根，一个是显露在地面上的部分，可以清楚看见，一个是深埋在地下的部分，难以看见。对疾病来讲，"标"指的是疾病的现象，"本"指的则是疾病本质。掌握疾病的标本缓急，分清主次，治疗就有先后缓急之分。

1.缓则治本

缓则治其本，多用在病情缓和，病势迁延，暂无急重病状的情况下，此时必须着眼于疾病本质的治疗。本病得治，标病自然随之而去。如痨病肺肾阴虚之咳嗽，肺肾阴虚是本，咳嗽是标。此时标病不至于危及生命，故治疗不用单纯止咳法来治标，而应滋养肺肾以治本，本病得愈，咳嗽也自然会消除。另外，先病宿疾为本，后病新感为标，新感已愈而转治宿疾，也属此类。

2.急则治标

病证急重时，标本取舍原则是标病急重当先治。如病因明确的剧痛，可先缓急止痛，痛止则再图其本。又如大出血患者，由于大出血会危及生命，故不论何种原因的出血，均应紧急止血以治标，待血止，病情缓和后再治其病本。另外，在先病为本而后病为标的关系中，有时标病虽不危急，但若不先治将影响本病整体治疗时，也当先治其标病。如心脏病的治疗过程中，患者得了轻微感冒，也当先将后病感冒治好，方可使心脏病的治疗方案得以实施。

3.标本兼治

当标本并重或标本均不太急时，宜标本兼治。如脾虚失运，水湿内停，此时脾虚是本，水湿为标，治可补脾祛湿同用；再如素体气虚，反复感冒，此时治宜益气解表。

（三）扶正与祛邪

正邪消长决定着疾病的发生、发展与转归，正胜邪则病退，邪胜正则病进。因此，治疗疾病的基本原则就是扶助正气，祛除邪气。

扶正，即扶助正气，增强体质，提高机体的抗邪及康复能力，即所谓"虚则补之"，适用于各种虚证。如气虚者益气、血虚者养血、阴虚者滋阴、阳虚者温阳、精亏者填精等均是扶正治法。祛邪，即祛除邪气，消解病邪的侵袭和损害，即所谓"实则泻之"，适用于各种实证。

正胜邪自去、邪去正自安。扶正祛邪的运用要掌握以下原则：攻补应用合理；对虚实错杂证，应根据虚实的主次与缓急，决定扶正祛邪运用的先后与主次；扶正不留邪，祛邪不伤正。具体用法有：单纯扶正、单纯祛邪、攻补兼施、扶正兼祛邪、祛邪兼扶正、先扶正后祛邪、先祛邪后扶正。

（四）调和阴阳

阴阳失衡是疾病的总病机，因此纠正疾病过程中机体阴阳的偏盛偏衰，损其有余、补其不足，恢复人体阴阳平衡，这是治疗的根本原则。损其有余，即"实则泻之"，适用于人体阴阳中任何一方偏盛有余的实证。对于"阳胜则热"的实热证，宜用寒凉药物以泻其偏盛之阳热，此即"热者寒之"。若由于"阳胜则阴病"，此时不宜单纯地清其阳热，在清热的同时，配以滋阴之品。对于"阴胜则寒"的寒实证，宜用温热药物以消解其偏盛之阴寒，此即"寒者热之"之意。若由于"阴胜则阳病"，不宜单纯地温散其寒，在散寒的同时，配以扶阳之品。补其不足，即"虚则补之"，适用于人体阴阳中任何一方虚损不足的病证。对于阴虚不足的虚热证，治宜滋阴以抑阳，"壮水之主，以制阳光"。对于阳虚不足的虚寒证，治宜扶阳以抑阴，"益火之源，以消阴翳"。对于阴阳偏衰的虚热及虚寒证的治疗，明代张介宾还提出了阴中求阳与阳中求阴的治法，补阳时适当佐以补阴药，补阴时适当佐以补阳药。对阴阳两虚，则可采用阴阳并补之法治疗。对于阴阳亡失者，当回阳或救阴以固脱。此外，对于阴阳格拒的治疗，则以寒因寒用、热因热用之法治之。

（五）三因制宜

"人以天地之气生"，即人是自然界的产物，自然界天地阴阳之气的运动变化与人体是息息相通的，因此自然因素会影响疾病的发生发展。另外，患者的个体差异，也对疾病的发生、发展与转归会产生一定的影响。因此，在治疗疾病时，就必须因时、因地和因人制宜。

1. 因时制宜

根据时令气候节律特点，来制订适宜的治疗原则，称为"因时制宜"。一是指自然界的时令气候特点，二是指年、月、日的时间变化规律。要注意在不同的天时气候及时间节律条件下的治疗宜忌。如夏季炎热，机体当此阳盛之时，腠理疏松开泄，则易于汗出，即使感受风寒而致病，辛温发散之品亦不宜过用，以免伤津耗气或助热生变。至于寒冬时节，人体阴盛而阳气内敛，腠理致密，同是感受风寒，则辛温发表之剂用之无碍；但此时若病热证，则当慎用寒凉之品，以防损伤阳气。此外，用寒凉方药及食物时，当避其气候之寒凉；用温热方药及食物时，当避其气候之温热。暑多挟湿，故在盛夏多注意清暑化湿；秋天干燥，则宜轻宣润燥等。以昼夜而言，日夜阴阳消长变化，人亦应之。如阴虚的午后潮热，湿温的身热不扬而午后加重。脾肾阳虚之五更泄泻等，当考虑在不同的时间实施治疗。针灸中的"子午流注针法"即是根据不同时辰而有取经与取穴的相对特异性，它是择时治疗的最好体现。

2. 因地制宜

根据不同的地域环境特点，来制订适宜的治疗原则，称为"因地制宜"。在不同地域长期生活的人就具有不同的体质差异，加之其生活与工作环境、生活习惯与方式各不相同，因此发病不同，疾病治疗要考虑这些差异。如我国东南一带，气候温暖潮湿，阳气容易外泄，易感外邪而致感冒，且一般以风热居多，故常用桑叶、菊花、薄荷一类辛凉解表之剂；即使外感风寒，也少用麻黄、桂枝等温性较大的解表药，而多用荆芥、防风等温性较小的药物，且分量宜轻。而西北地区，气候寒燥，阳气内敛，人们腠理闭塞，若感邪则以风寒居多，以麻黄、桂枝之类辛温解表多见，且分量也较重。也有一些疾病的发生与不同地域的地质水土状况密切相关，如地方性甲状腺肿、大骨节病、克山病等地方性疾病。

3. 因人制宜

根据患者的年龄、性别、体质等不同特点，来制订适宜的治疗原则，称为"因人制宜"。

年龄不同，则生理功能、病理反应各异，治宜区别对待。如小儿生机旺盛，但脏腑娇嫩，气血未充，发病则易寒易热，易虚易实，病情变化较快。治疗小儿疾病，药量宜轻，疗程多宜短，忌用峻剂。青壮年气血旺盛，脏腑充实，病发多为实证，可侧重于攻邪泻实，药量亦可稍重。而老年人气血日衰，脏腑功能衰减，多为虚证，或虚中夹实。因而，多用补虚之法，或攻补兼施，用药量少，中病即止。

男女性别不同，各有特点，治疗用药亦当有别。妇女以血为本，以肝为先天，病理上有经、带、胎、产诸疾及乳房、胞宫之病，要根据病情采用适宜的治法。男子生理上则以精气为主，以肾为先天，有精室疾患及男性功能障碍等特有病证，如阳痿、阳强、早泄、遗精、滑精以及精液异常等，宜结合具体病机而治。

个体体质存在着差异，一方面不同体质有不同的病邪易感性，另一方面，患病之后，由于机体的体质差异与反应性不同，病证就有寒热虚实之别或"从化"的倾向。因而治法方药也应有所不同。

三因制宜的原则，体现了中医治疗上的整体观念以及辨证论治在应用中的原则性与灵活性。

第三章　中医之药

第一节　中药学基本理论

中药是我们的祖先在长期生产生活实践中认识发现的，古代"神农尝百草"的传说就说明了这一艰辛过程。大约相当于新石器时代，为了能够定居下来，彻底告别之前长期以来靠天吃饭、居无定所的日子，于是早期一些人开始寻找可以种植的植物，在通过"尝"的形式判断这种植物是否能吃的过程中，人们无意中通过自身的试验来认识了某些植物的偏性，即对机体引起的反应。当人们利用植物的这些偏性来治疗疾病时，这些植物便成为了药物。"本草"的含义，古人谓"诸药草类最多，诸药以草为本"。由于中药的来源以植物性药材居多，使用也最普遍，所以古来相沿把药学称为"本草"。本草典籍和文献十分丰富，记录着我国人民发明和发展医药学的智慧创造。及至近代，随着西方医药学在我国的传播，本草学遂逐渐改称为"中药学"。中国最早的药物学专书——《神农本草经》大约出现于汉代。该书共载药物365 种，是由若干医家陆续写成的。南朝齐梁时期的道教思想家、医学家陶弘景，把新发现的 365 种药物加了进去，编撰成《本草经集注》一书。唐代苏敬等人编写的《新修本草》在当时是由政府出面组织编写并颁行的第一部药典。明代医家李时珍著成《本草纲目》，该书 52 卷，共载药 1892 种，绘图 1160 幅，这一鸿篇巨著对中国医药学发展做出了重大的贡献。

一、性味

传统中药理论认为，药物有四性、五味，四性即指寒、热、温、凉，五味指酸、苦、甘、辛、咸。药物四性的划分是根据阴阳二分法进行的，温和热是相同性质，但二者所反映的程度是不一样的，寒和凉也是如此。对于疾病的治疗原则，中医认为热者寒之，寒者热之。这句话中的热者、寒者均指疾病的性质而言，后面的寒之、热之则指药物的功用而言。药物四性理论实质上是中国古人采用阴阳二分法对中药的功用性质进行分类。这种分类依据的是药物作用后的结果或现象。比如，药物治好了寒性疾病，或药物引起机体发热，那么此药便是热性药。但是，为什么同样药性的药物功用却不一定相同，不同药性的药物功用又存在相同或相似。这正是药味理论所要回答的问题。药味理论描述的是药物的五种作用趋势，这一理论建立的依据是中国古代的五行思想。五行即金、木、水、火、土，这五者本身就包含着对事物运动形式的认识。五味理论是古人将五行理论渗透到对药物的功用认识中产生的，它也是对药物功用的分类，但是分类依据的是对药物作用过程、形式的臆想。这个分类是有意义的。它补充了药性理论仅从药物作用结果对功用进行分类的不足。因为具体药物的功用结果可能相同或相似，但是作用过程却可能千差万别。比如，同样治疗寒性疾病，可以用辛温药，也可以用苦温、甘温药。

二、归经

中药的归经理论是来说明药物的作用部位。它是继药物性味理论后进一步解释同样性味的药物为何功用有差别。比如，同样是苦寒药，龙胆草入肝经则泻肝，黄柏入肾经则泻肾，黄连入心经则泻心，黄芩入肺经则泻肺。在前面关于五行的论述中已经提出，中国人是依据五行建立的天地人合一系统，来将五色、五味和五脏对应统一起来的。金元医家张元素结合前人对中药的认识，发明了中药归经理论。所谓归经，即中药作用的定位，是某种中药对某些脏腑经络的病变起着主要或特殊治疗作用。张氏以藏象学说、经络学说为理论基础，根据临床疗效，并结合中药形、色、气、味等特性，以判断中药归属何经，指导临床用药；否则归经不明，用药难获满意效果。比如心主神志的功能异常，可导致失眠、多梦、神志不宁、癫狂、痴呆、健忘、昏迷等，分别选用酸枣仁（养心安神）、远志（宁心安神）、朱砂（镇惊安神）等可减轻或消除上述症状，故将诸药归心经。不过，张氏还同时指出，同一类中药，因归经不同而作用部位不尽相同，功效也有差异，用药时应详加分辨。比如泻火中药中，黄连泻心火，黄芩泻肺火，白芍泻肝火，知母泻肾火，木通泻小肠火，黄芩泻大肠火，石膏泻胃火。柴胡泻三焦火，须用黄芩佐之；柴胡泻肝火，须用黄连佐之，胆经亦然。黄柏泻膀胱火。他告诫后人：临证用药不能唯归经论，"不惟只能如此，更有治病，合为君臣，处详其宜而用之，不可执而言也"（《医学启源·用药备旨》）。

三、升降沉浮

中药气味升降理论，早在《黄帝内经》里面就有相关论述，即气味分阴阳，气味有厚薄；气为阳，味为阴；阳气主上升，阴味主下降，因此气薄者未必尽升，味薄者未必尽降。金元医家张元素在此基础上，明确提出中药有气同味异，味同气异，各有厚薄，功效各不相同，并深入探讨了各种中药在人体作用趋向的机制，认为中药可随所治病症不同产生不同的作用趋向。张元素通过药物气味的厚薄不同来解释了相同气或味的药物为何作用不同，进而成功说明了药物功用的差异性。总的说来，升降沉浮是要说明药物进入人体后的作用趋势。中医认为，人体生命活动是靠气来推动的，气的运动形式无外乎升降出入。药物进入人体后，药物要起作用，必然会调节人体气机运动，要么向上向外，要么向内向下。

四、引经药

引经报使学说是金元医家张元素提出来的，其内容是说：某些中药能引导其他中药的药力到达病变部位或某一经脉，起"向导"的作用，使全方发挥更好的疗效，因此这些药物称为引经药，人们俗称"药引子"。一种是引向经脉，如太阳经病，用羌活、防风为引；一种是引向疾病所在，如咽喉病须用桔梗载药上浮。张氏总结了十二经的引经药为：太阳小肠与膀胱经病，在上为羌活，在下则为黄柏；阳明胃与大肠经病，在上为升麻、白芷，在下则为石膏；少阳胆与三焦经病，在上为柴胡，在下则为青皮；太阴脾与肺经病，为白芍药；少阴心与肾经病，为知母；厥阴肝与心包络病，在上为青皮，在下则为柴胡。他还总结提出，治疗六经头痛须各加引经药，如"头痛须用川芎，如不愈，各加引经药，太阳蔓荆，阳明白芷，少阳柴胡，太阴苍术，少阴细辛，厥阴吴茱萸"（《医学启源·用药备旨》）。

五、七情和合

所谓"七情和合"，又称配伍七情、药物七情。这是前人把单味药的应用及药物之间的配伍关系概括为七种情况，称为"七情"，除"单味药运用"之外，皆从组合配伍用药角度论述单味中药通过简单配伍后的性效变化规律。它高度概括了中药临床应用的7种基本规律，它是中医遣药用方的基础。"七情"的提法首见于《神农本草经》，其序例云："药有单行者，有相须者，有相使者，有相畏者，有相恶者，有相反者，有相杀者。凡此七情，全和视之。"所谓单行是指用单味药就能发挥预期治疗效果，不需要其他药辅助，如清金散用一味黄芩治轻度的肺热咳血。相须，即性能功效相类似的药物配合使用，可以增强原有疗效，如大黄和芒硝合用，能明显增强攻下泻热的治疗效果。相使，即在性能功效方面有某些共性的药物配伍合用，而以一药为主，另一药为辅，辅药能增强主药疗效，如补气利水的黄芪与利水健脾的茯苓合用，茯苓能增强黄芪补气利水的治疗效果。相畏，即一种药物的毒性反应或副作用，能被另一种药物减轻或消除，如生半夏和生南星的毒性能被生姜减轻或消除，所以说"生半夏和生南星畏生姜"。相杀，即一种药物能减轻或消除另一种药物的毒性或副作用。相恶，即两药合用，一种药物能使另一种药物原有功效降低，甚至丧失，如人参恶莱菔子，因为莱菔子能削弱人参的补气作用，相恶只是两药的某方面或某几方面的功效减弱或丧失，而不是二药的各种功能全部相恶。相反，即两药合用，能产生或增强毒性反应或副作用。其中，相须、相使表示增效，临床用药要充分利用；相畏、相杀表示减毒，应用毒烈药时须考虑选用；相恶表示减效，用药时应加以注意；相反表示增毒，原则上应绝对禁止。

六、十八反

十八反是指某些药物合用会产生剧烈的毒副作用或降低和破坏药效，为配伍禁忌。十八反最早见于张子和《儒门事亲》，书中列述了3组相反药，分别为：甘草反甘遂、京大戟、海藻、芫花；乌头（川乌、附子、草乌）反半夏、瓜蒌（全瓜蒌、瓜蒌皮、瓜蒌仁、天花粉）、贝母（川贝、浙贝）、白蔹、白及；藜芦反人参、沙参（南、北）、丹参、玄参、苦参、细辛、芍药（赤芍、白芍）。其歌诀为：本草明言十八反，半蒌贝蔹及攻乌，藻戟遂芫俱战草，诸参辛芍叛藜芦。这里明确指出了十八种药物的配伍禁忌。

古今中医在开方用药时都沿用上述禁忌原则，也是学习中医中药必须要弄懂的。诸参究竟应该包括哪些？《本草纲目》中记载为人参、沙参、丹参、苦参、玄参。而党参、太子参、西洋参虽也名为参，但植物来源、成分及功效均与人参不同，又无任何临床依据，不可以其有参名就认定反藜芦。

七、十九畏

"十九畏"歌诀首见于明·刘纯《医经小学》，其书中言："硫黄原是火中精，朴硝一见便相争，水银莫与砒霜见，狼毒最怕密陀僧，巴豆性烈最为上，偏与牵牛不顺情，丁香莫与郁金见，牙硝难合京三棱，川乌草乌不顺犀，人参最怕五灵脂，官桂善能调冷气，若逢石脂使相欺，大凡修合看顺逆，炮服灸焴莫相依。"这里共指出了 19 个相畏（反）的药物：硫黄畏朴硝，水银畏砒霜，狼毒畏密陀僧，巴豆畏牵牛，丁香畏郁金，牙硝畏三棱，川乌、草乌畏犀角，人参畏五灵脂，肉桂畏赤石脂。反药是否同用，历代医家众说纷纭。一些医家认为反药同用会增强毒性、损害机体，因而强调反药不可同用。除了《神农本草经》提出"勿用相恶、相反者"外，《本草经集注》也谓："相反则彼我交仇，必不宜合。"唐代医家孙思邈则认为："草石相反，使人迷乱，力甚刀剑。"这些论述均强调了反药不可同用，有些医家甚至描述了相反药同用而致的中毒症状及解救方法。现代临床、实验研究也有不少文献报道了反药同用引起中毒的例证。但是，古代文献也有不少反药同用的记载，认为反药同用可起到相反相成的效用。如《医学正传》谓："外有大毒之疾，必有大毒之药以攻之，又不可以常理论也。如古方感应丸，用巴豆、牵牛同剂，以为攻坚积药；四物汤加人参、五灵脂辈，以治血块；丹溪治尸瘵二十四味莲心散，以甘草、芫花同剂，而妙处在此。是盖贤者真知灼见，方可用之，昧者不可妄试以杀人也。"《本草纲目》也说："相恶、相反同用者，霸道也，有经有权，在用者识悟尔。"这些都强调了反药可以同用。古今反药同用的方剂也是屡见不鲜的。现代也有文献报道，人参、五灵脂同用活血化瘀治疗冠心病；芫花、大戟、甘遂与甘草合用治疗结核性胸膜炎，取得较好的效果，从而肯定了反药可以同用的观点。当然，反药究竟能同用还是不能同用，这要结合临床和现代实验去检验，因为古人的经验固然可贵，但是也存在认识和实践的局限性，因此使用起来就存在限度。

八、炮制

中药炮制是中医长期临床用药经验的总结。炮制工艺的确定应以临床需求为依据。炮制工艺是否合理、方法是否恰当，直接影响到临床疗效。中药的净制、切制、加热炮制与加辅料制均可影响临床疗效。加热是中药炮制的重要手段，其中炒制、煅制应用广泛。许多中药经炒制后，可杀酶保苷，如芥子、牛蒡子等；煅制常用于处理矿物药、动物甲壳及化石类药物，能使质脆易碎，而且作用也会发生变化。如白矾煅后燥湿、收敛作用增强。血余煅炭后能止血。川乌、草乌加热煮制后，其毒性显著降低，保证了临床用药安全有效。中药经辅料制后，在性味、功效、作用趋向归经和毒副作用方面都会发生某些变化，从而最大限度地发挥疗效。

炮制对药性的影响包括性味、升降浮沉、归经、毒性等方面。通过"反制"纠正药物过偏之性，以缓和药性。如栀子姜汁制后，能降低苦寒之性，以免伤中；通过"从制"，使药物的性味增强，增强疗效。如胆汁制黄连，增强黄连苦寒之性，所谓寒者益寒；酒制仙茅，增强仙茅温肾壮阳作用，所谓热者益热；通过炮制，改变药性，扩大药物的用途。如天南星辛温，善于燥湿化痰、祛风止痉；加胆汁制成胆南星，则性味转为苦凉，具有清热化痰、息风定惊的功效。炮制对升降浮沉的影响，药物经炮制后，可改变其作用趋向，如酒制引药上行，盐炙引药下行入肾经。炮制对归经的影响，中药炮制很多都是以归经理论作指导的，特别是用某些辅料炮制药物，如醋制入肝经，蜜制入脾经，盐制入肾经等。炮制去毒的常用方法有净制、水漂、水飞、加热、加辅料处理、去油制霜等，具有毒性的中药经炮制均可降低其毒性。

药物的炮制方法是根据药物的性质和治疗的需要而定的。药物的性质决定了药物的理化作用。不同的炮制方法和加入不同的辅料，对药物的理化性质和治疗作用有着不同的影响。中药经过炮制以后，由于温度、时间、溶剂以及不同辅料的处理，使其所含的成分产生不同的变化。中药材的化学成分是很复杂的，就某种具体的中药材来说，其中所含的具有一定的生理作用的化学成分，在治疗疾病的过程中，可能是起治疗作用的有效成分，也可能是无效甚至是有害的成分。总的说来，中药炮制目的和意义在于：降低或消除药物的毒性或副作用；改变或缓和药物的性能；改变或增强药物作用的部位和趋向；便于调剂和制剂；有利于贮藏及保存药效；矫味矫臭，有利于服用；提高药物净度，确保用药质量。

第二节　常用 50 味药物介绍

◇ 生姜 ◇

生姜是姜科植物姜的鲜根茎，我国各地均有栽培，主要产于四川、广东、山东、陕西等地。生姜既能生吃，又能用醋、酱、盐、蜜加工食用，它是厨房里不可或缺的调味品。民间有很多关于生姜的说法，常言道"冬吃萝卜夏吃姜，一年四季保平安""一天三片姜，胜过饮参汤""每天三片姜，不劳医生开处方"，这些都说明生姜是人们生活中适宜的保健食物。其实，生姜还是一味很常用的药材，中医认为生姜性味辛温，有发表散寒、止呕化痰的功效，被称为"呕家圣药"。此外，很多中药材有毒性，比如大家常听说的半夏、厚朴，都需要用生姜炮制加工后才能安全入药。常吃生姜能暖胃散寒，促生气血，古人认为它有延年益寿的作用。现代研究发现，生姜能增进食欲，促使肠道蠕动，消除肠胀气。夏季的时候，如果经常有食欲不好、胃肠胀气的表现，推荐采用下面的食疗方：姜红茶，红茶 1~3g，鲜姜 3 片，放杯中沸水冲泡，加盖焖 3~5 分钟。也可以用鲜姜 15g 榨汁后，调入红茶水中；姜汁牛奶，鲜牛奶中加入几滴生姜汁，少许红糖，搅拌均匀后，隔水炖熟温服。

知识链接

【性味】性温，味辛。

【归经】归肺、脾、胃经。

【功能】解表散寒，温中止呕，温肺止咳。解生半夏、南星等药物和鱼蟹等食物之毒。

【主治】风寒感冒，脾胃寒证，胃寒呕吐，肺寒咳嗽。

◇ 紫苏 ◇

紫苏，它的叶子和茎都可以入药，叶子叫做紫苏叶，茎叫做紫苏梗。一般中医说的紫苏,多指紫苏叶。紫苏叶作为一种调味品被广泛使用,用来祛除鱼虾类、肉类等的腥味,鱼虾蟹类偏寒凉的多,紫苏性味辛温,加入紫苏还可以中和食物的偏性,减少食用后胃肠道不适的症状。苏叶作为药用,能够解鱼蟹毒,对于进食鱼蟹中毒,出现腹泻、腹痛、呕吐症状的人,可以用苏叶来解毒,可以直接用苏叶煎汤服,也可以加上生姜、陈皮、藿香等,苏叶有特殊的气味,是因为它含有丰富的挥发油,所以煎煮的时间不能太久。

相传紫苏可以解鱼蟹毒的功效是华佗从一只水獭那儿学来的。华佗用紫苏治好了吃螃蟹中毒的少年,徒弟问他:"老师,您是怎么知道紫苏能治螃蟹中毒的病的,哪本书上这样写了?"华佗就带着徒弟们回忆了一段经历:有一年夏天,华佗带着徒弟在河边采药,忽见一只水獭逮住了一条大鱼,水獭把大鱼叼到岸边,嚼吃了好一阵,把大鱼连鳞带骨通通吞进肚里,肚皮撑得像鼓一样,水獭撑得难受极了。后来,只见水獭爬到岸边一块紫苏地边,吃了些紫苏叶,过了一会儿便舒坦自如地游走了。为什么水獭吃了紫苏叶就逐渐舒服了呢?华佗对徒弟说:"鱼属凉性,紫苏属温性。今天少年们吃的螃蟹也是凉性,我用紫苏来解毒,这是向水獭学的。"

另外,《本草纲目》记载紫苏还有安胎的作用,由于它是一个药食同源的药物,偏性不大,孕妇的寒性呕吐也可以用紫苏止呕安胎。在《保健药膳》中有一个姜苏饮,取生姜 15g,紫苏叶 10g,红糖 20g,将生姜、紫苏叶放入砂锅或搪瓷杯,加水约 500ml,煮沸入红糖趁热服。可缓解风寒感冒症状,对恶心、呕吐、胃痛、腹胀者也有良效,特别对肠胃型感冒、孕妇感冒最为适宜。

知识链接

【性味】性温,味辛。

【归经】归肺、脾经。

【功能】解表散寒,行气宽中,解鱼蟹毒。

【主治】风寒感冒,脾胃气滞,胸闷呕吐。

◇ 薄荷 ◇

薄荷是一味为大家所熟知的中药,也是常见的药食两用的草本植物,全株植物有特殊的清凉香气。薄荷性味辛凉，归肺、肝经，能够疏风清热、利咽透疹、芳香辟秽，最早收录薄荷的本草书籍是唐代苏敬等23人奉皇命编撰的《新修本草》，此书还记录薄荷可以"治宿食不消，下气"。现在市面上出售的薄荷糖、薄荷油，就是利用薄荷的芳香气味，达到清利头目、清利咽喉、疏风清热的作用。云南菜肴中的薄荷牛肉很是出名，薄荷能给牛肉提香，使牛肉的口感不腻不柴，也有助于肉类消化的作用。

希腊神话中还有一则关于薄荷的美丽传说，冥王哈得斯爱上了美丽的精灵曼茜，冥王的妻子佩瑟芬妮十分嫉妒。为了使冥王忘记曼茜，佩瑟芬妮将她变成了一株不起眼的小草，长在路边任人踩踏。可是内心坚强善良的曼茜变成小草后，她身上却拥有了一股令人舒服的清凉迷人的芬芳，越是被摧折踩踏就越浓烈。虽然变成了小草，她却被越来越多的人喜爱，这种草就是薄荷。而不论是生薄荷叶还是入药的干燥全草，在揉搓之后的确气味更加浓郁。

如果有人很喜欢薄荷的味道，那么可以自己制作一份清咽利喉、缓解咽炎的薄荷粥：取材鲜薄荷20g、粳米100g、冰糖5g，先将鲜薄荷叶去除杂质和老黄叶，清水洗净，沥干水备用；将粳米淘洗干净，直接放入锅中，加水适量，用武火将米煮沸，改用文火慢煮；待米烂粥稠时，倒入薄荷叶和冰糖，烧沸即成。或者也可用适量的薄荷叶、黄瓜、柠檬片调制一杯清爽特饮。

知识链接

【性味】性凉，味辛。

【归经】归肺、肝经。

【功能】疏散风热，清利头目，利咽透疹，疏肝行气，芳香辟秽。

【主治】风热感冒，温病初起，风热头痛，目赤多泪，咽喉肿痛，麻疹不透，风疹瘙痒，肝郁气滞，胸闷胁痛。

◇ 菊花 ◇

菊花是菊科植物菊的干燥头序。菊花是中国十大名花之三，花中四君子"梅兰竹菊"之一。按照产地和加工方式不同可以分为"亳菊""滁菊""贡菊""杭菊"等，这四菊也被称为四大名菊。其中，白菊花主产于安徽亳州，毫菊品种最佳；滁菊主产于安徽滁县，品质上乘；贡菊主产于安徽黄山，因古代被作为贡品献给皇帝，故称贡菊，杭菊主产于浙江桐乡，有白菊和黄菊两种。菊花性微寒，味辛甘苦，归肺经和肝经，有疏散风热、清肝明目、清热解毒的作用，其中疏散风热宜用黄菊花，清肝明目宜用白菊花。在古代文人墨客的眼中，菊花也是高风亮节的象征，如陶渊明的"采菊东篱下，悠然见南山"，也因菊花独特的魅力，深受大家的喜爱。《红楼梦》中由探春发起，宝玉和众姐妹响应，于大观园内建起了诗社，以菊花为题写就了12首诗。中国人还有重阳节赏菊和饮菊花酒的习俗。唐代诗人孟浩然有"待到重阳日，还来就菊花"的诗句。其实，在生活中，不论是作为养生或者药用，大家对菊花运用非常广泛，如枸杞菊花茶可以清肝明目、缓解眼部疲劳，取适量的枸杞子和菊花代茶饮即可；还可以用菊花、银耳、莲子加少量冰糖，制成菊花羹，可以清热除烦、滋养五脏等。

知识链接

【性味】性微寒，味辛、甘、苦。

【归经】归肺、肝经。

【功能】疏散风热，平抑肝阳，清肝明目，清热解毒。

【主治】风热感冒，温病初起，肝阳眩晕，肝风实证，目赤昏花，疮痈肿毒。

◇ 葛根 ◇

葛根是植物野葛的干燥根，又称为柴葛根，这是《中华人民共和国药典》中所收录的葛根品种，被确定为正品葛根入药，柴葛根纤维比较多，还有一种叫粉葛根，是植物甘葛藤的干燥根，粉葛根的粉性比较大，可以制成葛根粉作为保健使用，当然也可以药用。其实，这两种葛根都有自己的长处，一般来说，柴葛根偏于清热、解肌、透疹、止泻等；粉葛根偏于生津、止渴。我们一起来看看下面故事中的葛根是柴葛还是粉葛吧！

说有一位挖药老人住在深山密林中，有一天，突然有个小男孩跑来说有人要杀他。原来他是葛员外的儿子，忠心的葛员外被奸臣污蔑密谋造反，昏君下旨要满门抄斩。小男孩逃了出来，却被军官追杀。老人把小男孩藏在了

一本书读懂中医

一个秘密石洞中，躲过了官兵的搜查。后来小男孩被老人收留，每天跟着老人在山上采药。老人常常采集一种草，那种草的块根主治发热口渴、泄泻等病。几年过去，采药老人死了，葛员外的儿子学会了老人的本事，专门挖这种药草，治好了许多患者。葛员外的儿子为这种药草起名为"葛根"，寓意就是说葛家满门抄斩，只留下了一条根的意思。可以治疗发热口渴、泄泻的葛根应当是药用的柴葛根了！

推荐一个关于葛根的食疗方：葛根小排汤，葛根 100g，山药 50g，小排250g，食盐 2g。做法：将小排洗净、焯水煮熟，再放入煮沸的汤水中，加葛根、山药同煮，先用旺火再改用文火煲 1 小时，加入食盐调味即成，可以补脾气、升胃津、调节脾胃肠道功能。

知 识 链 接

【性味】性凉，味甘、辛。

【归经】归脾、胃经。

【功能】解肌退热，透疹，生津止渴，升阳止泻。

【主治】表证发热，项背强痛；麻疹不透；热病口渴，阴虚消渴；热泄热痢，脾虚泄泻。

◇ 石膏 ◇

石膏是一种矿物类药物，主要含有含水硫酸钙，生用主要起清热的作用，煅用主要起收敛止血的作用。临床上运用生石膏清热泻火的比较多，它的使用历史悠久，最早收录于《神农本草经》、医圣张仲景的《伤寒论》中，治疗大热、大渴、大汗出的白虎汤中也用了生石膏。

传说很早以前，天灵山下住着一个贫穷的砍柴伢，他最讲孝心。父母在世时，他总把吃的都给父母，自己挨饿。父母死后，就把父母安葬在天灵山的山洞里，自己在洞里守孝三年。有一天，柴伢砍柴回来，发现山洞里长出了一条石糕，甜软可口，并且怎么吃都不会少。从此，柴伢再也不用为饭食发愁了。山下的财主得知天灵山有宝物，就叫家丁在灵山上掘地三尺，一定要把宝物挖出来，但终究没有找到宝物。传说这石糕是柴伢的父母怜悯儿子变化出来的。玉帝嫌财主太贪心，才命令山神变出厚土把石糕藏起来，石糕就离地几十丈深了，而且慢慢变得坚硬、苦涩，才成为今天的石膏。

如果是肺胃积热导致的痤疮或者酒皶鼻，可以选用银膏绿豆汤进行调理，取金银花 15g，生石膏 20g，绿豆 50g，冰糖适量。将洗净的金银花和生石膏，用水煎煮后取汁，加入绿豆煮熟，再加入冰糖适量调味服用即可。

知 识 链 接

【性味】性大寒，味甘、辛。

【归经】归肺、胃经。

【功能】生用：清热泻火，除烦止渴；煅用：敛疮生肌，收湿，止血。

【主治】温热病气分实热证；热喘咳证；胃火牙痛、头痛，实热消渴；溃疡不敛，湿疹瘙痒，水火烫伤，外伤出血。

◇ 芦根 ◇

芦根就是芦苇的根茎，可以直接挖出洗净后以鲜品入药，也可以干燥后入药，现在临床上的中药一般都用干燥品。芦根甘、寒，归肺、胃经，是一味清热泻火、生津止渴的中药，还可以利尿止呕。关于它清热的作用，有一则小故事可以分享。

江南有个山区，由于方圆百里之内只有一家药铺，所以这个药铺老板也就成了当地的一霸。有家穷人的孩子发高热，病很重。穷人来到药铺一问，药铺老板说退热得吃"羚羊角"，五分羚角就要十两银子。穷人实在吃不起，只有回家守着孩子痛哭。这时，门外来了个讨饭的叫花子，说："退热不一定非吃羚角不可，可以到塘边挖些芦根回来吃，准能退热。"穷人急忙到水塘边上，挖了一些鲜芦根。他回家煎给孩子灌下去，孩子果然退了热。

但是，需要注意的是，不是所有的热都可以用芦根退，用芦根退热，一般是发热伤津液明显，表现为发热、不怕冷、口渴明显、有黏痰等表现的肺热感冒，这类感冒不能发汗，而是需要用这些清热药来退热，如果是有怕冷、发热表现的就应当用麻黄、桂枝发汗解表，汗一出，热就退了。夏天时，自己可以在家制作《温病条辨》中的五汁饮，取适量的梨汁、荸荠汁、鲜芦根汁、麦冬汁、藕汁或者甘蔗汁，加水适量，置大火上烧沸，改小火煮30分钟，温服或者凉服均可，可以代茶频饮，有生津止渴、润肺止咳、清热解暑的功效。

知识链接

【性味】味甘，性寒。

【归经】归肺、胃经。

【功能】清热泻火，生津止渴，除烦，止呕，利尿。

【主治】热病烦渴，胃热呕哕，肺热咳嗽，肺痈吐脓，热淋涩痛。

◇ 夏枯草 ◇

　　夏枯草是植物夏枯草的干燥果穗。夏枯草初春开始破土生长，四月出穗，开紫白色的小花，五月果穗就开始变成棕褐色，外表看上去就跟枯萎了一样，所以叫做"夏枯草"，入药的夏枯草果穗也是在这个时候采收的。夏枯草归肝、胆经，所以它只要清泻肝胆经的火热，从而可以清肝明目、泻火消肿散结，治疗瘰疬、瘿瘤，也就是现在的淋巴结肿大、甲状腺肿大等病证。

　　从前有位书生名茂松，自幼攻读四书五经，然屡试不第。茂松因此积郁成疾，颈部长出许多瘰疬，蚕豆般大小，形似链珠，有的溃破流脓，众医皆施疏肝解郁之法，无效，病情越来越重。这年夏天，茂松父亲不远千里寻神农。神农从草圃摘来药草，说："用此草上端球状部分，煎汤服用。"又说："此草名'夏枯草'，夏天枯黄时采集入药，有清热散结之功效。"茂松按方服之，不久病愈。后来，父子二人广种夏枯草，为民治病，深得人心。

　　推荐一个可以疏肝解郁、清热明目的食疗粥，夏枯草粥，取夏枯草10g，粳米100g，白糖适量。将夏枯草洗净，放入锅中，加清水适量，浸泡5～10分钟后，水煎取汁，加粳米煮粥，待米熟时，加入适量白糖，煮至粥熟即可。

知识链接

【性味】性寒，味辛、苦。

【归经】归肝、胆经。

【功能】清热泻火，明目，散结消肿。

【主治】目赤肿痛，头痛眩晕，目珠夜痛；瘰疬，瘿瘤；乳痈肿痛。

◇ 黄芩 ◇

黄芩是一味常用的清肺热和胃热的中药，有枯芩和子芩的分别，枯芩就是黄芩生长年久的根，看上去干枯中空，所以叫枯芩，枯芩就是善于治疗肺热，而子芩就是生长年少的子根，看上去比较紧实，善于清胃热或是大肠的湿热。黄芩治疗肺热的功效到底有多强？有些肺热的症状，黄芩是可以一味药搞定的，就像李东垣的一味黄芩汤，李东垣是金元四大著名医家之一，他治肺热如火燎、烦躁、想喝水，并且白天病情加重的肺热患者，就是用一味黄芩汤来泻肺经的火热。

据记载，伟大的药学家李时珍20岁的时候，曾患感冒咳嗽，骨蒸发热，胃中火烧火燎，不停地吐痰，寝食不安，人皆以为必死，他父亲李言闻学习过李东垣的书，就按照李东垣的方法，用黄芩一两水煎顿服，第二天，李时珍的热退了，咳嗽也止住了。

黄芩不仅仅可以清热燥湿解毒，还可以用来止血、安胎，著名的固胎方剂泰山磐石散中就有黄芩，方名的意思就是吃了药，胎儿就能像泰山上又大又厚的石头一样稳固了。《丹溪心法》的清金丸也是一味黄芩组成，将黄芩炒制后打成细末，用蜂蜜做成丸子，或者加入淀粉类将其揉搓蒸成小丸子状，每次服用50粒，用来清肺热、除热痰。

知识链接

【性味】性寒，味苦。

【归经】归肺、胆、脾、胃、大肠、小肠经。

【功能】清热燥湿，泻火解毒，止血，安胎。

【主治】湿温，暑湿，胸闷呕恶，湿热痞满，黄疸泻痢，肺热咳嗽，高热烦渴，血热吐衄，痈肿疮毒，胎动不安。

◇ 黄连 ◇

黄连是植物黄连、三角叶黄连、云连的根，别名味连、雅连、云连，这

一本书读懂中医

是根据植物来源不同而有不同的代称，也因为黄连长得很像鸡爪，又被称为鸡爪连。黄连是大家耳熟能详的一味中药，性寒味苦，入口也是极苦的，俗语有云"哑巴吃黄连，有苦说不出"，就说出了其中的滋味，它有清热燥湿、泻火解毒的功效，能够治疗各类因火热病邪导致的疾病。

相传，很久以前，在石柱县黄水坝老山上的一个村子里，有一名叫黄连的帮工，专替人栽花、种草药，突然黄水坝的人都得了一种疾病，高热烦躁、胸闷呕吐、泄泻痢疾、肿痛，渐渐地都失去了劳动力。黄连发现了一种野草的叶边沿具有针刺状锯齿，长有很多聚伞花序，有黄色的、绿色的，也有黄绿色的，草根节形似莲珠，或似鸡爪，或似弯曲的过桥杆，他觉得可以试试，结果真的治好了乡亲们的病，于是这野草就被称为黄连了。

故事中，体现了黄连治疗泻痢、呕吐的功效，其实现在大家熟悉的"黄连素"治疗肠胃炎，就是来源于黄连的这一功效。不过，黄连属于大苦大寒之品，不能久服，脾胃虚寒的人忌用。《肘后备急方》中记载，将黄连与酒同煎后，用药汤频繁含漱，可以治疗口舌生疮。

知识链接

【性味】性寒，味苦。

【归经】归心、脾、胃、胆、大肠经。

【功能】清热燥湿，泻火解毒。

【主治】湿热痞满，呕吐吞酸，湿热泻痢，高热神昏，心烦不寐，血热吐衄，痈肿疔疮，目赤牙痛，外治湿疹、湿疮、耳道流脓。

◇ 金银花 ◇

金银花，又名银花、双花。正名是忍冬，因为由于忍冬花初开为白色，后转为黄色，因此得名金银花。金银花性寒，可以清热解毒，是治疗一切内外痈肿的要药，外科常用方五味消毒饮中就有金银花。另外，金银花还是治疗温病的常用药，治疗外感风热或者温病早期，发热头痛，咽痛口渴的病证，《温病条辨》中著名的银翘散里的"银"就是金银花，用来清肺经的热邪，治疗风热感冒，现在市面上的双黄连口服液中的"双"，也就是金银花（双花），金银花痱子粉也是利用其清热的作用。关于金银花清热解毒、治疗热证和斑疹的功效，还有一则小故事。

传说在很久以前，在一个偏僻的小村里，有一对夫妻生了一对双胞胎女孩，分别叫"金花"和"银花"。金花、银花在父母的呵护下茁壮成长，姐妹俩喜欢自习医书和上山采药，深得父母和乡亲们的赞赏。一年初夏，村子里流行一种不知名的怪病。患病者无一例外地发热，高热不退，浑身上下泛起红斑或丘疹，病后不久即卧床不起，神昏谵语，随即命丧黄泉。郎中们都束手无策，在这危急的关头，姐妹俩挺身而出，主动要求外出为乡亲们求医问药。姐妹俩历经千辛万苦，最终找到了一位隐居的老郎中，老郎中沉吟："你们乡亲患的是热毒症，可以到丘陵、山谷和树林边采集一种初夏开花，花儿成对生于叶腋，初开时白色，后变黄色，黄白相映，严冬不落，叫'忍冬'的草药，它能治好你们乡亲的病。"姐妹俩听罢，立即谢别老郎中四处采集，不久便满载而归，最终治好了乡亲们的病。为纪念姐妹俩的功绩，乡亲们便把那种不知名的草药叫做"金花银花"，后来大家便渐渐地把"金花银花"简称为"金银花"了。

金银花虽为一味中药，但也可以在日常生活中少量代茶饮，如胖大海银花茶，取适量的金银花、胖大海，加入少量的冰糖，直接冲泡后饮用，可以清热利咽，治疗咽喉肿痛。

知识链接

【性味】性寒，味甘。
【归经】归肺、心、胃经。
【功能】清热解毒，疏散风热。
【主治】痈肿疔疮，外感风热，温病初起，热毒血痢，咽喉肿痛，小儿热疮及痱子。

◇ 连翘 ◇

连翘是植物连翘的干燥果实，秋季果实初熟的时候颜色偏绿，习称"青翘"，到了果实熟透了颜色就变成了黄褐色，习称"黄翘"或"老翘"，青翘清热解毒之力比较强，老翘则擅长疏散风热、透热达表。连翘归肺、心、小肠经，主要归于心经，能够清心火、解疮毒，是公认的"疮家圣药"。《珍珠囊》中对于连翘清热解毒的功效有一个很全面的概括"泻心经客热,一也;去上焦诸热,二也;为疮家圣药,三也"。连翘的由来有一个见义勇为的故事。

很久以前,摩天岭的山坳里住着大牛和莲巧这对相依为命的兄妹。有一天,莲巧去山上给哥哥送饭,走到一个山坡上,忽然看到一条大蟒蛇缠住一个孩子。她一个箭步冲上去,搬起一块石头,用力不停地向蟒蛇砸去。蟒蛇疼痛难忍,松开了孩子,张着血盆大口向莲巧扑来,孩子得救了,而莲巧却被蟒蛇缠死。莲巧死后不久,在她的坟旁长出了棵棵小树,小树越长越多,越长越大,人们都说这是莲巧姑娘变的,为了纪念她,就把这种树叫成了"连翘树"。

对于轻型热毒内蕴型的痘痘,可以自制降火清痘茶治疗,取连翘 5g,金银花 3g,杭白菊 3g,每日泡水代茶饮即可,需要注意的是脾胃虚寒之人或值月经期慎服。

知识链接

【性味】性微寒,味苦。

【归经】归肺、心、小肠经。

【功能】清热解毒,消肿散结,疏散风热。

【主治】痈肿疮毒,瘰疬痰核;风热外感,温病初起;热淋涩痛。

◇ 板蓝根 ◇

板蓝根是大家特别熟悉的一味中药,板蓝根颗粒几乎是家家必备的中成药。板蓝根是植物菘蓝的干燥根,性寒味苦,归心、胃经,有清热解毒、凉血、利咽的作用,药理学研究证明它对多种细菌和病毒都有抑制作用,还可以增强人体的免疫力,是中医抗病毒的常用药,也被称为"内毒素清道夫""抗生素伴侣"。板蓝根虽好,但是对于一些没有实火热毒的体虚之人或是脾胃虚寒之人,单独大量运用板蓝根则会戕伐阳气,需忌用或者慎用。

传说板蓝根的由来是跟一场瘟疫有关。有一年,人间瘟疫流行,尸首遍野,南海龙王的儿子青金龙发誓一定要除掉瘟疫,东海龙王的小龙孙也硬要随青龙叔叔到人间去。于是青金龙与紫银龙扮作郎中模样,来到人间,到药王菩萨那里取了神药种子,遍地撒播。不久,药苗发育苗壮,两叔侄用这种药苗的根煎水给患者服用，患者迅速康复。后来叔侄俩决定永留人间，专心防治瘟疫，便携手没入海边神药丛里，变成了两种特别茁壮的药苗。人们知道这药苗是龙子龙孙两叔侄变的，便把它叫做"龙根"。后世医家们著书时把它改称为"板蓝根"。

板蓝根颗粒在药店都可买到，它对于有咽喉肿痛等一系列"上火"症状的感冒比较有效，而对怕冷特别明显、嗓子不痛的感冒疗效就差一些，甚至没有疗效，反而会使身体更加怕冷，或是病情加重。所以，针对咽喉肿痛的感冒，可以用板蓝根颗粒冲水，加入 3~5 片薄荷叶和冰糖，缓解咽部不适症状，如果对于既怕冷又有咽喉不适的感冒，可以用板蓝根颗粒、3~5 片薄荷叶、3~5 片生姜泡水，既能清热利咽，又能散寒。

知识链接

【性味】性寒，味苦。

【归经】归心、胃经。

【功能】清热解毒，凉血，利咽。

【主治】外感发热，温病初起，咽喉肿痛；温毒发斑，痄腮，丹毒，痈肿疮毒。

◇ 蒲公英 ◇

蒲公英，是植物蒲公英的干燥全草。蒲公英在全国各地均有分布，公园、路边都能够见到，因为其开黄花，又被称为黄花地丁，性寒，味苦甘，归肝、胃经，有清热解毒、消肿散结的作用，是治疗乳痈的要药，还可利湿通淋，用于治疗黄疸，因其归肝经，又能清肝明目，治疗肝火引起的目赤肿痛。蒲公英性寒，用量过大可以导致腹泻。蒲公英不仅可以药用，还具有一定的观赏价值和趣味性，蒲公英的种子上有白色冠毛结成的绒球，花开后随风飘到新的地方孕育新生命，由此还衍生出来一段忠贞的爱情故事。

很久以前，在花王国里，国王有五个女儿，她们是牡丹、玫瑰、水仙、百合公主，最小的便是蒲公英。后来，邻近的竹王国里，国王派使者前来求婚，结果牡丹和百合两位姐姐被选中，开始了她们的新生活。但是，不久之后，竹王子得了一种怪病，浑身上下长满黄斑，要想治病必须去天山采雪莲。蒲公英为了拿到雪莲，来到了天山脚下，答应了守候雪莲的女巫的条件，从此浪迹天涯，不再回到花王国去。竹王子得救了，蒲公英也因此开始了漂泊的生命历程。她的种子在风的吹拂下四处飘散，花儿开遍了大江南北，成为最普通的路边野花。

《保健药膳》中的蒲公英粥可以清热解毒、消肿散结，适用于急性乳腺炎、急性扁桃体炎、疔疮热毒、尿路感染等感染性炎症的辅助食疗，取干蒲公英 60g（鲜品为 90g），粳米 100g，将蒲公英洗净、切碎，加水 1000ml，煎煮 30 分钟，去滓，加入粳米，同煮成粥即可。

知识链接

【性味】性寒，味苦、甘。

【归经】归肝、胃经。

【功能】清热解毒，消肿散结，利湿通淋，清肝明目。

【主治】痈肿疔毒，乳痈内痈；热淋涩痛，湿热黄疸。

◇ 野菊花 ◇

野菊花和菊花不是同一种中药，菊花是菊科植物菊的干燥头序，野菊花是菊科植物野菊的干燥头序，野菊花性微寒，味苦辛，归肝、心经，功效比较单一，只有清热解毒的作用，并且野菊花清热解毒的作用比菊花强许多，《本草纲目》记载野菊花"治痈肿疔毒，瘰疬眼瘜"，中医外科用于治疗火毒结聚而引起的痈疮疖肿的著名方剂——五味消毒饮，其中有一味就是野菊花。野菊花历来不是什么名贵的花，但是的确有其强效的清热解毒之功，关于野菊花，有一则励志小故事与大家分享，也希望所有人都能意识到自己的独特与价值！

有一位园丁种了许多花，在精心培育下，花长得很茂盛。一天，园丁去郊外看望他爸爸，回家时，顺便带回了一株野菊花，把它栽到了花园里。一些名贵的花儿看到了这株野菊花，便开始嘲笑它。仙人掌便去安慰它说："没事，每个人都有缺点，只是不必显露罢了。"野菊花听了后，不再哭了。不久，秋天来了，刺骨的寒风吹来，那些名贵的花儿都一个个倒下了，只有它和仙人掌哥哥相依为命活下去了。

每个人都不是十全十美的，我们不应该自卑，也不应该自傲，应该取长补短，才能获得成功。野菊花的食疗很简单，可以将其洗净后，取1茶匙，直接用滚烫的开水冲泡，闷约10分钟后即可，也可酌加红糖或蜂蜜饮用，有缓解咽喉肿痛、痈疖疔毒、湿疹等热证的作用，但是野菊花性微寒，常人长期服用或用量过大，可能会伤脾胃的阳气，出现胃部不适、大便稀溏等胃肠道反应，一般停饮野菊花茶后，症状可逐渐消失，因此脾胃虚寒者及孕妇不宜饮用。

知识链接

【性味】性微寒，味苦、辛。

【归经】归肝、心经。

【功能】清热解毒。

【主治】痈疽疔疮，咽喉肿痛，目赤肿痛，头痛眩晕。

◇ 鱼腥草 ◇

鱼腥草是三白草科植物蕺（音同"急"）菜的地上部分，搓碎后有独特的鱼腥气味，所以叫做鱼腥草。鱼腥草是一味清热药，主归肺经，可以清热解毒、消痈排脓，是治疗肺痈的要药，同时还有利尿通淋的作用。鲜品鱼腥草可以直接捣烂后外敷，治疗热毒炽盛的疮痈，与野菊花、蒲公英等同用，效果更佳。在云南地区，鱼腥草的根凉拌后就是一道美味佳肴，即著名的"凉拌折耳根"。

据说，以鱼腥草为食，还挽救过一个王朝，当年，越王勾践做了吴王夫差的俘虏，勾践忍辱负重假意百般讨好夫差，方被放回越国。传说，勾践回国的第一年，越国碰上了罕见的荒年，百姓无粮可吃。为了和国人共渡难关，勾践翻山越岭终于寻找到一种可以食用的野菜，而且生长能力特别强，总是割了又长，生生不息。于是，越国上下竟然靠着这小小的野菜渡过了难关。这种野菜有鱼腥味，被勾践命名为"鱼腥草"。

推荐一个食疗方——鱼腥草炒鸭蛋。取鸭蛋4只，搅匀待用，锅内加少许素油烧热，投入葱花煸香，放入洗净的切段的鲜鱼腥草150g，煸炒几下，加少许盐，再倒入鸭蛋一起煸炒熟即成，可以对治疗初起肺炎、双目红赤、热性腹泻等症有较好的辅助作用。

知识链接

【性味】性微寒，味辛。

【归经】归肺经。

【功能】清热解毒，消痈排脓，利尿通淋。

【主治】肺痈吐脓，肺热咳嗽，热毒疮痈，湿热淋证。

◇ 玄参 ◇

玄参是植物玄参的干燥根，因为晒干后茎块的肉呈黑色，形状又像人参，所以称为玄参，又名元参、黑参，性微寒，味甘、苦、咸，有清热凉血、滋阴降火、散结利咽的作用，最早收录于《神农本草经》，此书中认为玄参可以"补肾气"，《日华子本草》也认为玄参"补虚劳损，止健忘"，由此可见玄参有补益的功效，这也是它被称为"参"的原因之一吧。

相传古时候，有一个人叫羊勇，养了五头母猪，由于本地番薯产量低又不耐旱，猪饲料远远不够。羊勇走遍西北高原、黄土高原，最后在内蒙古高原找到了他要引进的番薯良种。待到收获季节，羊勇挖出的茎块根本不是番薯。羊勇看了后，不禁仰天长啸道："我受了这么多苦，而它却长出这种东西来，真叫人怨心啊！"后来人们发现这种茎块也是一味清凉解热的良药。于是，人们就用羊勇当时说的"怨心"来命名这种药材了。

因"怨心"与"玄参"谐音，就用"玄参"两字来替代它的药名了。推荐一道可以清咽祛痰，促进肠蠕动的食疗汤：玄参萝卜清咽汤。取白萝卜400g，玄参20g，蜂蜜适量。先将玄参洗净后加水煎煮30分钟，去滓取汁，同时白萝卜洗净切片淋上蜂蜜腌制，将腌制好的白萝卜放入玄参汤中炖1小时即可。

知识链接

【性味】性微寒，味甘、苦、咸。

【归经】归肺、胃、肾经。

【功能】清热凉血，泻火解毒，滋阴。

【主治】温邪入营，内陷心包，温毒发斑；热病伤阴，津伤便秘，骨蒸劳嗽；目赤咽痛，瘰疬，白喉，痈肿疮毒。

◇ 大黄 ◇

大黄是一味为大家所熟识的峻烈泻下药，由于它具有很强的泻下攻积、推陈出新之效，犹如将军一般过关斩将、无往不利，又被称为"将军"；它的饮片表面有一些好看的纹路，又被称为"锦纹"。大黄性寒味苦，除了可以攻下，还可以清热泻火、凉血解毒、逐瘀通经，适合治疗实热便秘、热毒疮疡，还是治疗瘀血证的常用药物。大黄有不同的炮制方法，其中生大黄的泻下力最强，酒制大黄又称"酒军"，活血作用最佳，大黄炭多被用于出血证。大黄的攻下，容易损伤正气，所以非实证，不能妄用，就像下面这则故事，错用大黄就酿成了悲剧。

有位姓黄的郎中，他家祖传擅长采挖黄连、黄芪、黄精、黄芩、黄根这五味药，且善用这五味黄药给人治病，人称"五黄"先生。有一年，五黄先生结识了遭遇家难的马骏父子，马骏从此跟着他学挖药。一天，马骏擅自给一位泻肚子的孕妇开药，本来止泻应用黄连，他却用了泻火的黄根，患者两天就死了。马骏深受教训，从此踏踏实实挖药，五黄先生这才正式教他行医，并将五黄药中的黄根，改为"大黄"，免得后人再用错了这一味药。

生大黄的用法不同，所起到的作用也不一样，将10g生大黄洗净之后直接用滚开水浸泡，喝大黄泡的水，可以消除胃部闷热胀满的感觉；将生大黄稍微煎煮片刻，大概10分钟左右，大黄汤有很好的通便作用。

知识链接

【性味】性寒，味苦。

【归经】归脾、胃、大肠、肝、心包经。

【功能】泻下攻积，清热泻火，凉血解毒，逐瘀通经。

【主治】积滞便秘；血热吐衄，目赤咽肿；热毒疮疡，烧烫伤；瘀血诸证；湿热痢疾，黄疸，淋证。

◇ 桑寄生 ◇

桑寄生是植物桑寄生的带叶茎枝，桑寄生因寄生在桑树上，故得名，桑寄生归肝、肾经，有祛风湿、益肝肾、强筋骨功效，可以用来治疗风湿痹证，治疗日久正虚、腰膝酸软、关节不利的独活寄生汤中的寄生，就是桑寄生。桑寄生还有安胎的功效，如桑寄生散、寿胎丸这些用于治疗妊娠胎动不安的方子中都有桑寄生。现代药理学研究，桑寄生还有降压的作用，可以用于治疗高血压病。

关于桑寄生治疗风湿痹证，还有一段小故事。从前，有个财主家的儿子得了风湿痹病，财主听说南山有个药农，就让小长工去药农那取药，给儿子医治，一连换了好几种药草，也不见效。这年冬天多雪，小长工每次取药，都得在雪地上走40里路。有一天实在太冷，忽然看见一棵老桑树的空树洞里，长出一些小树枝条，很像财主儿子吃的药，就决定用这个顶替草药，谁知财主儿子的病居然好了。小长工怕自己露馅，就求着药农隐瞒自己换药的事，并把这种治好病的小树枝介绍给药农。药农用这种树枝果真治好了几个风湿病患者，因为这种小树枝生在桑树上，就叫它"桑寄生"了。

推荐一款食疗方，桑寄生猪骨汤可以强筋健骨，治疗腰酸背痛、四肢乏力的症状，取猪骨头100g、桑寄生30g、杜仲15g，盐适量。将猪骨头剁块，洗净，滚烫后捞起，将所有材料放入煮锅内，加清水用大火烧沸，再小火炖至熟烂，调味即成。

知识链接

【性味】性平，味苦、甘。

【归经】归肝、肾经。

【功能】祛风湿，补肝肾，强筋骨，安胎。

【主治】风湿痹证；崩漏经多，妊娠漏血，胎动不安。

◇ 藿香 ◇

藿香是植物广藿香的地上部分，又名合香、山茴香，气味芬芳，性味温燥，是一味芳香化湿浊的要药，可以用来治疗湿阻中焦、呕吐和暑湿证，如家家户户都常备的藿香正气水，就是利用藿香化湿止呕的功效。

　　很久以前，深山里住着一户人家，哥哥与霍香相依为命，哥哥娶亲后就从军在外，家里只有姑嫂二人。一年夏天，天气闷热，嫂子中暑病倒，霍香不顾嫂子阻拦，决定独自上山采药治疗嫂子，天黑才回来，原来是被毒蛇咬伤了右腿，等到找来郎中，却为时已晚。为牢记小姑之情，嫂子便把这种药材称为"霍香"。从此霍香草的名声越来越广，并治好了不少中暑之人，因为是药草的缘故，人们便在霍字头上加了个草字头，将霍香写成了"藿香"。

　　《内病外治精要》有三香散可以用来防治四时流感，藿香、丁香、木香、羌活、白芷、柴胡、菖蒲、苍术、细辛各3g，共研细末，用布缝制小药袋，装入药末，佩戴胸前，时时嗅闻。

知识链接

　　【性味】性微温，味辛。

　　【归经】归脾、胃、肺经。

　　【功能】化湿，止呕，解暑。

　　【主治】湿阻中焦；呕吐；暑湿或湿温初起。

◇ 苍术 ◇

　　苍术是菊科多年生草本植物茅苍术或北苍术的干燥根茎，由于产于江苏茅山一带的质量最好，所以又称为茅苍术。苍术苦温燥烈，归脾、胃、肝经，有燥湿健脾的功效，可以治疗中焦湿阻，也可以用于其他湿邪泛滥的病证。

　　相传宋代医道高明的大医学家许叔微，有一个睡前饮酒的习惯，几年后，他时时感到胃中辘辘作响，胁下疼痛，饮食减少，还会呕吐出又苦又酸的胃液来。每到夏天，他的左半身不会出汗，只有右半身出汗。这到底是种什么怪病？许叔微对自己的病情进行了认真分析研究，认为自己的病主要是由"湿阻胃"引起的，选用苍术一味为主药，用苍术粉500g、大枣15枚，生麻油半两调和制成小丸，坚持每天服用50粒。以后又逐渐增加剂量，每日服用100~200粒。服药数月后，他的怪病逐渐减轻，直至获得痊愈。

　　这也体现了苍术燥湿的良好功效，同时也因为其温燥之性，阴虚内热、气虚多汗的人需慎用，否则有伤阴之害。少量的苍术可以作为食疗祛湿的材料，如制成苍术冬瓜瘦肉汤，用苍术15g，冬瓜500g，猪瘦肉500g，生姜、盐、鸡精各适量，将苍术洗净，冬瓜洗净切块，猪瘦肉洗净切块，锅内烧水，水开后放入猪瘦肉，焯去血水，将苍术、冬瓜、猪瘦肉、生姜一起放入砂锅内，加入适量清水，大火煮沸后，用小火煮1小时，调味即可，有健脾燥湿、减肥瘦身的效果。

知 识 链 接

【性味】性温，味辛、苦。
【归经】归脾、胃、肝经。
【功能】燥湿健脾，祛风散寒。
【主治】湿阻中焦证，风湿痹证，风寒挟湿表证。

◇ 厚朴 ◇

厚朴是厚朴树或凹叶厚朴树的树皮、根皮及枝皮，4~6月份剥取，主产于四川，习称川厚朴，归脾、胃、肺、大肠经，它的主要作用也主要针对脾胃、大肠与肺系疾病，治疗因湿邪阻滞中焦的脘腹胀满，或是腹胀便秘，还可治疗痰饮喘咳。厚朴温燥，容易耗气伤津，故气虚津伤和孕妇应当慎用。

相传，几百年以前，厚朴树本是天帝最宠爱的长子，后来被立为太子。一次，天帝带着太子在考察疆域，了解民情，被一群土家姑娘颜如桃花的面容吸引住了。太子蓦然感觉到，这白云深处的木屋吊脚楼，比自己居住的天宫更舒适自由，他当即请示天帝要留下来。天帝一听气急了，一挥手就把太子变成了一棵厚朴树放在了木屋旁的田里。在后来漫长的岁月中，当看到大山里的人们受苦受难的时候，太子就用身上的龙袍普度众生。当人们遇到胸腹疼痛、呕吐、泻痢等疾病时，只要从龙袍上取下一小块皮熬汤喝，病痛顿除，解决他们的一切困难。

厚朴可以用来辅助治疗夏季夹湿的感冒，缓解恶寒发热、腹痛吐泻、头重身痛的症状，如香薷饮代茶频饮，取香薷10g、厚朴5g、白扁豆5g、白糖适量，将香薷、厚朴剪碎，白扁豆炒黄捣碎，放入保温杯中，以沸水冲泡，盖严浸泡1小时即可，有解表清暑、健脾利湿的作用。

【性味】性温，味苦、辛。

【归经】归脾、胃、肺、大肠经。

【功能】燥湿消痰行气，下气除满，消积，平喘。

【主治】湿阻中焦，脘腹胀满；食积气滞，腹胀便秘；痰饮喘咳。

◇ 茯苓 ◇

茯苓是一味大家所熟识的中药，在北京还有美味的茯苓饼小零食，深受广大老百姓的喜爱。其实，茯苓也是一味使用历史久远的中药，《神农本草经》中就有收录。茯苓是一种多孔菌科真菌，就像香菇、金针菇是常见的食用类真菌，茯苓一般寄生在赤松或者马尾松的树根上，具有利水渗湿、健脾、宁心的作用。

相传成吉思汗在中原作战时，小雨连绵不断地下了好几个月，大部分将士水土不服，染上了风湿病，眼看兵败临城，成吉思汗听说，有少数几个士兵因偶尔服食了茯苓，风湿病得以痊愈，大喜，急忙派人到盛产茯苓的地区运来大批茯苓给将士们吃，兵将们吃后风湿病好了起来，成吉思汗最后打赢了仗，茯苓治疗风湿病的神奇功效被广为传诵。这体现了茯苓有很好的祛湿的作用。

《神农本草经》认为茯苓有很好的保健作用，"久服安魂、养神、不饥、延年"，茯苓历来也被当做滋补食品来使用，据说慈禧在晚年就喜食一种叫茯苓夹饼的小点心。《红楼梦》第 60 回中还详细介绍了一种滋补吃食——茯苓霜，即将干净的茯苓碾碎成茯苓末，每天早上取适量的茯苓霜，用牛奶或滚开水将其冲化、调匀即可。此外，茯苓还可以外用，制成茯苓粉面膜：取茯苓粉 10g、杏仁 30g、莲子 10g，面粉适量，将杏仁和莲子一起研细成粉末，倒入一干净容器中，然后再加入茯苓粉及面粉，将 4 种材料一起充分搅拌均匀备用，可以使皮肤光洁，还能起到有效延缓皮肤衰老的作用。

知识链接

【性味】性平，味甘、淡。

【归经】归心、脾、肾经。

【功能】利水渗湿，健脾，宁心。

【主治】水肿，痰饮，脾虚泄泻，心悸，失眠。

◇ 薏苡仁 ◇

薏苡仁是禾本科植物薏苡的成熟种仁，是一味常用的药食同源类中药，也是很常用的利水渗湿药，如用红豆薏米水来除湿气、消水肿为大家津津乐道。薏苡仁味甘、淡，性凉，除了可以利水渗湿，还有健脾、除痹、清热排脓的功效。用于清热利湿时宜生用，若想健脾止泻宜炒用。薏苡仁同时还具有很好的食疗效果，有着"世界禾本科植物之王"和"生命健康之禾"的美誉。在广西桂林地区，有一首民谣是这样唱的："薏米胜过灵芝草，药用营养价值高，常吃可以延年益寿，返老还童立功劳。"那里的很多人平时都有食用薏苡仁的饮食习惯，可滋养皮肤、预防老年斑。现代药理实验研究还发现它的煎剂和提取物对癌细胞有明显的抑制作用，临床也用薏苡仁提取物注射液帮助缓解晚期癌症所带来的痛苦。不过，薏苡仁还有一个鲜为人知的神奇功效，那就是治疗疝疾，据说还与秦始皇有关。

秦始皇曾出现阴囊隐痛重坠的症状，并且阴囊肿大到茶杯大小。宫中御医束手无策，无奈之下，他语告天下，寻找可以治疗这个疾病的医生，有一位方丈胸有成竹地说自己可以治好皇帝的病，方丈掏出一把薏苡仁，又掏出几把土，把它们一起放入锅中翻炒，然后又水煮为膏，送给秦始皇服下。令人称奇的是，没过几天，秦始皇的疝疾就治好了。

《医学衷中参西录》中的珠玉二宝粥，是用薏苡仁、生山药和柿霜饼制成的，补肺健脾养胃，用来治疗脾肺阴亏、食欲差、虚热咳嗽的病证。取生薏苡仁、生山药各60g，柿霜饼24g，先将生薏苡仁、生山药捣成粗渣，煮至烂熟，再将柿霜饼切碎，调入融化，随时服用即可。

知识链接

【性味】性凉，味甘、淡。

【归经】归脾、胃、肺经。

【功能】利水渗湿，健脾，除痹，清热排脓。

【主治】水肿，小便不利，脚气，脾虚泄泻，湿痹拘挛，肺痈，肠痈。

◇ 茵陈 ◇

茵陈，是菊科植物滨蒿或茵陈蒿的地上部分，需要在春季幼苗或者秋季花蕾长成时采收，春天采收的习惯叫"绵茵陈"，秋天采收的叫"茵陈蒿"。茵陈可以清利湿热、利胆退黄，入肝、胆、脾、胃经，是治疗黄疸的要药，也可以治疗湿热内蕴的湿疹瘙痒，可以单用茵陈煎汤外洗，还可以配合黄柏、苦参、蛇床子等共用。

关于茵陈能治黄疸据说还是华佗发现的。以前有一个患者，身目俱黄，全身没有力气，人也消瘦了，来找华佗看病，华佗见了患者得的是黄疸病，也无能为力，患者见华佗也不能治他的病，只好回家等死了。半年后，华佗又碰见那个人，谁料想这个患者不但没有死，反而变得身强体壮，华佗问他吃什么药治好的，那人回答说："我也没有吃过药，就是因为春荒没粮，我吃了些野草度日。"华佗看看就是三月里的青蒿，也许是春三月间阳气上升，百草发芽。三月里的青蒿有药力。第二年开春，华佗又采了许多三月间的青蒿试着治黄疸患者，结果吃一个，好一个。为了把青蒿的药性摸得更准，等到第二年，华佗又一次作了试验，他逐月把青蒿采来，又分别按根、茎、叶放好，然后给患者吃。结果华佗发现，只有幼嫩的茎叶可以入药治黄疸病。为了使人们容易区别，华佗便把可以入药治黄疸病的幼嫩青蒿取名叫"茵陈"。

茵陈治疗黄疸，也是利用了它入肝经，清利肝经湿热的功效，在广东，有以茵陈为主的一种食疗汤水，将茵陈和煎好的鲫鱼，和适量的佐料一起，用猛火煲一小时后，饮用茵陈鱼汤，可以有疏肝、清肝热的作用。

知识链接

【性味】味苦、辛，性微寒。

【归经】归脾、胃、肝、胆经。

【功能】清利湿热，利胆退黄。

【主治】黄疸、湿疮瘙痒。

◇ 肉桂 ◇

肉桂是肉桂树的树皮，肉桂香气浓郁，除了用药，也常被用作香料、烹饪材料。入药时，因剥取部位和品质的不同，又名企边桂、板桂、油板桂等。肉桂性大热，有补火助阳、散寒止痛、温经通脉、引火归原的作用，每次煎服量不宜多，1~4.5g 为宜，也可以研磨冲服，每次 1~2g。桂枝是肉桂树的嫩枝，与肉桂同出一物，不过肉桂长于温里寒，桂枝长于散表寒，是以区别。《汤液本草》载肉桂"补命门不足，益火消阴"，最神奇的是有引上浮的虚阳回归故里，潜藏于肾和命门的作用，也因此功效，救治过古代四大美女之一的西施。

一天，西施抚琴吟唱时，忽感咽喉疼痛，遂用大量清热泻火之药，症状得以缓和，但药停即发。后另请一名医，见其四肢不温，小便清长，六脉沉细，乃开肉桂一斤。西施先嚼一小块肉桂，感觉香甜可口，嚼完半斤疼痛消失，进食无碍，大喜。名医曰："西施之患，乃虚寒阴火之喉疾，非用引火归原之法不能治也。"于是便有了巧用肉桂治喉痛这段传奇故事了。

推荐一款肉桂米酒，它的制作方法很简单，将洗净的肉桂捣碎成粗末，加入米酒中，密封浸泡一周，启封，滤去药渣即可，具有温中散寒、温经通脉的功效。

知识链接

【性味】性大热，味辛、甘。

【归经】归肾、脾、心、肝经。

【功能】补火助阳，散寒止痛，温经通脉，引火归原。

【主治】阳痿，宫冷；腹痛，寒疝；腰痛，胸痹，阴疽，经闭，痛经；虚阳上浮。

◇ 陈皮 ◇

陈皮是大家熟悉的一味理气药，简单点说，就是平常吃的橘子的干燥成熟果皮，因为方得陈久者，入药品质更佳，所以称为"陈皮"。陈皮性温味辛苦，归脾、肺经，有理气健脾、燥湿化痰的功效，可以治疗因痰气交阻引起的一系列偏寒性的症状，如肠胃不适、恶心呕吐、咳嗽咯痰等。橘子除了果皮可以入药，它的核称为橘核，可以理气散结，治疗疝气、肿块等；橘子内的纤维束称为橘络，行气通络作用强；橘树的叶归肝经，有疏肝行气的功效。广东新会产的陈皮为道地药材，也就是为大家所熟识的新会皮、广陈皮。陈皮的最早应用和推广也是由新会开始的，新会人生产的"陈皮普洱茶"已经有100多年的历史，据说这种茶是道光进士罗天池始创的。

有一次罗天池得了感冒，误把陈皮汤当开水倒入茶壶里，喝时才觉得橘子皮味和普洱茶混合的香味沁人心脾。喝了几杯，感觉咽喉舒畅，咳痰也少了。于是心想：普洱茶放置的时间越长，越醇厚滑腻好喝，新会橘皮也是放置的时间越长久去痰镇咳疗效越好，如果将这两种结合起来存放，既方便冲泡饮用，也容易储存起来。于是新会陈皮也随着这种陈皮普洱茶流传开来。

推荐几个食疗茶饮方：陈皮大枣茶（陈皮5g，大枣3颗掰开，直接热水冲泡，有益气补脾、健胃消食的作用），陈皮生姜茶（陈皮5g，生姜3片，热水冲泡饮用，帮助疏散风寒、止咳化痰）；陈皮柠檬茶（陈皮5g，柠檬3片，冰糖适量，可以缓解咽喉不爽的症状）。

知识链接

【性味】性温，味辛、苦。

【归经】归脾、肺经。

【功能】理气健脾，燥湿化痰。

【主治】脾胃气滞证；呕吐、呃逆；湿痰、寒痰咳嗽；胸痹。

◇ 山楂 ◇

山楂酸甜美味，可以生吃，也可以用来煲汤、煮粥，或是制成山楂糕健胃消食。山楂还可以入药，入药的形式还是多种多样的，可以生用，可以炒用，还可以炒焦用。山楂性微温，味酸、甘，归脾、胃、肝经，有消食化积、行气散瘀的功效，《本草纲目》记载山楂"化饮食，消肉积，癥瘕，痰饮痞满吞酸，滞血胀痛"。据记载，山楂的这些功效还治好了一位贵妃，并且留下了现在的"冰糖葫芦"。

那是南宋绍熙年间，宋光宗最宠爱的皇贵妃生了怪病，突然变得面黄肌瘦，不思饮食，御医用了许多贵重药品，都不见效。于是皇帝只好张榜招医，一位江湖郎中揭榜进宫，就是用"棠球子"（即山楂）与红糖煎熬，每次饭前吃5~10枚，贵妃照法连服半月，果真病愈。于是龙颜大悦，命人如法炮制，以备不时之需。后来，这酸脆香甜的山楂传到民间，老百姓又把它串起来卖，就成了冰糖葫芦。

根据现代药理学的研究，山楂可以促进脂肪消化，还可以用来治疗高脂血症、冠心病、高血压病。推荐一款山楂减肥茶，取山楂 100g，干荷叶 50g，薏苡仁 50g，甘草 50g，黄芪 100g，将以上 5 味药共研细末，分装成为 10 包，每日取 1 包以沸水冲泡，代茶饮即可，这样可有消食化积、利水瘦身的作用，黄芪、甘草还可以补脾气，促运化，不会有伤正气的忧虑。

知识链接

【性味】性微温，味酸、甘。

【归经】归脾、胃、肝经。

【功能】消食化积，行气散瘀。

【主治】饮食积滞；泻痢腹痛，疝气痛；瘀阻胸腹痛，痛经。

◇ 三七 ◇

三七是一味耳熟能详的化瘀止血药，主产于云南文山州。云南文山州历史悠久，三七的产量大、质量好，习称"文三七""田七"，是著名的道地药材。三七具有很好的止血作用，药理实验证明它能缩短出血和凝血的时间，在临床上常将三七运用在一些出血证中，单味三七内服、外用都有很好的效果。三七有活血定痛的作用，还是伤科的要药，遇到跌打损伤，或筋骨折伤、瘀血肿痛，三七都是首选用药，可以用黄酒或白开水送服三七粉，如果有皮外伤，也可以用三七粉外敷活血化瘀。话说三七这个名称是怎么来的呢？我们可以从一个故事中得知。

很久以前，有兄弟俩，哥哥继承家传，行医看病且种植药材。有一天，弟弟突然得了急症，七窍出血，哥哥刨了一棵草药煎汤给弟弟服下，弟弟霍然痊愈。哥哥告诉弟弟这是祖传的止血草药。后来弟弟将这救命草药的小苗栽在自家园子里。第二年，这棵草药已长得枝繁叶茂。说来也巧，邻村财主的儿子也得了出血病，打听到弟弟患过类似的病，便来寻医问药。弟弟就把种在自家园子里的那棵草药挖出来，给财主的儿子煎汤喝了。几剂之后，不但没治好病，人还死了。财主像疯了一样，告到县官那里，弟弟被抓了起来。哥哥得知后，急忙前去申诉，告诉县官，这并不是弟弟的过错，弟弟给财主儿子用的确实是止血草药熬的汤，只不过这种草药才生长了一年，还没有药性，要长到三到七年时药力才最强。这件事轰动了十里八乡，人们知道了这种草药的采挖时间，后来人们就给这种草药起名叫三七，意思是生长三至七年的药效最佳。

此外，三七具有补虚强壮的作用，药理实验也证明它可以促进造血，还能提高机体免疫能力，具有抗衰老的作用。民间常将它与猪肉同炖，治疗虚损劳伤。

知识链接

【性味】性温，味甘，微苦。

【归经】归肝、胃经。

【功能】化瘀止血，活血定痛。

【主治】出血证，跌打损伤，瘀血肿痛。

◇ 艾叶 ◇

艾叶是菊科植物艾的叶子，以湖北蕲州的为佳，特称为"蕲艾"。艾叶是"女性之友"，为什么这么说呢？因为艾叶性温，归肝、脾、肾经，功效涵盖了女性的经带胎产。首先，艾叶是一味温经止血的要药，用于各类因虚弱、寒凉而导致的出血病证，尤其适用于月经崩漏，同时还能够温经络、止冷痛、祛寒湿，是治疗妇科胞宫虚寒的必备药物，可以治疗痛经、宫寒不孕、白带清稀量多等，艾叶还是妇科的安胎药，《肘后备急方》记载以艾叶酒煎服，可以治疗胎动不安。艾叶还有消炎止痛的作用，看看孙思邈与艾叶的故事。

传说唐朝名医孙思邈自幼好学，从5岁开始跟随父亲走街串巷给人看病，还经常到山上采草药。一天孙思邈和几个小朋友到山上一起玩耍，有个小朋友一不小心摔了一跤把脚崴了，脚肿得很厉害动弹不得。小朋友疼痛难忍，坐在地上哇哇直哭。孙思邈灵机一动，从地上拔了一把草放在嘴里嚼烂，糊在小朋友疼痛处，过了一会儿，小朋友不哭了，而且肿痛也在逐渐消失。其他小朋友问孙思邈是什么药，孙思邈思索片刻，小朋友疼哭的时候总是哎哎的，就把这种草药叫"艾叶"吧。

关于艾叶的日常运用，大家再熟悉不过了，可以用艾灸条，或者自己揉搓艾绒制成艾炷，热灸穴位，温煦气血，透达经络，配合不同的穴位进行保健，如灸足三里穴可以强健脾胃，灸大椎穴可以疏散风寒，灸关元穴可以暖宫活血，隔盐、隔姜灸神阙穴可以温肾固本等。

知 识 链 接

【性味】性温，味辛、苦。

【归经】归肝、脾、肾经。

【功能】温经止血，散寒调经，安胎。

【主治】出血证；月经不调，痛经；胎动不安。

◇ 丹参 ◇

丹参是唇形科植物丹参的干燥根及根茎，因其药用的根部呈紫红色，又名红根、紫丹参、血参根等。丹参最早记载于《神农本草经》，是一味运用历史悠久的药物，性微寒，味苦，归心、心包、肝经，具有活血调经、祛瘀止痛、凉血消痈、除烦安神的功效，也是妇科调经的常用药，《本草纲目》认为它既能破宿血，又能补新血。《妇科明理论》有"一味丹参散，功同四物汤"之说，可见其活血调经功效显著。在民间，丹参还被称作"丹心"，这与流传的一个感人故事有关。

相传很久以前，东海岸边的渔村里住着一个叫阿明的青年。他从小丧父，与母亲相依为命。有一年，阿明的母亲患了妇科病，经常崩漏下血，久治不愈。有人说东海中有个无名岛，岛上生长着一种花开紫蓝色、根呈红色的药草，能治愈其母亲的病。阿明听后便决定去无名岛采药。可是去无名岛的海路不但暗礁林立，而且水流湍急，欲上岛者十有九死，犹过"鬼门关"。阿明救母心切，毅然决定出海上岛采药，他凭着高超的水性，绕过了一个个暗礁，冲过了一个个激流险滩，终于闯过"鬼门关"，顺利登上了无名岛。上岸后，他四处寻找那种开着紫蓝色花、根是红色的药草，每找到一棵，便赶快挖出其根，不一会儿就挖了一大捆。返回渔村后，阿明每日按时侍奉母亲服药，母亲的病很快就痊愈了。村里人对阿明冒死采药为母治病的事，非常敬佩，都说这种药草凝结了阿明的一片丹心，便给这种根红的药草取名"丹心"，后来在流传过程中，取其谐音就变成"丹参"了。

丹参入心经和心包经，对于心血管疾病的心血瘀阻证有很好的作用，如丹参山楂茶，取丹参 6g、山楂干 10g、白砂糖适量，将山楂去掉果核、丹参清洗干净，切成小块或小片，把山楂和丹参一起放到锅中，加入适量的清水，先用武火将水烧开，然后再用文火煎煮 15 分钟左右，去滓，保留汤汁，加入适量白糖搅拌均匀即可，此汤具有活血化瘀的功效。

知识链接

【性味】味苦、涩，性平。

【归经】归心、肝经。

【功能】收敛止血，止痢，截疟，补虚，解毒杀虫。

【主治】出血证，腹泻、痢疾，疟疾寒热，脱力劳伤，疮疖痈肿，阴痒带下。

◇ 苦杏仁 ◇

苦杏仁是山杏、西伯利亚杏、东北杏或杏的成熟种子，味苦性微温，有小毒，归肺、大肠经，应用历史悠久，最早见于《神农本草经》，载"主咳逆上气雷鸣，喉痹，下气"，意思是说苦杏仁有止咳化痰、润肠通便的功效。这里需要明确指出的是，入药的是苦杏仁，口尝即有明显的苦味，是有小毒的，不能大量应用，婴儿也需慎用，而作为坚果供大家食用的虽然也叫杏仁，但是为甜杏仁，是我国南方栽种的山杏和杏的甘甜成熟种子，甜杏仁甘平，药力较缓，偏于润肺止咳。此外，现代药理学还证明，杏仁有抗突变的作用，在南太平洋，有一个国家——斐济，据资料介绍，斐济是现今世界上唯一一个没有发现癌症的国家，经考察，发现当地居民人人都吃杏，斐济人不患癌有可能与吃杏息息相关。关于杏仁的保健作用，还有许多故事。

传说，明代翰林辛士逊夜宿青城山道院，梦见一位皇姑传授秘方，每天早上食杏仁 7 枚，可延年益寿。此后，这位翰林坚持服食杏仁，至老肢体轻健，头脑敏捷。另有资料显示在喜马拉雅山东南麓，有一个居住着 5 万余人的少数民族地区，这里的人普遍长寿，这与他们常食杏肉干和杏仁有关。

作为日常药膳，杏仁应选取甜杏仁，可以制成杏仁雪梨汤，杏仁 10g、雪梨 1 个，放入锅内，隔水炖 1 小时，然后以冰糖调味，食雪梨、饮汤。此汤具有清热润肺、化痰平喘之功效，适用于秋燥干咳或口干咽燥者，也适用于秋令燥结便秘者。

知识链接

【性味】性微温，味苦。

【归经】归肺、大肠经。

【功能】止咳平喘，润肠通便。

【主治】咳嗽气喘；肠燥便秘。

◇ 枇杷叶 ◇

枇杷叶，就是枇杷树的叶子，我国大部分地区均有栽培，将枇杷叶晒干、刷去毛后就可以直接入药，或者用蜂蜜炮制后再入药。枇杷叶性微寒，味苦，归肺、胃经，有清肺止咳、降逆止呕的功效。单用枇杷叶可制成膏每日服用，或者可以与黄芩等清肺热的药物同用，治疗肺热咳嗽，也可与陈皮、竹茹同用治疗因胃热导致的呕吐。《本草纲目》认为枇杷叶"治胃病以姜汁涂炙，治肺病以蜜水涂炙"。在日常生活中应用鲜枇杷叶也可以参考李时珍推崇的用法。枇杷叶还与清代"扬州八怪"之一的郑板桥有一段小故事。

郑板桥一生坎坷，享年 73 岁，逾越古稀，在当时堪属长寿。晚年的郑板桥，一直幽居茅舍。一次，他偶患咳嗽，却厌服汤药。于是，就到自己的庭院里信手摘了十几张枇杷叶，抹去细毛，然后用泉水煮茶喝。谁知连饮数日后，咳嗽竟然痊愈了。

日常生活中，可以自制枇杷叶蜂蜜冰糖水，这就是一款润喉、止咳化痰的饮品，将枇杷叶洗净、去毛后加清水煎煮 30 分钟，过滤出枇杷叶水，按自己的口味加入蜂蜜、冰糖，放置常温可以代茶饮。

知识链接

【性味】性微寒，味苦。

【归经】归肺、胃经。

【功能】清肺止咳，降逆止呕。

【主治】肺热咳嗽，气逆喘急；胃热呕吐，哕逆。

◇ 钩藤 ◇

钩藤，又名莺爪风，因在叶腋处有弯钩，故而有钩藤这一称呼。中医认为钩藤性味甘、微寒，能入肝、心包经，具有清热平肝止痉的作用。关于钩藤入药的文字记载，最初见于南北朝著名医家陶弘景所写的《名医别录》一书，古代医家认为这味药气味清灵，因此多作为小儿专用药，现今临床上已扩大了它的应用范围，成为内科、妇科、儿科常用药。

关于钩藤这味药，在《红楼梦》里有这样一段故事，话说薛蟠之妻夏金桂不听薛宝钗好言相劝，借酒发疯，大吵大闹，气得薛姨妈怒发冲冠，肝气上逆，"左肋疼痛得很"，薛宝钗"等不及医生来看，先叫人去买了几钱钩藤来，浓浓地煎了一碗，给母亲吃了""停了一会儿，略觉安顿"。薛姨妈"不知不觉地睡了一觉，肝气也渐渐平复了"。钩藤的神奇功效在此得到了很好体现，钩藤之所以能治疗薛姨妈的左肋疼痛，主要是因为钩藤入肝经，能清肝平肝，而薛姨妈因怒伤肝，病根就在肝经上面，所以病药很合拍。

现代研究认为钩藤有很好的降压作用，尤其是对于早期高血压有效。在《食物中药与便方》一书中记载了一个降压茶疗方，方子组成是：用罗布麻 90~180g，钩藤 90~180g。具体做法是：取罗布麻与钩藤研成粗末。每取 20g，加红枣 10 枚（去核），置保温瓶中，冲入开水，闷泡 10 分钟后，代茶频饮。这个方子除了能防治高血压，还能预防感冒。要特别注意，服药必须考虑个人体质，此方阳虚的人要慎用。

知识链接

【性味】味甘，性凉。

【归经】归肝、心包经。

【功能】清热平肝，息风止痉。

【主治】头痛、眩晕，肝风内动，惊痫抽搐。

◇ 天麻 ◇

天麻，又名独摇芝、鬼督邮、定风草、明天麻等，是植物天麻的干燥块茎，冬季采挖的称为"冬麻"，质量较优，春季采挖的称为"春麻"，质量较差。因为天麻的茎直立，茎上没有绿叶，唯独花序集中在茎的最上端，因此会无风自动，所以称它独摇芝。天麻性平，味甘，归肝经，有息风、祛风、平肝阳的功效，《本草汇言》认为天麻"主一切风、风痰"，临床将其用于治疗各类风证，如癫痫、抽搐、眩晕等，这些疾病严重时如鬼作祟，天麻就像是司管鬼的督邮一般，故又称鬼督邮。天麻性味甘平质润，属于是名贵中药材，对于抽搐、惊风、癫痫等疾病，不论虚实寒热都可以使用，并且还能够祛风止痛，治疗肢体麻木、疼痛等症状。

相传，古时候，大山深处有一个部落，大家过着安居乐业的生活。有一天，部落里突然流行一种奇怪的疾病，头痛得像裂开似的，严重的会四肢抽搐、半身瘫痪。部落首领决心去寻找能治愈这种病的"神医"。首领终于来到"神医"住的地方，没想到他刚到门口，就头晕目眩、四肢抽搐，一头栽倒在地上。首领醒过来看见一位老爷爷，手中端着一碗药，让首领喝下去，没一会儿老爷爷已不见踪影。首领知道自己遇到的是"神医"，他的药材是天赐之物，又专治头晕目眩、半身麻痹瘫痪，所谓天降神草，能治麻痹，就把这种药材叫做天麻。

现代药理实验证明天麻有镇静、镇痛消炎、降低血管阻力、增强免疫力的作用，日常生活中可以将天麻做成药膳，间断服用，如天麻炖鸡就有平肝息风、养血安神的作用。准备母鸡 1 只，天麻 15g，茶树菇 50g，调料适量，将鸡去骨切成小块，加入葱、姜等调料放入高压锅中炖熟后，将鸡块、茶树菇和洗净切片的天麻一起放入砂锅中炖煮 30 分钟即可。

知识链接

【性味】性平，味甘。

【归经】归肝经。

【功能】息风止痉，平抑肝阳，祛风通络。

【主治】肝风内动，惊痫抽搐；眩晕，头痛；肢体麻木，手足不遂，风湿痹痛。

◇ 人参 ◇

人参是五加科植物人参的根，别称为地精、神草，有"百草之王"的称谓，也是闻名遐迩的"东北三宝"之一，产于吉林抚松县的质量最佳，称为吉林参。野生的名"山参"，栽培者名"园参"。人参的加工方法也有不同，如直接洗净后干燥的称为"生晒参"，先蒸制后干燥的称为"红参"。大家对于人参的补益作用很是熟悉，认为它是"滋阴补生，扶正固本"的极品，是补气第一要药。《神农本草经》记载就人参，"主补五脏，安精神，定魂魄，止惊悸，除邪气，明目，开心益智，久服，轻身延年"，可见人参有大补元气、补益脾肺、安神益智的作用。一般使用时，用量在3~9g即可，如果用于治疗病情危急的患者，可用到15~30g，使用人参时宜用文火另煎，兑入药汤中服用，这样才不会浪费药材。

传说，很久以前，在长白山上住着一位人参姐姐和她的一群弟弟，有一天一伙挖参人来到这里，准备在这片山坡上寻找人参，领头的老汉外号"山里通"。人参姑娘带着弟弟们东躲西藏，让他们先去别的山坡住，自己留下来，虽然她一天跑九个山头但还是被"山里通"发现了，后来其中一位名叫进宝的挖参人不忍人参姑娘和弟弟们分离，便帮着人参姑娘逃走了。

人参有一种"速食法"，就是把切片的人参3~5g，加水1杯，煮沸5分钟，稍温时，加入少许蜜糖调味，连水带渣一起吃完。这样既方便，又不浪费。但并不是说人参吃得越多越好，长期服用人参或者人参制剂，可能会出现腹泻、皮疹、神经过敏、头痛、心悸等不良反应，或许大家也听说过有人吃了人参后就开始流鼻血，其实出血就是人参急性中毒的特征。因此，若非存在气虚的人，不适宜大量、长期使用人参。

知识链接

【性味】性微温，味甘、微苦。

【归经】归肺、脾、心经。

【功能】大补元气，补脾益肺，生津，安神益智。

【主治】元气虚脱证；肺脾心肾气虚证；热病气虚津伤口渴及消渴证。

◇ 黄芪 ◇

黄芪是植物蒙古黄芪、膜荚黄芪的根，主要产于内蒙古、山西、黑龙江等地，又名棉芪、黄耆等。黄芪性微温，味甘，归脾、肺经，是一味专于补益脾肺之气的中药，蜜炙时能够增强其补中益气健脾的作用，生用时长于利水消肿。此外，民国时期的中西医汇通的医家张锡纯认为黄芪"善治胸中大气下陷"，黄芪还有升阳举陷的作用，适用于各类脏器脱垂的病证。黄芪不仅仅可以用于内科疾病，对于外科疾病中一些因为身体虚弱而导致的破溃难以收口、创面不生的情况，黄芪可以托毒、生肌。

相传古时有一位善良的老中医，姓戴名糁，善针灸术，为人厚道，待人谦和，一生乐于救助他人，后因救坠崖儿童而牺牲。老人形瘦，面色淡黄，人们称他为"黄耆"以示尊敬，意为面黄肌瘦的老者。老人去世后，人们为纪念他，便将其墓旁生长的一种草药起名为"黄芪"。李时珍在《本草纲目》中则是这样来解释它的名字："耆，长也，黄耆色黄，为补药之长，故名。"

黄芪也可做食疗之用，推荐一个可以治疗产后乳汁缺少，又可补虚固表，治疗产后虚汗的黄芪炖鸡汤。将母鸡洗净，剁成块，放入锅中煮开后，捞出冲净沥干；将黄芪、红枣、桂圆肉用清水洗净并浸泡 5 分钟；将所有材料放入电压锅内胆中，注入清水，选择"煲汤"档，食用前加盐调味即可。

知 识 链 接

【性味】性微温，味甘。

【归经】归脾、肺经。

【功能】补气健脾，升阳举陷，益卫固表，利尿消肿，托毒生肌。

【主治】脾气虚证；肺气虚证；气虚自汗；气血亏虚，疮疡难溃难腐，或溃久难敛。

◇ 山药 ◇

山药是植物薯蓣的根茎，又称薯蓣、土薯、山薯蓣，是四大怀药之一，产于河南（怀庆府）之品最佳，特称为"怀山药"。山药性味甘平，归脾、肺、肾经，《神农本草经》认为它可以"补中，益气力，长肌肉"，《本草纲目》载其"益肾气，健脾胃"，可见山药具有滋养强壮的作用。不过，山药气轻性缓，作为补益药入汤剂时，常常配伍其他补气药，如人参、黄芪等，但是山药着实含有较多的营养物质，并且容易消化，在日常生活中，可以把它作为食品长期服用，特别是对于那些大病、久病的羸弱之人，堪称佳品。

相传在古代有一对年轻夫妇，非常不孝顺，媳妇总盼着体弱的婆母早点亡故。于是，每天只给婆母吃一碗稀粥。经过一段时间后，婆母便就周身无力、卧床不起。这事让乡里的一位林姓的老中医知道了，于是将计就计。有一天，林姓的老中医赠送给了他们一种药粉，说给你的婆母吃后，百日后就会死。这小两口照着林老中医的吩咐，天天给婆母吃。结果100天后婆婆身体大好。婆婆在村里边，逢人就夸儿媳妇好。这对夫妇想起以前所作所为，真是羞愧难当。林老中医告诉他们，那个药粉便是山药磨成的粉。

蓝莓山药泥，是夏日里既美味又养生、老少咸宜的凉菜和饭前甜点，制作很简单，将山药去皮后洗净，切段，放入蒸锅中，用大火蒸20分钟，直到山药变软，可以用筷子戳一戳，以中间没有硬芯，筷子能轻松穿透为宜，取出，稍降温后，趁温热时将其压成山药泥，并在山药泥中按自己的口味加入适量的盐和淡奶油充分搅匀；将蓝莓果酱、冰糖加水用大火煮开，小火慢熬，直到蓝莓酱变得黏稠，倒出冷却；将放凉的蓝莓酱直接淋到尚温热的山药泥上即可。

知 识 链 接

【性味】性平，味甘。

【归经】归脾、肺、肾经。

【功能】益气养阴，补脾肺肾，固精止带。

【主治】脾虚证，肺虚证，肾虚证，消渴气阴两虚证。

◇ 杜仲 ◇

杜仲是杜仲树的树皮入药，是一味治疗肾虚腰痛的专药，具有补肝肾、强筋骨的作用，亦可配伍其他中药治疗风湿腰痛、妇女经期腰痛等，有扶正固本之效，《神农本草经》载其"主腰脊痛"。杜仲归肝、肾经，有补益的作用，还可以用于安胎，治疗胎动不安或是习惯性流产。需要注意的是，杜仲是温补之品，阴虚火旺者需要配伍它药使用。

关于杜仲治疗腰痛，有一个悲壮的故事。曾经洞庭湖货运主要靠小木船运输，船上拉纤的纤夫由于成年劳作，十有八九患上了腰疼痛的顽症。有一位青年纤夫，名叫杜仲，心地善良，一心想找到一味药能解除纤夫们的疾苦，便离家上山采药。有一天，他在山坡上遇到一位采药老翁，老翁告诉他，有种能治腰膝疼痛的树皮可以在对面险峻的高山上找到，于是杜仲就决定不畏艰险，爬山找药，沿途的老樵夫连忙劝阻他，可是杜仲一心要为同伴解除病痛，毫无动摇，他艰辛地爬到半山腰时，突然一个倒栽翻滚在山间，正好发现身边正是他要的那种树，于是拼命地采集，但毕竟精疲力竭，又昏倒在悬崖上，最后被山水冲入八百里洞庭。洞庭湖的纤夫们听到这一噩耗，立即寻找，找了多日，在洞庭湖畔一山间树林中找到了杜仲的尸体，他手上还紧紧抱着一捆采集的树皮，纤夫们含着泪水，吃完了他采集的树皮，果真腰膝痛全好了。为了纪念杜仲，人们从此将树皮正式命名为杜仲。

杜仲可以用来泡酒，可以补肝益肾、强壮筋骨。取杜仲 200g，50°~60°白酒 4000ml。将杜仲洗净后装入纱布袋，扎口，与白酒一起置于酒坛中，密封浸泡 20 天，取出药袋后静置药酒，用时取上清液，每日饮用 25ml 左右。

知识链接

【性味】性温，味甘。

【归经】归肝、肾经。

【功能】补肝肾，强筋骨，安胎。

【主治】肾虚腰痛及各种腰痛，胎动不安，习惯性堕胎。

◇ 核桃仁 ◇

核桃仁，又名胡桃仁、胡桃肉，是胡桃科植物胡桃果实的核仁，是大家再熟悉不过的一味中药，也是日常的一份小零食。核桃仁性温，味甘，归肾、肺、大肠经，有补肾温肺、润肠通便的作用，《开宝本草》认为"食之令人肥，润肌黑发"。核桃在我国各地广泛栽培，其中河南卢氏县核桃人工栽培历史已有 1000 多年的历史，是全国闻名的核桃产地，也被国家林业和草原局命名为"中国核桃之乡"。关于卢氏县的核桃栽种，传说是与扁鹊相关。

有一年，卢氏发生了瘟疫，神医扁鹊带着弟子到玉皇山采药，灵芝、天麻、枣皮、金银花都采到了，独独少了主要的一味药——核桃。弟子子阳建议进瓮潭沟，向住在瓮城瀑布上面瑶池旁边的西王母讨要。扁鹊来到瓮潭沟口，得到了王母的丫鬟杜鹃送来的核桃种子，按杜鹃的说法把核埋进土里，眨眼间，面前便长起一棵大树，并且结了无数的核桃。扁鹊就用这棵树上的核桃作药引子，救活了无数的人，消灭了瘟疫。后来，卢氏人就不断地到这儿采种育苗，使全县百姓们的房前屋后、沟旁渠边都长着核桃树，让它一年又一年、一代又一代地向人们奉献着荫凉和硕果。

核桃仁的吃法很简单，有一个小配方推荐给大家：核桃仁3个，五味子7粒，蜂蜜适量，睡前嚼服可以治肾虚耳鸣、遗精。

知识链接

【性味】性温，味甘。

【归经】归肾、肺、大肠经。

【功能】补肾温肺，润肠通便。

【主治】肾阳虚衰，腰痛脚弱，小便频数；肺肾不足，虚寒咳喘，肺虚久咳、气喘；肠燥便秘。

◇ 冬虫夏草 ◇

冬虫夏草是菌科植物冬虫夏草菌寄生在蝙蝠蛾科昆虫幼虫上的子座及幼虫的尸体复合物。冬天蝙蝠蛾科昆虫的幼虫在冬季被冬虫夏草菌感染，染病幼虫钻入土中越冬，幼虫死亡后身躯僵化，这就是"冬虫"的含义，在适宜冬虫夏草菌生长的条件下，夏季时，僵虫的头端会抽生出长棒状的子座，远看就像小草萌芽了，这就是"夏草"的含义。冬虫夏草是唐代开元年间《道藏》一书中记载的"九大仙草"之一，虫草甘温，可以平补肺肾阴阳，有补肾益肺、止血化痰的作用，是虚损调补的要药。冬虫夏草因其神奇的外形和良好的补益功效，一直都被赋予了许多神话色彩。

从前，皇帝有两个儿子，为了争夺王位，老大设下了毒计，想趁弟弟到山上去游玩的时候，将他杀死在山里。仙人得知后，为了保护弟弟，便让他变成了一个虫子。老大看不见他的弟弟，只见虫子满地，于是他施展魔法变成了一只山鹰，想去吃掉虫子，可是虫子很机灵地钻到了地里，仅仅长出一根草尾巴，淹没在草的海洋里了。山鹰无可奈何连气带急地死掉了。从此，聪明的弟弟看破了红尘，宁愿以自己的身躯为人们健康做出贡献。这件事感动了山神，山神就在他已变成虫子的身体里注入了长生不老药。从此，谁能去采挖虫草，吃了以后也就可以延年益寿了。

可见虫草的补益功效已经深入人心。现代药理学研究，虫草还可抑制肿瘤的生长。现在肿瘤科或是其他一些慢性病科室，用于补肺肾、益精气的百令胶囊就是发酵的冬虫夏草菌粉。冬虫夏草，现在的价格相对昂贵，因此在日常保健过程中，将其干燥后打粉每日冲服是最经济实惠的方式。

知 识 链 接

【性味】性温，味甘。
【归经】归肾、肺经。
【功能】补脾益肺，止血化痰。
【主治】阳痿遗精，腰膝酸软；久咳虚喘，劳嗽痰血。

◇ 当归 ◇

当归，是植物当归的根，以甘肃省东南部的岷县产量多，质量好。当归味甘辛、性温，归肝、心、脾经，是中医和血补血的要药，对人是百病可治，各有所归，故名当归。《本草纲目》载："当归调血为妇人要药，有思夫之意，故有当归之名。"

相传在岷山脚下渭水源头，住着一对恩爱夫妻，男的叫荆夫、女的唤秦娘。夫妻二人过着安居乐业的生活。不久，秦娘怀孕生子，得了产后血症，荆夫四处求医。一天，门口来了一位老道人，声称他居住在峨眉山下，管种百草百药，医治人间疾病，如荆夫愿去求药，秦娘之病可治。荆夫经过千里跋涉，来到峨眉山，老道人将荆夫领到一座茅庵旁，指着一种紫杆绿叶开着葱白伞形花序的植物说："这就是你要找的那种药，现在正在开花，要得成药，最少要 3 年时间，今年采籽，明年育苗，到了后年才能栽种成药，还得施肥除草，精心护理，如有疏忽，时间倍增。"荆夫按老道的指点，辛勤栽培。3 年过去，所栽之药有了收获，他准备回乡给秦娘治病。临别之前，老道人将所栽之药捆在一起，交给荆夫说："眼下秦娘病重，正盼你归，当归，当归！"当归之名即从此来。荆夫拜别师傅，回到家中，将所带之药如方配制，给秦娘灌服，病情立见好转，不久便痊愈。

可见当归甘温质润，长于补血，是补血之圣药，可以治疗产后血虚诸症，当归还有活血止痛，张仲景《金匮要略》中治疗产后腹痛的当归生姜羊肉汤中的当归，就是针对产后血虚体质而设的，同时还能够止痛。这也是一道很好用的食疗菜品，准备当归 20g，生姜 30g，羊肉 500g，黄酒、调料适量，将羊肉洗净、切块，加入当归、生姜、黄酒及调料，炖煮 1~2 小时，吃肉喝汤，有补气养血、温中暖肾的作用。

知识链接

【性味】性温，味甘、辛。
【归经】归肝、心、脾经。
【功能】补血调经，活血止痛，润肠通便。
【主治】血虚诸证，血虚血瘀，月经不调，经闭，痛经，虚寒性腹痛，跌打损伤，痈疽疮疡，风寒痹痛，血虚肠燥便秘。

◇ 阿胶 ◇

阿胶是驴皮经过复杂的熬制制成的胶块，古时以产于山东省东阿县而得名，如今东阿阿胶也是道地药材，质量上乘。阿胶是一味动物类药物，属于血肉有情之品，甘平，归肺、肝、肾经，为补血的要药，可以用来治疗血虚证，尤其善于治疗因出血而导致的血虚证，可以纠正贫血状态。同时，它还能够滋阴润肺，治疗肺阴虚导致的咳嗽。阿胶价格昂贵，不适合入煎剂，容易造成浪费，入汤药时，可以加黄酒或直接烊化后冲服。因其质润黏腻，有可能会影响消化，因此脾胃虚弱者应该配合其他药服用，或者少量服用。关于阿胶的补血作用，由下面的故事便可见一斑。

唐朝初年，山东阿城镇上住着一对以贩驴为生的夫妻。妻子阿娇分娩后，气血两亏，身体很虚弱，丈夫听说驴肉能补，于是宰驴给妻子进补。谁知店里伙计偷吃了驴肉，只能把剩下的驴皮切碎入锅，倒满水，生起大火把驴皮熬化，企图隐瞒过去，不想汤冷却后，软化的驴皮凝固成黏稠的胶块。本来不思饮食的阿娇，吃后竟觉得美味可口，很快便将一盆驴皮胶全吃完了。几日后她竟奇迹般地康复了，而且脸色红润，光彩动人。自此以后驴皮胶的神奇功效便流传开来。

现在市面上有各式各样的阿胶糕，其实阿胶糕的制作并不困难，可以自己在家动手完成。准备阿胶、黄酒和冰糖，根据需要准备红枣、桂圆肉、核桃、黑芝麻等其他配料，在干净的陶瓷锅内，放入阿胶和黄酒，文火煎煮，去除阿胶的腥味，待阿胶全部烊化并起泡时，加入红枣、桂圆肉、核桃肉、黑芝麻以及碎冰糖，不停地搅动拌匀，防止粘锅烧焦，大约 30 分钟后，当膏呈现胶着状态时，阿胶糕已经熬成，选择干净、干燥的器皿或者保鲜膜，把熬成的阿胶糕倒入其中，用力挤压，须冷却凝固后，切成各种形状的糕即可。

知 识 链 接

【性味】性平，味甘。

【归经】归肺、肝、肾经。

【功能】补血，滋阴，润肺，止血。

【主治】血虚诸证；出血证；肺阴虚燥咳；热病伤阴，心烦失眠，阴虚风动，手足瘛疭。

◇ 龙眼肉 ◇

龙眼肉，就是鲜龙眼，也就是桂圆，烘干而成的干果，是中医传统的补药，也是一味药食同源的药物，最早记载于《神农本草经》，因其可以补益心脾、养血安神，对虚劳羸弱、失眠健忘等都有很好的治疗作用。《济生方》中，著名的治疗心脾两虚型失眠的归脾汤中就有龙眼肉。

关于龙眼还有一个神话故事，哪吒闹海那次，打死了东海龙王的三太子，还挖了龙眼，这时正好有个叫海子的穷孩子生病，哪吒便把龙眼让他吃了。海子吃了龙眼之后病好了，长成彪形大汉，活了一百多岁。海子死后，他的坟上长出一棵树，树上结满了像龙眼一样的果子。人们从来没有见过和吃过这种果子，穷孩子吃了这种果子不但没有出什么危险，而且身体变得越来越强壮，从此人们就开始把这种果子当作补药吃，并叫它为"龙眼"。

在东海边，家家种植龙眼树，人人皆食龙眼肉，个个身体强健。《随息居饮食谱》中记载玉灵膏，就是用龙眼肉加白糖一起蒸熟，用开水冲服，可以补益气血，对于年老体弱、产后、大病后的人特别适宜，因此也被称为代参膏，就是补益功效可以代替人参的意思。当然，龙眼肉性温，如痰湿、湿热较重者应该忌服，否则容易湿邪更甚，或是火上浇油。

知识链接

【性味】性温，味甘。

【归经】归心、脾经。

【功能】补益心脾，养血安神。

【主治】思虑过度，劳伤心脾，惊悸怔忡，失眠健忘。

◇ 百合 ◇

百合是百合科植物百合或细叶百合的肉质鳞叶，可以干燥后生用，有养阴润肺、清心安神的作用，用蜜炙后可增强润肺作用。百合味甘，性微寒，归肺、心、胃经。关于百合的功效和命名，还有一段传说。

话说有一群被海盗带到孤岛的妇女和儿童没有饭吃，就在岛上到处找吃食，鸟蛋、野果、被潮水冲上岸的死鱼，能进嘴的都吃。有个妇女还挖来一些根圆圆的像大蒜头一样的野草根子，煮熟一尝，挺香，还有甜味儿，大伙儿就都纷纷挖起这种野草根子来了。一连吃了好几天，她们发现这种东西不但能当饭解饿，就连原先几个身体瘦弱、痨伤咳血的患者，吃了这种东西也都康复了。第二年，有一条采药船偶然经过孤岛，船上的采药人救了妇女和儿童，并且带回许多"大蒜头"。经过栽种、试验，果然发现这东西有润肺止咳、清心安神的作用，就把它当药用了。因为在岛上遇难的妇女和孩子合起来一共百人，所以就给大蒜头起了个名字，叫"百合"。

由此可见，百合不仅含有淀粉、蛋白质等营养元素，可以充饥补虚，还可以治疗劳嗽咳血，并且百合的外观与大蒜头十分相像，有些超市及菜市场也有新鲜百合出售，可以购买后制作百合银耳莲子汤：将银耳撕开，清洗一下，装入暖水瓶数小时，等到有点黏软时备用；先将锅里加水煮开，可依个人口味放入冰糖，将去除莲心的莲子放入煮烂；然后下入银耳煮至开锅，最后放入百合煮熟即可食用，也可加入红枣、枸杞、桂圆等。

知识链接

【性味】性微寒，味甘。

【归经】归肺、心、胃经。

【功能】养阴润肺，清心安神。

【主治】阴虚燥咳，劳嗽咳血，阴虚有热的失眠心悸，百合病心肺阴虚内热证。

◇ 石斛 ◇

石斛，是植物石斛的茎，入药的石斛，可分为环草石斛、马鞭石斛、黄草石斛、铁皮石斛、金钗石斛五种，唐代开元年间的《道藏》把石斛列为中华九大仙草之首，尤其是铁皮石斛，属于石斛中的上品，常被作为高端保健品使用。铁皮石斛还有一个名称是铁皮枫斗，为何称为枫斗？其实就是石斛的加工品，取石斛的茎加工炮制，边烤边扭成螺旋形或弹簧状，就称为枫斗。石斛有益胃生津、滋阴清热的功效，药理实验证明其还有增强免疫力的功能。

传说，在两千多年前，秦始皇身边有一个叫徐福的术士，有一次徐福做了奇异的梦，梦见在浩瀚飘渺的大海中有一座仙山，他看见两位仙子，对着一颗奇葩说："恳请紫楹仙子赐予救命仙丹"，说完，奇葩的花瓣上便长出一颗玉露。梦醒后徐福茶饭不思，只想去梦中仙山，为皇帝求长生不老之仙草。秦始皇立即颁旨令徐福带,3000个童男童女横渡东海，求长生不老之药。无奈徐福一干人最终还是徒劳无功，有去无回，滞留东瀛岛。而徐福梦中所见的"紫楹仙子"就是后世的滋阴极品——野生铁皮石斛。

其中的"紫楹"即"滋阴"之意也。那么，石斛怎么吃呢？如果有鲜品石斛，可以将其栽于砂石内，可供随时取用，可以直接泡水，也可将石斛晒干，打粉后泡水饮用，可以根据自己的口味加入冰糖或者蜂蜜，这样是最经济实惠、物尽其用的吃法。

【性味】性微寒，味甘。

【归经】归胃、肾经。

【功能】益胃生津，滋阴清热。

【主治】胃阴虚证，热病伤津证；肾阴虚证。

◇ 黄精 ◇

黄精是百合科植物黄精、滇黄精或多花黄精的根茎，又名鸡头黄精、黄鸡菜、爪子参、老虎姜、鸡爪参。为什么会叫做某某参呢？就是因为黄精有补益作用，《本草纲目》认为黄精"补诸虚……填精髓"，《日华子本草》认为黄精补五劳七伤。严格来说，它是一味补阴药，归脾、肺、肾经，可以健脾润肺、补益肾阴，因黄精偏性不大，性平，味甘，作用缓和，所以可以单用熬制成膏滋，每日服用；或者现在也有即食黄精，味道不错，可以当零食吃。

关于黄精的命名及神奇功效，可以看一则小故事。很久以前，有个小姑娘自幼父母双亡，被迫到一个财主家打长工，狠心的财主每天逼她砍柴种地，却不怎么给她吃饱饭，于是小姑娘只好在饿时挖野菜和草根吃，偶然间，她发现一些开着淡绿色小花的不知名的草，她挖出草的根部，发现根部形如鸡头，肉质肥厚，洗净就吃，觉得清爽可口，仿佛吃水果一般。从此以后，她每天都吃这种植物的根，逐渐从一个瘦弱的黄毛丫头出落成一个亭亭玉立的大姑娘。华佗听闻，便找到这个姑娘，问她："你吃了什么东西变得如此健康？"姑娘说："我在林子里吃一种草根，长得像鸡，所以我叫它黄鸡。"华佗仔细研究了一下"黄鸡"，发现它可用于治疗体虚瘦弱、气血不足、肺痨、胸痹以及肺燥咳嗽，简直就是药中之精华，后来就把它改称"黄精"，并一直沿用至现在。

黄精性平，可以用于食疗，与猪肉共同烹调，取补肾养血、滋阴润燥的功效，如黄精炖猪肉，取黄精60g，猪瘦肉500g，精盐、料酒、葱、姜、胡椒粉适量，将猪肉洗净切块，放入沸水锅中焯去血水，捞出备用，黄精洗净切片，葱、姜拍破，将肉、黄精、葱、姜、料酒、盐同放入锅中，注入适量清水用武火烧沸，然后改文火炖至肉熟烂，拣去葱、姜、黄精，用盐、胡椒粉调味即成。

知识链接

【性味】性平，味甘。

【归经】归脾、肺、肾经。

【功能】补气养阴，健脾，润肺，益肾。

【主治】阴虚肺燥，干嗽少痰，肺肾阴虚，劳嗽久咳，脾胃虚弱，肾精亏虚，内热消渴。

◇ 枸杞子 ◇

枸杞子是家喻户晓、妇孺皆知的一味药食同源的中药，它是植物宁夏枸杞的成熟果实。宁夏是枸杞原产地，栽培枸杞已有 500 多年的历史，李时珍的《本草纲目》中称"全国入药杞子，皆宁产也"，因此宁夏所产枸杞也就是我们所成的道地药材，品质好，药效佳。枸杞子是一味很好的补益药，具有滋补肝肾、益精明目的作用。《药性论》中记载枸杞子"补益精，诸不足，易颜色，变白，明目……令人长寿"。正好有一个传说，与《药性论》的论述不谋而合。

说是在宋代某日，有位在朝使者奉命离京赴兴州（今银川）等地办事，在途中见一位年轻貌美约十六七岁的姑娘，唠叨着在追打一个白发苍苍、弓腰驼背的老头。使者见状便下马挡住那姑娘责问："此老者是你何人，你应尊敬老人，为何如此对待他？"那姑娘回答："这人是我的曾孙儿。"使者惊道："那你为何要打他呢？"答曰："家有良药他不肯服食，年纪轻轻就这样老态龙钟的，头发也白了，牙齿也掉光了，就因为这个，所以我才要教训他。"使者好奇地问道："您今年多少岁了？"姑娘应声说："我今年已有372岁了！"使者听后更加惊异："您用什么方法得到高寿的呢？"姑娘说："我没有什么神秘方法，只是常年服用了一种叫枸杞子的药，据说可以使人与天地齐寿。"使者听罢，急忙记录了下来，并称为神仙服枸杞法。

这是一个传说，应该有夸张的成分，但是从侧面也反映出了枸杞不仅有补益功效，而且性味平和，适宜每日保健服用。现在为大家所熟识的有枸杞菊花茶，取适量的枸杞子和杭白菊泡水代茶饮，有滋肾养肝明目的功效；或是枸杞红枣桂圆汤，取适量的枸杞子、红枣、桂圆肉煲汤，具有滋补肝肾、养血益气的功效。

知识链接

【性味】性平，味甘。

【归经】归肝、肾经。

【功能】滋补肝肾，益精明目。

【主治】肝肾阴虚及早衰证。

◇ 桑椹 ◇

桑椹，既是一味酸甜可口的水果，也是一味补阴的中药，每年的 4~6 月份可以买到新鲜的桑椹。桑椹入药只需要晒干或者略蒸后晒干即可，中医认为它性寒，味甘、酸，归肝、肾经，有滋阴补血、生津润燥的作用，《滇南本草》还认为其能"益肾脏而固精，久服黑发明目"，根据这一记载，现在临床上仍然用桑椹膏养发、乌发。

桑椹作为一味药食同源的补益类药物，传说还救过汉朝开国皇帝刘邦的性命。相传公元前205年，刘邦在徐州被项羽打得丢盔卸甲，急匆匆躲进了一个阴暗的山洞里。回营后头痛、头晕的老毛病却突然复发了，以致头痛欲裂，天旋地转，随即腰酸腿软，连大便也难以排出。好在当时附近的黄桑峪有桑林密布，为渡难关，刘邦只得渴饮清泉，饥食桑果。没出几日，头痛、头晕竟不知不觉地痊愈了，大便也痛痛快快地解了出来。后来刘邦成了汉朝的开国皇帝，仍念念不忘桑椹的救命之恩。

新鲜桑椹不易于储存，如欲一年四季均可用桑椹进行补益，养血润燥、止渴生津、美髯健身，可以自己将其制成桑椹膏。准备质佳的桑椹、冰糖或蜂蜜。

先将桑椹洗净煎汁，加适量清水，加热煎煮，待水量蒸发减少再添水继续煎煮，反复煎煮2小时后，倒出汤汁，再将桑椹渣进行煎煮，如此反复3次左右，最后将桑椹渣取出榨汁，和前几次取出的汤汁合并，过滤；再进行浓缩：将桑椹汁加热熬炼，待汤汁变浓时，减少火力，并用勺子不停搅拌汤汁，以防止焦化，搅拌到桑椹汁滴在纸上不散开来时暂停熬炼，这就是经过浓缩而成的清膏；准备收膏，按自己的口味加入适量的蜂蜜或烊化开的冰糖，搅拌均匀，用小火加热微炼，并不断用勺子搅拌，直至能扯拉成旗或者滴水成珠，就是将膏汁滴入清水中凝结成珠而不散即可收膏；存放：将桑椹膏装入清洁的玻璃瓶或瓷瓶中，先不加盖，用干净纱布将瓶口遮上，放置一夜，待完全冷却后，再加盖，阴凉处存放。之后，每天取 2~3 勺用开水冲服即可。

知识链接

【性味】性寒，味甘、酸。

【归经】归肝、肾经。

【功能】滋阴补血，生津润燥。

【主治】肝肾阴虚证；津伤口渴、消渴及肠燥便秘等证。

◇ 五味子 ◇

五味子是植物五味子或华中五味子的成熟果实，前者称为"北五味子"，后者称为"南五味子"，现在中医将其归为敛肺涩肠类药物。五味子性温，味酸、甘，归肺、心、肾经，最早记录于《神农本草经》，认为其能"主益气，咳逆上气，劳伤羸瘦，补不足，强阴，益男子精"，可见五味子不仅仅是一味单纯的敛肺涩肠药，可以治疗止咳、止汗、止泻、止遗精，它还有良好的补益作用，如后世著名的治疗肾虚精亏所致的阳痿不育的五子衍宗丸中就是利用了五味子补肾的作用。

传说很早以前，长白山脚下一个村庄里有个青年叫苦娃，靠给一个姓习的员外放牛度日。这个习员外给他吃的是猪狗食，常常打骂他。几年下来，苦娃积下了一身的病，习员外把他赶出了家门，扔在很远的树林子里。这时有一只喜鹊飞来，衔着种子，撒在苦娃身边的草地上。等苦娃醒来，周围长出了一株株小树，红里透黑的果子挂满枝条。苦娃摘了一串塞进了嘴里，只觉得甘、酸、辛、苦、咸五味俱全，一气儿吃了半个多时辰，只感到精神焕发，一身的疾病也顿觉全无，苦娃的病竟然被这些野果子治好了。

因这种果子具有"五种味道"，人们就将它取名为"五味子"。现代药理学研究还发现五味子有利胆，降低转氨酶，保护肝细胞的作用。五味子可以直接洗净后泡水喝，不仅可以起到养阴生津、敛阴安神的补益功效，还有利于肝脏的代谢。

知识链接

【性味】性温，味酸、甘。

【归经】归肺、心、肾经。

【功能】收敛固涩，益气生津，补肾宁心。

【主治】久嗽虚喘；自汗，盗汗；遗精，滑精；久泻不止；津伤口渴，消渴；心悸，失眠，多梦。

第四章　中医之方

第一节　方剂学基本理论

方即是指医方。在《隋书·经籍志》这本书中说："医方者，所以除疾疢保性命之术者也。"这句话的意思是说，一个方子实际上就代表了治疗疾病的技术，因此一个医生治病水平高低全凭方子的疗效来体现和说明。剂，古作齐，意思是调剂。在《汉书·艺文志》一书中这样描述："调百药齐，和之所宜。"由此可见，方剂一词的含义是把不同的药物组合在一起形成复方来治疗疾病的一门技术。

一、方剂发展简史

在中国古代很早的时候人们就使用单味药物来治疗疾病，并且据史料记载最初人们并不知道把药物煎煮出汤剂来服用，而是直接将它咀嚼服用，像吃食物一样。后来经过长期的医疗实践，人们才学会将几种药物配合起来煎煮制成汤液，即是最早的方剂。方剂的产生意味着中药复方出现了，人们不再只是停留在对单味药的认识上，而是开始探讨单味药物功用之间的关系。有了中药复方，治病疗效增加了，副作用减少了。其实，关于中药复方的出现，在中国医史学上有"伊尹制汤"的说法，意思是方剂的出现与一个叫做伊尹的人有关。据说伊尹这个人精通厨艺，他经常给君王贵族做膳食，因此有人说他常常用烹饪的道理来和君王探讨治国之道。关于汤，我们知道它是把食材放在水里煮熬做成的，和药物使用一样，最初人们也只会把一种食材煮汤，伊尹在实践中摸索出把不同的食材放一起煮汤的经验。这个来源于生活实践的经验自然也启发了当时的人们对中药复方的探索。当然，这只是一个传说，伊尹做汤和中药复方究竟有没有关联还不好下定论。事实上，伊尹或许只是商朝这个时期的代表，它所要表达的真正含义是，中药复方是在这一时期从人们的生活实践中产生。随着时间推移，人们在医疗实践中创制了很多的药方。战国至两汉时期，出现了一本著名的典籍《黄帝内经》，书中虽然仅仅载有 13 首方子，但是对中医治疗原则、方剂组成结构、药物配伍规律以及服药宜忌等方面的内容论述详细，奠定了方剂学的基本理论基础。考古人员在长沙马王堆汉墓中发现的《五十二病方》，被认为是目前现存最早的一部方书。《汤液经法》这本著作可以看作是对方剂理论的初步总结。东汉时期，著名医家张仲景撰写了竹简版的《伤寒杂病论》，由于书中的方子组方严谨，配伍精当，用量精妙，疗效卓著，因此被后世医家尊称为经方。在张仲景的书中还记载了多种中药剂型，它几乎包括所有传统剂型。魏晋南北朝至隋唐是一个临床实践全面展开，实用经验大量积累时期，其中一个显著标志就是这一时期方书的数量倍增，但多已亡佚。晋代医家葛洪编撰的《肘后救卒方》一书中收载了大量简、便、廉、效的方子，并首次提出成品药的概念，主张将药物加工成一定剂型，贮之以备急用。唐代医家孙思邈所著《千金要方》载方 5300 首。王焘的《外台秘要》载方 6000 多首。此外，宋代还出现了由政府组织编写的《太平圣惠方》，载方 16834 首。宋代收载方子最多的书当推《圣济总录》，书中有方子 2 万余首。《太平惠民和剂局方》是宋代官办药局制售中药成药的处方和制剂规范，也是第一部由朝廷颁发的药典，其中收载 297 首方子，这个药典对维护当时的医药市场是具有重要意义的，他为当时制药售药提供了法律依据。金元时期是医学史上百家争鸣的时间段，出现了刘完素、张从正、李东垣、朱震亨为代表的医家。刘完素著有《宣明论方》《伤寒直格方》，张从正著有《儒门事亲》，李东垣著有《脾胃论》《兰室秘藏》，朱丹溪著有《丹溪心法》《格致余论》，以他们为代表的医家对方剂的创制和运用都做出了很多贡献。宋金元时期和剂局方盛行，医家们提倡不能拘泥经方，而要根据临证来拟方，出现后世所说的"时方"。这个观点是有重要意义的，它实际上提出医生在临床上要据病立方，不能以方对病，换句话说就是要避免经验主义错误，要实事求是。金代医家成无己所著《伤寒明理药方论》，选伤寒方 20 首，依据《黄帝内经》的理论来作解，首开为方作论之先河。明代编著的大型方书《普济方》收载方子 61739 首，可称得上是方书之中收录方子最多的书。《医方考》是医学史上第一部方论专著，它汇集了历代医家的名方，并对其方义进行了详细分析。到了清代，方论类的专著大量涌现出来，如汪昂撰写的《医方集解》、吴仪洛撰写的《成方切用》等，这些著作对方剂学原理进行了深入探讨，充实了其内容。此外，这时候为了更好地学习中医，方便读者阅读和记忆，出现了大量方歌手册，比如汪昂撰写的《汤头歌诀》。明代隆庆年间，西方的传教士来了中国，西医也就被它们传入中国，直到近代以来，西医在中国这块土地上站稳了脚跟，中西医之间的关系就成为这一时期医学界讨论的焦点。有些人抵制西医，有些人主张西化，其中折衷派一直秉持着汇通中西医的思想，理论上主张中西医理相通，实践上主张中西医两法合用，在这种中西医结合的认识和实践之下自然也就产生了一些方子，如著名医家张锡纯撰著《医学衷中参西录》，载方160首，立法处方均有新见解。新中国成立后，在政府的支持下，对古代方书和民间秘方、验方进行了大量发掘、整理，并开展了古方新用和创制新方。

二、方剂的分类

关于方剂的分类方法，古今历代医家对此进行过多种探讨和尝试，大略有按病名、证候、功效、临床分科、方剂结构、病因、脏腑、组方、剂型等多种方法。按病名分类的方法最早应该出现在《五十二病方》这本书里。按方剂组成结构的分类法只见于《黄帝内经》中的"七方"。在张仲景的《伤寒论》里，把方子分散在太阳、阳明、少阳、太阴、少阴、厥阴这6种病里，也体现了一种按照病证分类的方法。按病因和脏腑的分类法，首见于《备急千金要方》。按功效分类的方法应该源于唐代陈藏器所撰写的《本草拾遗》。明代，《景岳全书》中提出"补、和、攻、散、寒、热、固、因"，称为"八阵"，也是一种分类，它把遣药组方看作排兵布阵一样，分为8类。按主方的分类方法见于明代施沛的《祖剂》。清代，新安医家程钟龄在《医学心悟》一书中提出按照功效进行分类的，这种方法对运用方剂大有裨益。按临床疾病分科对方剂分类的方法首见于《妇人婴儿方》;《备急千金要方》中也有妇人方、少小婴孺、七窍病等按科分类法。这种分类方法比较实用。按剂型的分类法多见于现代中成药制剂手册，便于制剂时查找使用。

三、方剂的配伍

方剂是由多味药组成的，这些药并非杂乱地堆在一起，而是要按照一定的规律组合在一起，如同排兵布阵一样，这样才会有疗效。一般来说，一个方子由君药、臣药、佐药、使药四部分组成。"君臣佐使"的提法最早当见于《黄帝内经》，它是这样描述的："主病之为君，佐君之谓臣，应臣之谓使。"古今历代医家对其含义的解释不尽相同。君药是一个方子的核心和灵魂，它是针对病的，臣药是协助君主治病的。中医所说的病是根据患者的主诉来定的，即患者最感痛苦的症状和体征。比如，头痛必用川芎，也就是说不管什么类型的头痛，都要以川芎为君药，因为川芎是针对主病的药物。这个君药既然是方剂中针对病起主要治疗作用的药物，其药味应该少，药量相对要大。臣药既然是协助君药以增强治病作用，它们之间应该是协同作用或者相互补充。临床上，疾病表现有主有次，依据主症确定病名，依据兼症确定证候。佐药就是用来协助君药治疗兼证或次要症状，或抑制君、臣药的毒性和峻烈之性，或为其反佐，防止发生病药对抗。使药的作用在于引导方中诸药直达病证所在，或调和方中诸药作用。

四、方剂的剂型

所谓"剂型"，是指中医方剂的制剂形式。在长期的医疗实践中，中医方剂出现有汤、酒、茶、露、丸、散、膏、丹、片、锭、胶、曲，以及条剂、线剂等多种内服、外服剂型。这些剂型的产生都是以疾病治疗的实际需要为出发点，为临床治疗服务的。那么，这些不同的剂型在治疗中究竟有何不同的作用呢？

汤剂是最常见的一种剂型，它是将医生配合的药方加水按照一定的方法煎煮饮用。汤剂具有吸收快、作用迅速、加减灵活、针对性强等特点，故适于急病、新病以及病情较急而亟须荡涤病邪或扶持正气的病证治疗。

酒剂，古称"酒醴"，俗称"药酒"。它是将配方浸入酒中，经过一定的时间，待药性浸出于酒然后饮用的一种制剂。酒剂由于酒本身有活血舒筋之功效，因此多适用于风湿痹痛等病症。

茶剂是将药方配料轧成粗末，制成块状或粉末状剂型泡服冲饮。茶剂有时也可以加进茶叶同制，服用时仅用沸水冲泡即可，饮用极为方便，有的也可煎服。

露剂是将配方加水蒸馏，取蒸馏所得的药液饮用。如平日常见的金银花露。露剂药力相对轻微，且多由芳香类药物组成，故一般适用于儿科轻症，或作为夏令饮料服用。

丸剂是将配料药物研成细末，然后以水或蜜、面糊、米糊、药汁、蜂蜡等拌制成大小不等的药丸子，如六味地黄丸。临床一般多适用于慢性或虚弱性病症的调理。某些有毒或芳香走窜的药物制成的丸药，也可治疗急症，如备急丸、苏合香丸等。

散剂分内服、外用两种。内服者指将处方中的药物研成粗末，用水调服，或者煎汤服用。散剂兼具汤剂的吸收快、作用迅速，以及丸剂的用量小、容易携带等特点，尤其适用于脾胃病的调理和某些急症的治疗，如平胃散、五苓散、行军散等。除了内服之外，外科也常用研得极细的散剂调敷，治疗体表局部病变，如生肌散、金黄散等。

膏剂和散剂一样，也分内服和外用两种。内服的是先把配料加水煎熬，滤去渣滓，再加进水、冰糖、蜂蜜等熬成稠厚的膏滋，如十全大补膏等。内服膏剂多适用于需要长期进补的慢性虚证。外用的则用棉籽油或花生油等先将药物煎熬去滓，接着再放进黄丹、白蜡等辅料收膏，然后根据需要装瓶或趁热平摊在纸或布上，制成膏药。外用膏剂多适用于外科疮疡或风寒痹痛等病症治疗。

丹剂是将药物研成细末，精制成丸状、锭状的制剂。丹剂也有内服和外用之分。内服有玉枢丹（又称紫金锭）、至宝丹等，外用一般以含有汞、硫等矿物药的细末为主，如白降丹、红升丹等。

古代"片剂"是把生药切制成片，比如生姜片、人参片。随着中药制剂的发展，现在多将中药研成细末，或制成流浸膏，然后加入赋形剂淀粉压制成片状制剂，片剂携带和服用方便，应用十分广泛。

锭剂是把药物研成极细粉末，然后加进适当的黏合剂制成纺锤、圆锤或长方等不同形状的固体或半固体制剂，如紫金锭等。锭剂除了可以挫末调服或磨汁饮用，还可磨汁涂敷外部患处，因此也适用于内外科等多种疾病的治疗。

除了以上常见中药剂型外，还有把动物的皮、骨、甲、角等用水反复煎熬浓缩后，制成固体块状物的阿胶、龟甲胶等胶剂；把药粉与面粉相糅合，使之发酵并切成块状的六神曲、半夏曲等曲剂；把药末附粘在纱布条上或单用药末加浆搓成药条，使之便于插入伤口，从而起到化脓或腐蚀疮口作用的条剂；把丝线或棉线放进药汁里浸煮，用以结扎瘘管或赘肉、痔疮等，使之自行萎缩脱落的线剂；以及用药煎汤浸洗局部或全身的浸洗剂，用药物烧烟熏治的熏剂，把药物先制成丸剂或锭剂，或直接用丝棉包裹药末，然后再将其塞进阴道，用以治疗白带、阴痒等证的坐药。近年来，又发展了口服液、冲剂等新的剂型。总之，中药剂型的种类繁多，为中医临证治疗提供了极大的便利。

总的说来，不同的剂型是根据疾病治疗需要设定的，既然如此，在临床上就要根据实际情况正确合理地运用它们。

五、服药方法

正确的服药方法在治疗过程中往往有事半功倍的功用，反之则影响疾病的治疗效果。总之，中药的服药方法是根据病情需要和方药特点决定的，与临床治疗效果有着重要的关系。但是，实际上目前临床上可以见到，许多医生忽略这一点，多数患者对服药方法缺乏足够的认识，没有认真地按要求服药。这不得不引起我们认真对待，我们知道，疗效是多方面因素决定的，不仅仅是看医生开的方子。其实，治病就像一个医生打开一把锁一样，钥匙选对了，如果使用钥匙的方法不对，锁也是打不开的。因此，医生掌握正确的服药方法，并告知患者如何去做，这是一件十分重要的事情。

首先，正确服药方法体现在合理的服药时间。一般说来，补阳益气、温中散寒、行气和血、消肿散结等药物宜晨服，主要理由是以借人体的阳气、脏气充盛之势，祛除病邪。健胃药、驱虫药均宜空腹服，理由是清晨胃及十二指肠均无食物，此时服药避免与食物相混合，能迅速进入肠中并保障较高的浓度而充分发挥药效。对胃肠有刺激药物宜饭后服，因饭后胃中有较多食物，可减少对胃黏膜的刺激。如治疗心脏病药，滋阴健胃、涩精止遗药，缓下剂及安神药宜在临睡时服。有些病定时而发，掌握发病规律可在发病前适当服用，如截疟药应在疟发前 2 小时服。解热发汗药、泻下剂药物以微汗、缓泻度，不拘于定时服用。调经药宜在行经前日开始服用。

其次，服药方法体现在服药的冷热。一般来说，温服是在药不热不冷的时候服用，以防过冷、过热对胃肠产生不良刺激。热服即在煎好后，药液还较热的时候服用，以患者适应为度。比如用辛温解表药治疗外寒证时，热服可以发汗解表；治疗内寒证时，热服可助祛除沉寒痼疾。冷服即药液放凉后服用，适用于热证或临床上出现的真热假寒证，用苦寒清热药治疗内热证，寒服可助清解热邪。凉血、止血药也可用此法。顿服即一次将药服完，迅速发挥药效者为顿服。此服法多用于重症和胃肠道病患者。频服即根据病情，不同时段服不同浓度的药液，分数次频频饮用为频服，多用于咽喉病患者。饭前服即一般在饭前 20~30 分钟服药，用于治疗虚证和肠胃病、下焦病证。饭前服药，主要有利于药物在胃内发挥作用，使药液充分作用于胃壁，较快地通过胃而进入小肠，及时分解吸收发挥药效。饭后服一般在进食后 20 分钟服用。治疗心肺病和一般疾病常采用该服法，其优点是可避免药物对胃产生刺激，减少副作用。冲服即是用药液将不易溶于水或不宜煎煮的药末冲服送下。

再次，正确服药方法还体现在服药次数。一般而言，每日 1 剂，分 2~3 次服，可保持血药浓度均衡、持久、稳定，有利于提高药物疗效。病情较轻的慢性病，可隔日 1 剂。服用药性较剧烈的药物，采用一次顿服的方法，以免损伤正气。咽喉、食管等部位的疾病，采用频服之法，每日数次徐徐含咽，使药物慢慢通过病变部位，持续发挥作用。

最后，正确服药方法还体现在服药禁忌。服药期间，一般应忌食生冷、油腻、辛辣、腥臭等刺激性食物，脾胃虚弱者应注意。如果服用清热凉血、解毒消肿、平肝、润肺、明目等药物时，忌酒、蒜、可乐、咖啡、辣椒、羊肉等辛温刺激之品。服用温经、补阳、涩精止泻、祛风湿、止寒痛药物时，忌食冷饮、生梨、螃蟹、柿子、竹笋等寒凉之品。皮肤病患者，应忌咸水鱼类、羊肉、臭豆腐、猪头肉等诱发食物；水肿病患者要禁食腌制食品及盐。忌服药过量，否则会造成不良后果。催吐药过量会伤脾胃。清热药过量能导致中焦部分阳气衰微。理气药用量过多易耗气伤阴。病邪未净者服补养药过早者会产生"闭门留寇"的后患。服发汗解表药后，宜多喝热开水或食热稀粥，服后应安卧，以助药力促使汗出，同时忌服酸味食物及冷水。服人参和其他滋补药时忌萝卜，以免降低或消除滋补效力。

除此之外，要注意观察服药后的反应，如服泻下药或驱虫药后应注意便次数、质量、颜色、气味，有否虫体排出等。凡服用药性猛烈或有毒药物，如牵牛子、大戟等，应严格按医嘱给药，并密切观察脉象、血压、呕吐、腹痛等情况。如发现剧烈腹痛、呕吐不止、大汗淋漓、心悸气短等中毒现象，应立即停药，报告医生。禁忌乱服、滥用药物，否则会搅乱机体的平衡状态，降低机体的抗病能力，加重机体肝、肾等脏器负担，导致功能不良。保持良好的情绪状态，合理膳食，做到"有病先治、未病先防"，确保疾病早日康复和预防病症的发生。

第二节　常用 50 首方剂

◇ 银翘散 ◇

银翘散源自清代吴瑭的《温病条辨》，该书称本方为"辛凉平剂"，主要功效为辛凉透表、清热解毒，用于风热感冒，表现为发热头痛、口干咳嗽、咽喉疼痛、小便短赤。现代临床主要用于流行性感冒、流行性腮腺炎、扁桃体炎、急性上呼吸道感染，还可用于流行性乙型脑炎、流行性脑膜炎、咽炎、麻疹、小儿湿疹等属于风热表证。方中金银花、连翘辛凉轻宣、透泄散邪、清热解毒为君；薄荷、牛蒡子辛凉散风清热，荆芥穗、淡豆豉辛散透表、解肌散风为臣；桔梗、甘草以清热解毒而利咽喉为佐；竹叶、芦根清热除烦、生津止渴为使。诸药相合，共成辛凉解肌、宣散风热、除烦利咽之功。金银花是忍冬科，忍冬属多年生半常绿缠绕及匍匐茎的灌木，以藤蔓和花朵入药。藤叫忍冬藤，花叫金银花。金银花自古就被誉为清热解毒的良药。它的性味甘寒，气味芳香，甘寒清热而不伤胃，芳香透达又可祛邪。金银花这个药既能宣散风热，又善清解血毒，可用于各种热性病，如身热、发疹、发斑、热毒疮痈、咽喉肿痛等症，效果都比较显著。尤其是与连翘搭配，更是一绝，后世发明的银翘散，便是以金银花、连翘为主药的。

我们生活中应用当辨清风热风寒，风热表证可用，夹湿的也不适合用。切忌不宜久煎，肺要取轻清，非轻不举，辛凉的成分，芳香辟秽成分，过煮则挥发了，剩下来的就是味厚的苦寒类的了。当然剂型选择上也应该注意，这个方本身用的是煮散剂。为杵散以后要煎服，煎一下，时间很短。他原来说沸三五沸，开三五开，形容它很短，香气大出，即取服，当然做成丸剂以后会影响疗效。丸者缓也。尤其是证情较重，那更应该采用汤剂，汤者荡也，因为它主散剂带有汤剂特点，药力布散快、发挥作用快、吸收快。

知识链接

连翘 30g，银花 30g，苦桔梗 18g，薄荷 18g，竹叶 12g，甘草 15g，芥穗 12g，淡豆豉 15g，牛蒡子 18g，上杵为散，每服 18g，鲜苇根汤煎。香气大出，即取服，勿过煮，之所以"勿过煮"，是因为"肺药取轻清，过煮则味厚而入中焦矣"；"病重者，约2时1服，日3服，夜1服。轻者3时1服，日2服，夜1服。病不解者，作再服"。

◇ 荆防败毒散 ◇

荆防败毒散是治感冒的万能方，出于《摄生众妙方》，是宋代大医家钱乙所著的《小儿药证直诀》中的名方败毒散去人参、薄荷、生姜加荆芥、防风加减而得，主治同败毒散，主要功效为发汗解表、散风祛湿。现代常用于感冒、流行性感冒、支气管炎、发热、流行性腮腺炎、风湿性关节炎、痢疾、过敏性皮炎、湿疹、破伤风等。本方亦可用于痢疾、疮痈初起而有表寒证者。荆防败毒散是一个疏散风寒、祛湿消疮方剂，处方中有大量搜风之药，彻行内外，既能鼓舞脾胃之气，升腾中焦阳气，又能宣肺开腠逐寒，化湿和胃降浊。现代药理研究具有解热、镇痛、抗病毒等功效，目前在兽医市场应用也很广泛。方中羌活、独活并为君药，辛温发散，通治一身上下之风寒湿邪。川芎行血祛风；柴胡辛散解肌，并为臣药，助羌活、独活祛外邪，止疼痛。枳壳降气，桔梗开肺，前胡祛痰，茯苓渗湿，并为佐药，利肺气，除痰湿，止咳嗽。甘草调和诸药，兼以益气和中。荆芥、防风开肌腠发散风寒，皆是佐使之品。方中柴胡的用法最为巧妙，另有深意。外感是一个动态的过程，寒热经常转化，判断外感风热或由寒化热的标志，往往是患者表现出的热重寒轻的症状。如果从柴胡退热的角度来说，败毒散对风热外感也具有适应性。可以说，败毒散的用药涉及外感六淫中风、寒、湿、火4个环节，几乎可称为一个通治之剂、万能之方。

据说明朝大臣毛纪毛阁老的孙子患了天疱疮，是儿童中的一种传染病，发病后身上起大水疱，也叫脓疱疮，传染性很强，毛阁老很是果断，立刻让人去太医院把薛立斋请来。薛立斋一看，这位毛小朋友"发热脉数"，显然是个热证啊，于是开出了荆防败毒散这个方子，然后再加上黄芩和黄连两味苦寒之药。另外用患处金黄散外敷（成分是滑石和甘草）4剂药，毛小朋友就痊愈了。

荆防败毒散对体虚感冒适用，素体实热者不适用。现在临床也常用于兽医领域，对猪流行性感冒、牛的口蹄疫都有较好的治疗和预防作用。

羌活、独活、柴胡、前胡、枳壳、茯苓、荆芥、防风、桔梗、川芎各4.5g，甘草1.5g，上药用水300ml，煎至240ml，温服。

◇ 大承气汤 ◇

大承气汤为泻下峻剂，峻下热结第一方，出自东汉末年时名医张仲景编著的《伤寒论》，具有峻下热结之功效。主治实热与积滞壅结于肠胃、腑气不通所致阳明里热实证，临床常用于治疗急性单纯性肠梗阻、急性胆囊炎、呼吸窘迫综合征、挤压综合征、急性阑尾炎等。方中大黄泻热通便，荡涤肠胃；芒硝软坚润燥；枳实、厚朴消痞除满，行气散结。方中大黄苦寒，泻热通便，荡涤肠胃实热结滞，且能活血，为君药。芒硝咸寒，能泻热通便，润燥软坚，协大黄则峻下热结之力更增，为臣药。厚朴、枳实行气散结，消痞除满，并助硝、黄推荡积滞，共为佐药。四药合用，共奏峻下热结之功。本方的配伍特点在于寒性泻下药配伍行气消滞药，使胃肠气机通畅，里热积滞得以速去，从而使津液得以保存，即所谓"釜底抽薪""急下存阴"。使用本方时，应以痞（心下闷塞坚硬）、满（胸胁脘腹胀满）、燥（肠有燥屎，干结不下）、实（腹中硬满，痛而拒按，大便不通或下利清水而腹中硬满不减）四证及苔黄、脉实为依据。

《经方临证集要》摘录黎庇留的医案：患者黄某某，15岁。4月患发热，口渴，咳嗽，大便3、4日一行，10余日不愈，始延余诊。以大柴胡汤退热止咳，5月4日热退尽，可食饭，唯青菜而已。6日晚，因食过饱，夜半突然腹痛甚，手足躁扰，循衣摸床，肆咬衣物，越日午刻延诊。诊时手足躁扰，惕而不安，双目紧闭，开而视之，但见白睛，黑睛全无，其母骇甚，惊问何故？余曰：此阳明悍热也，慓悍滑疾之气上走空窍，目系为其上牵而黑睛为之抽搐，故只见白睛也。其母曰：可治否乎？余曰：急下则可医，如救焚之救，稍缓则无及也。即立大承气汤一剂，嘱其速煎速服，务必大下乃有生机。其母畏惧，留余座医。3时服药，4时未下，再与大承气汤一剂，5时依然未动，再照此方加重其量，7时许，腹中雷鸣，转矢气，知为欲下之势，当乘机直鼓而下，唯大承气汤已服数剂，始欲下而未下，遂嘱其将全数药渣煮，半敷脐上，半熏谷道。不及20分钟即下泥浆状黑粪一大盆。一般大承气所下为水，此连服数剂而仅下泥浆，其悍热之凶险可知。下后，手足安静，宁睡一宵。次早诊之，人事虽醒，两目依然白睛。悍热已退，大势安定，毋庸再下。但热极伤阴，燥极伤络，阴伤无以荣筋，故目系急而睛未下耳，当清热养阴为要。遂拟竹叶石膏汤去半夏加竹茹，或黄连阿胶汤，或芍药甘草汤加竹茹、丝瓜络，交替煎服，15日黑睛仅露一线，16~17日再露一半。18日晨，黑睛全露，并能盼顾自如，再调理数日而愈。

大承气汤、小承气汤、调胃承气汤、复方大承气汤的比较：四个承气汤均用大黄以荡涤胃肠积热。大承气汤硝、黄并用，大黄后下，且加枳、朴，故攻下之力颇峻，为"峻下剂"，主治痞、满、燥、实四证俱全之阳明热结重证；小承气汤不用芒硝，且3味同煎，枳、朴用量亦减，故攻下之力较轻，称为"轻下剂"，主治痞、满、实而燥不明显之阳明热结轻证；调胃承气汤不用枳、朴，虽后纳芒硝，但大黄与甘草同煎，故泻下之力较前二方缓和，称为"缓下剂"，主治阳明燥热内结，有燥、实而无痞、满之证；复方大承气汤由大承气汤（枳壳易枳实）加炒莱菔子、桃仁、赤芍而成，故行气导滞、活血祛瘀作用增强，适用于单纯性肠梗阻而气胀较重者，并可预防梗阻导致局部血瘀气滞引起的组织坏死。

临床应用切记，表未解而肠胃热结未成者，不宜用；虽邪热积结壅滞，但正气虚损者，不宜单独使用本方；孕妇禁用；急性阑尾炎合并腹膜炎，或有休克症状者，绞窄性肠梗阻及肿瘤梗阻者，不宜用。

知识链接

大黄（酒洗、后下）12g，厚朴（炙，去皮）半斤24g，枳实（炙）12g，芒硝（冲服）9g，先煮枳实，厚朴，后下大黄，汤成去渣，纳芒硝，溶化服。

◇ 麻子仁丸 ◇

麻子仁丸是治疗脾约证的代表方剂，出自张仲景的《伤寒论》。其主要功效为润肠泻热，行气通便。现代主要用于习惯性便秘、痔疮便秘、老人与产后便秘等证属肠胃热者。本方证为肠胃燥热，脾津不布所致。其证在《伤寒论》中称之为"脾约便秘"。系由肠胃燥热，脾受约束，津液不布，但输膀胱，则小便频数；肠失濡润，致大便秘结。治宜润肠药与泻下药同用。方中火麻仁润肠通便，为君药。杏仁入肺与大肠经，上肃肺气，下润大肠，以降肺润肠；白芍养阴敛津，柔肝理脾，共为臣药。大黄苦寒泄热，攻积通便；枳实下气破结；厚朴行气除满，共用以加强降泄通便之力，同为佐药。本方以蜂蜜为丸，取其甘缓润肠，既助麻子仁润肠通便，又缓小承气汤攻下之力，兼为使药。本方特点：泻下药与润肠药并用，攻润结合，体现润下之法；用丸小量渐加，意在缓下，故为缓下之剂。

名医刘渡舟曾治疗一男性刘某，28岁。患大便燥结，5、6日排解一次，每次大便时，往往因努责用力而汗出湿衣，但腹中无所苦。口唇发干，用舌津舔之则起厚皮如痂，撕之则唇破血出。脉沉滑，舌苔黄。此是胃强脾弱的脾约证。疏以麻子仁丸一料，服尽而愈。

脾约证仍属阳明腑实证之一，但是这种大便难有以下特点。经常性和习惯性的大便秘结，其粪块异常干硬，虽然数日不大便，但无腹满腹痛、潮热、谵语等证，所以不属于承气汤的治疗范围，而应该用麻子仁丸润下通便。本方为丸剂，依次渐加，均意在缓下，润肠通便，虽为润肠缓下之剂，但本方含有攻下破滞之品，津亏血少者，不宜常服，孕妇慎用。现代医学中大便干结型便秘原因在于肠道蠕动慢，胃肠道自身分泌黏液少，而麻子仁丸方可增液、润滑、促进胃肠蠕动，缓慢调理胃肠道功能，故长期服用可从根本上解决大便干结导致的便秘，值得临床推广应用。

知 识 链 接

麻子仁500g，芍药250g，炙枳实250g，去皮大黄500g，炙厚朴250g，杏仁，去皮、尖，熬，别作脂250g。上6味，蜜和丸，如梧桐子大，饮服10丸，日3服，渐加，以知为度。上药为末，炼蜜为丸，每次9g，每日1~2次，温开水送服。亦可水煎服，用量按原方比例酌定。

◇ **小柴胡汤** ◇

小柴胡汤为和解少阳的代表方剂，最初见于东汉末年时名医张仲景编著的《伤寒论》。其主要功效为和解少阳。本方常用于感冒、流行性感冒、疟疾、慢性肝炎、肝硬化、急慢性胆囊炎、胆结石、急性胰腺炎、胸膜炎、中耳炎、产褥热、急性乳腺炎、睾丸炎、胆汁反流性胃炎、胃溃疡等疾病。方中柴胡苦平，入肝、胆经，透泄少阳之邪，并能疏泄气机之郁滞，使少阳半表之邪得以疏散，为君药。黄芩苦寒，清泄少阳半里之热，为臣药。柴胡之升散，得黄芩之降泄，两者配伍，是和解少阳的基本结构。胆气犯胃，胃失和降，佐以半夏、生姜和胃降逆止呕；邪从太阳传入少阳，缘于正气本虚，故又佐以人参、大枣益气健脾，一者取其扶正以祛邪，一者取其益气以御邪内传，俾正气旺盛，则邪无内向之机。炙甘草助参、枣扶正，且能调和诸药，为使药。诸药合用，以和解少阳为主，兼补胃气，使邪气得解，枢机得利，胃气调和，则诸症自除。

全国名老中医沈元良教授在某地出诊时遇见一位呕吐 3 个月的 6 岁男孩，初诊时男孩表现为一吃东西就呕吐不止，沈元良教授予以小柴胡汤加用陈皮、大黄 3 剂后，呕吐每天仅 1~2 次，再加服 3 剂后，呕吐就再也没有出现过。

我们在临床中使用本方时，应"去滓再煎"，使药性更为醇和，药汤之量更少，减少了汤液对胃的刺激。此方中柴胡作用升散，黄芩、半夏性味偏燥，故对阴虚、血虚的人要禁用。现代研究认为小柴胡汤对胆汁反流性胃炎有较好的疗效，我们可在此方的基础上加用枳壳、乌贼骨，可提高疗效。

知识链接

柴胡 24g，黄芩 9g，人参 9g，半夏 9g（洗），甘草（炙）、生姜各 9g（切），大枣 4 枚（擘）。水煎服。

◇ 逍遥散 ◇

逍遥散出自《太平惠民和剂局方·治妇人诸疾》，是调和肝脾之名方，具有疏肝解郁、健脾和营的作用，临床常用于治疗慢性肝炎、肝硬化、胆石症、胃及十二指肠溃疡、慢性胃炎、胃肠神经官能症、经前期紧张症、乳腺小叶增生等属肝郁血虚脾弱者。本方柴胡疏肝解郁，使肝气得以调达，为君药；当归甘辛苦温，养血和血；白芍酸苦微寒，养血敛阴，柔肝缓急，为臣药。白术、茯苓健脾祛湿，使运化有权，气血有源，炙甘草益气补中，缓肝之急，为佐药。用法中加入薄荷少许，疏散郁遏之气，透达肝经郁热；生姜温胃和中，为使药。配伍疏柔并重，体用兼顾，气血同治，肝脾同调。既补肝体，又助肝用，使肝体得畅，血虚得养，脾虚得补，诸证自愈。

明代医家李士材治疗过这样的患者，有一名男子浑身发热，并且咳嗽得十分严重，请了不少大夫来看，有的用金匮肾气丸补肾，有的用化痰的办法治肺，都没有什么起色，最后请来了当时很有名的医生李士材。李士材分析这个患者的发热、咳喘，实际是因为肝气不舒引起的，这在中医叫肝木反侮肺金，肝气不舒，很多时候还会引起肺经的问题。那么李士材用逍遥散，然后加了点牡丹皮，服了两剂药，这个咳喘马上就止住了，可见其用方之高明。

很多人认为逍遥丸是女性专利，是调经用的。其实只要是有肝郁、脾虚、血虚这3个问题的人，无论男女都可以用。现代由逍遥散化裁出许多方剂，广泛运用于临床各科。以柴胡、当归、白芍、甘草4味药为基础，灵活配伍。如归芍丸就在此基础上配伍川断、杜仲、萸肉等以疏肝健脾、补肾利湿。乳房胀痛方、乳房囊性增生放在此基础药上配伍香附、青皮、牡蛎、连翘、王不留行、花粉等能疏肝通络、散结消肿。服药期间要保持情绪乐观，切忌生气恼怒。

知识链接

柴胡（去苗），茯苓（去皮），白术、当归（去苗锉，微炒），白芍各30g，甘草（微炙赤，15g）。共为粗末，每服6~9g，煨姜、薄荷少许，共煎汤温服，日3次。亦可作汤剂，水煎服，用量按原方比例酌减。亦有丸剂，每服6~9g，日服2次。

◇ 痛泻要方 ◇

痛泄要方原名白术芍药散，补脾泻肝的和解剂。历来都认为本方出自明代张介宾《景岳全书》引刘草窗方。经考证，元代朱震亨所著的《丹溪心法·卷二·泄泻门》中所载药味与痛泄要方完全一致，并标明"治痛泄"（未列方名）。主要功效为调和肝脾，补脾柔肝，祛湿止泻。临床常用于治疗急性肠炎、慢性结肠炎、肠易激综合征等属于肝旺脾虚者。方中白术苦温，补脾燥湿，为君药。白芍酸寒，柔肝缓急止痛，与白术配伍，为臣药。陈皮辛苦而温，理气燥湿，醒脾和胃，为佐药。防风燥湿以助止泻，为脾经引经药，故为佐使药。本方白术补脾，白芍柔肝缓急，二者相配，土中泻木，共奏补脾柔肝之功，防风具有升散之性，辛能散肝郁，香能舒脾气。

名医岳美中治疗男性患者陈某，患慢性肠炎，日泄泻 5 次。泻前腹辘辘作响而痛，痛则急登厕，矢气多，溏便掺泡沫。认为属风泄证，投予刘草窗痛泻要方：白术 12g、芍药 9g、陈皮 6g、防风 3g，以和肝健脾。数剂，基本痊愈。

临床运用注意该证每因情绪影响或天气变化而发作。临床以泄泻腹痛，泻后痛暂减，反复发作，脉弦而缓为辨证要点。对腹痛泄泻，泻后痛仍不止者亦有一定疗效。若久泻者，脾气虚弱，清阳下陷，可加升麻以升清阳而增强止泻之功。阳明湿热及热毒之腹痛泄泻忌用。

知识链接

白术炒 90g，白芍炒 60g，陈皮炒、一两 45g，防风 30g。上细切，分作 8 服，水煎或丸服。

◇ 半夏泻心汤 ◇

半夏泻心汤源自《伤寒杂病论》，是张仲景的得意之方，此方可调和肝脾、散结消痞，后世众医家临床均有借鉴，临床常用于治疗急、慢性胃肠炎，慢性结肠炎，慢性肝炎，早期肝硬化等属中气虚弱、寒热错杂者。方中以辛温之半夏为君，散结除痞，又善降逆止呕。臣以干姜之辛热以温中散寒；黄芩、黄连之苦寒以泄热开痞。以上 4 味相伍，具有寒热平调、辛开苦降之用。然寒热错杂，又缘于中虚失运，故方中又以人参、大枣甘温益气，以补脾虚，为佐药。使以甘草补脾和中而调诸药。综合全方，寒热互用以和其阴阳，苦辛并进以调其升降，补泻兼施以顾其虚实，是为本方的配伍特点。寒去热清，升降复常，则痞满可除、呕利自愈。

本方即小柴胡汤去柴胡、生姜，加黄连、干姜而成。因无半表证，故去解表之柴胡、生姜，痞因寒热错杂而成，故加寒热平调之黄连、干姜，变和解少阳之剂，而为调和肠胃之方。后世师其法，随证加减，广泛应用于中焦寒热错杂、升降失调诸症。

伤寒学家刘渡舟曾经治疗一位患者，男，36岁。平素嗜好饮酒，常饮又多饮，日久之后，酒湿内伤，脾胃失运，中气不和，痰从中生，影响中焦气机升降失调，而成心下痞满之证。伴见脾恶心呕吐，大便稀溏，每日3、4次。虽经多方治疗却难以收功。舌质红，苔白，脉弦滑，此属痰气交阻而成痞，治宜半夏泻心汤。半夏12g，干姜6g，黄连6g，黄芩6g，党参9g，大枣7枚，炙甘草9g。服1剂，大便泻出白色黏液甚多，呕恶大减。再1剂，痞、利俱减。4剂尽而病愈。

本案辨证时抓住心下痞而确定为泻心汤证。根据恶心呕吐及有嗜酒酿痰的病史而确立为痰气痞，所以服用半夏泻心汤后从大便泻出许多白色痰涎而愈。可见古人所谓半夏泻心汤治疗"痰气痞"这一说法并非虚妄。

知 识 链 接

半夏12g（洗）、黄芩9g、干姜9g、人参9g、甘草9g（炙）、黄连3g、大枣4枚（擘）。水煎服。

◇ 白虎汤 ◇

白虎汤最早见于东汉末年张仲景著的《伤寒论》一书。历代中医奉它为解热退热的经典名方，具有清气分热、清热生津之功效。临床常用于治疗感染性疾病，如大叶性肺炎、流行性乙型脑炎、流行性出血热、牙龈炎以及小儿夏季热、牙龈炎等属气分热盛者。中医认为"白虎"为西方金神，对应着秋天凉爽干燥之气。以白虎命名，比喻本方的解热作用迅速，就像秋季凉爽干燥的气息降临大地一样，一扫炎暑湿热之气。方中君药生石膏，辛甘大寒，入肺、胃二经，功善清解，透热出表，以除阳明气分之热。臣药知母，苦寒质润，一以助石膏清肺胃之热，一以滋阴润燥救已伤之阴津。石膏与知母相须为用，可增强清热生津之功。佐以粳米、炙甘草益胃生津，亦可防止大寒伤中之弊。炙甘草兼以调和诸药为使。四药相配，共奏清热生津、止渴除烦之功，使其热清津复，由邪热内盛所致诸证自解。现代药理研究表明白虎汤除了具有解热作用外，还有增强机体免疫作用。本方是清热泻火的经典名方，气分热盛，但未致阳明腑实，故不宜攻下；热盛津伤，又不能苦寒直折，唯以清热生津法最宜。表证未解的无汗发热，口不渴者；脉见浮细或沉者；血虚发热，脉洪不胜重按者；真寒假热的阴盛格阳证等均不可误用。

知母 18g，石膏 50g（碎），甘草 6g（炙），粳米 9g。以水 10L，水煎服。

◇ 犀角地黄汤 ◇

犀角地黄汤出自《备急千金要方》，具有清热解毒、凉血散瘀之功效。临床应用于治疗重症肝炎、肝昏迷、弥漫性血管内凝血、尿毒症、过敏性紫癜、急性白血病等血分热盛者。方中苦咸寒之犀角，凉血清心解毒，为君药。甘苦寒之生地，凉血滋阴生津，一助犀角清热凉血止血，一恢复已失之阴血。赤芍、丹皮清热凉血、活血散瘀，故为佐药。本方清热之中兼以养阴、凉血散瘀并用，使热清血宁而无耗血之虑，凉血止血而无留瘀之弊。

名医刘渡舟曾治疗一则低热鼻衄案。孙某，男，20 岁。1992 年 1 月 8 日就诊。患低热、鼻衄已 4 年之久，累服中、西药治疗无效。患者每于午后寒热往来，其特征是：先是恶寒、头痛，继之发热，体温徘徊在 37~38℃之间。随之则鼻衄不止、衄后则头痛、发热随之减轻。面色萎黄、形体消瘦、纳差、口苦。问其二便尚可。舌边红、苔白腻，脉弦细。辨为少阳经郁热内伏，迫动营血，血热妄行之证。治宜和解少阳邪热，清火凉血止衄。柴胡 15g、黄芩 10g、水牛角 15g、丹皮 12g、白芍 20g、生地 30g。服 7 剂，寒热不发，鼻衄亦止。唯口苦、脉弦仍在。又与小柴胡汤加白芍、丹皮而愈。

本方去小柴胡汤之主药柴胡、黄芩，直入少阳，既能清解少阳经中之邪热，又能运转肝胆脏腑气机，使少阳气郁得达，火郁得发，俾郁开气活，而使枢机和利为目的。合犀角地黄汤清热凉血止衄，刘老用犀角地黄汤与小柴胡汤接轨，甚得古人之法。阳虚或气虚之失血者禁用本方；脾胃虚弱者本方忌用。若见蓄血，喜忘如狂者，邪热与血瘀互结，加大黄、黄芩，以清热逐瘀、凉血散瘀；郁怒而加肝火者，加柴胡、黄芩、栀子以清泻肝火；热伤血络，破血妄行之出血，加白茅根、侧柏炭、小蓟以凉血止血。

犀角 30g(现水牛角代替)，生地黄 24g，芍药 12g，牡丹皮 9g。作汤剂，水煎服，水牛角镑片先煎，余药后下。

◇ 黄连解毒汤 ◇

黄连解毒汤出自《肘后备急方》，名见《外台秘要》引《崔氏方》，又名解毒汤、火剂汤、黄连黄柏汤、既济解毒汤、三黄解毒汤、三黄汤。其主要功效为泻火解毒。临床常用于治疗败血症、脓毒血症、痢疾、肺炎、泌尿系感染、流行性脑脊髓膜炎、乙型脑炎等属热毒的患者。本方汇集了连、芩、栀、柏大苦大寒之品，而以黄连清泻心火为君，因心主神明，火主于心，泻火必先泻心，心火宁则诸经之火自降，并且兼泻中焦之火。臣以黄芩清上焦之火。佐以黄柏泻下焦之火；栀子通泻三焦，导热下行，使火热从下而去。四药合用，共成泻火解毒之功。本方在配伍上常用清热解毒于一方，具有上下俱清，三焦兼顾，苦寒直折，不用其他药佐制或调和，至刚至直之特点。本方黄芩、黄连、黄柏配伍清泻三焦火毒，栀子引邪从小便而出。

1992 年 4 月 21 日名医刘渡舟接诊了一个瘅热患者。孙某，男，55 岁。3 年前，洗浴之后汗出为多，吃了两个橘子，突感胸腹之中灼热不堪。从此不能吃面食及鸡鸭鱼肉等荤菜，甚则也不能饮热水。如有触犯，则胸腹之中顿发灼热，令人烦扰为苦，必须饮进冷水则得安。虽属数九隆冬，只能饮凉水而不能饮热水。去医院检查，各项指标未见异常，多方医治无效，专程从东北来京请刘老诊治。经询问，患者素日口干咽燥、腹胀、小便短黄、大便干、数日一行。视其舌质红绛、苔白腻，切其脉弦而滑。据脉证特点，辨为"瘅热"之病。《金匮要略》则谓"谷疸"，乃脾胃湿热蕴郁，影响肝胆疏通代谢之能为病。治法：清热利湿，以通六腑，疏利肝胆，以助疏泄。疏方：柴胡茵陈蒿汤。

柴胡 15g、黄芩 10g、茵陈 15g、栀子 10g、大黄 4g。服药 7 剂，自觉胃中舒适，大便所下秽浊为多，腹中胀满减半。口渴欲饮冷水、舌红、苔白腻、脉滑数等症未去。此乃湿热交蒸之邪，仍未驱尽。转方用芳香化浊、苦寒清热之法：佩兰 12g、黄芩 10g、黄连 10g、黄柏 10g、栀子 10g。连服 7 剂，口渴饮冷已解，舌脉恢复正常，胃开能食，食后不作胸腹灼热和烦闷，瘅病从此而愈。

"谷疸"当用茵陈蒿汤治疗，刘老结合本案有咽干、脉弦等肝胆气机郁滞之症，加了柴胡、黄芩，取小柴胡汤之意。方用柴胡、黄芩调达肝胆气机；茵陈蒿汤清热利湿，苦寒以泻下，使湿热之邪尽从二便而去。刘老的第二方用的是黄连解毒汤加佩兰，颇有巧妙之处。以黄连解毒汤清泻火热，火去则湿孤；加佩兰以芳香醒脾化湿，而除陈腐。《内经》即对湿热困脾的"脾瘅病"而有"治之以兰，除陈气"之说。便秘者，加大黄泻下焦实热；吐血、衄血、发斑，加玄参、生地、丹皮以清热凉血；黄疸者，加大黄、茵陈清热祛湿退黄；疮疡肿毒者，加蒲公英、连翘以清热解毒。本方为大苦大寒之剂，不宜久服或过量服用，非火盛者不宜使用。

知 识 链 接

黄连 9g，黄芩、黄柏各各 6g，栀子 9g，水煎服。

◇ 普济消毒饮 ◇

普济消毒饮为清热剂，出自《东垣试效方》，具有清热解毒、疏风散邪之功效。主治大头瘟，现代多用于治疗丹毒、腮腺炎、急性扁桃体炎、淋巴结炎伴淋巴管回流障碍等疾病，属风热毒邪为患者。方中重用黄连、黄芩清热泻火，祛上焦热毒，为君药。牛蒡子、连翘、薄荷、僵蚕辛凉疏散头面风热为臣。玄参、板蓝根、马勃、桔梗、甘草清利咽喉，并助芩连清热解毒；陈皮利气而疏通壅滞，共为佐药。柴胡、升麻疏散风热，并引诸药上行头面，为佐使药。诸药合用，共奏清热解毒、疏风散邪之功。

银翘散、柴葛解肌汤与普济消毒饮之间存在一个递进关系，本方治疗的症状最重，即银翘散用于外感风热的轻证（当然更轻的还有桑菊饮），发热轻，仅有咽喉痛；柴葛解肌汤用于更重的风热外感，可有耳、眼、鼻、咽喉的剧痛和发热；而本方针对的热毒症状更加重一些。目前在临床上，由于银翘散的多用、常用已经出现疗效不济的情况，因为中药也会耐药，因此生产功效更加强劲的外感风热制剂已经刻不容缓，普济消毒饮是一个很好的选择。

罗大伦博士写过一个关于本方的小故事，《名医李东垣与普济消毒饮》：这李东垣家是当年河北的首富，可是母亲生病，百药无效，最后病故，他痛恨自己不懂医学，于是发奋学医，到易水拜师，最终学成，与师傅共创易水学派。出山第一战，就是战瘟疫。这次瘟疫，当时叫大头瘟，当时气候异常，频发瘟疫，文献记载："泰和二年四月，民多疫疠，初觉憎寒体重，次传头面肿盛，目不能开，上喘，咽喉不利，舌干口燥，俗云大头天行。"这个大头天行，就是大头瘟，古代有时称传染性疾病叫"天行"。这个大头瘟的主要症状是头面肿大，据说会头大如斗，脖子很粗，这个病后世一直在猜测是什么病，因为不多见了，我曾经听说过有的地方新中国成立后还有，向我介绍的人说此病有地方特色，别的地方人听说都奇怪，怎么会病得这样？总之后世不多见了，我们现在把腮腺炎一类的疾病也考虑进去，将其类比了。话说当时老百姓病得很重，"亲戚不相访问"，亲属之间都不敢互相串门，感染上了，大多死亡。当时李东垣并未行医，而是在济源那个地方做税务官，结果当地官员的孩子也患病了："张县丞侄亦得此病，至五六日，医以承气加蓝根下之稍缓，翌日其病如故，下之又缓，终莫能愈，渐至危笃。"也就是说，医生们用药都无效，逐渐这患者病得非常重。此时，有人说李东垣懂得医学啊，让他来试试？结果，李东垣创立了这个普济消毒饮，"遂处此方，服尽愈"。用了药，患者很快就好了。于是大家传扬此方，无数百姓受益，后来大家把这个方子刻在路口，让四方百姓抄去，遇到瘟疫热毒，可以用此方治疗，当时大家称之为"仙方"。

切记此方有热才可以用，因为方子里面都是寒凉之药，阳虚的人慎用。而此方用过之后，热毒一旦解掉，就要换其他平和的方子了，不可长期使用这样的寒凉方子。若大便秘结者，可加酒大黄以泻热通便；腮腺炎并发睾丸炎者，可加川楝子、龙胆草以泻肝经湿热。

知识链接

黄芩、黄连酒炒各15g，陈皮（去白）、甘草（生用）、玄参、柴胡、桔梗各6g，连翘、板蓝根、马勃、牛蒡子、薄荷各3g，僵蚕、升麻各2g，或加防风、薄荷、川芎、当归身，上为药末。半用汤调，时时服之；半蜜为丸，嚼化之。㕮咀，如麻豆大。每服15g，水二盏，煎至一盏，去滓，食后稍热，时时服之。

◇ 导赤散 ◇

导赤散出自《小儿药证直诀》，具有清心养阴、利水通淋的功效。近代多用本方加减治疗急性泌尿系感染、口腔炎或糜烂、溃疡等属心经热盛者。本证多由心经热盛移于小肠所致，治疗以清心养阴、利水通淋为主。方中生地甘寒，凉血滋阴降火；木通苦寒，入心与小肠经，上清心经之火，下导小肠之热，两药相配，滋阴制火、利水通淋，共为君药。竹叶甘淡，清心除烦，淡渗利窍，导心火下行，为臣药。生甘草梢清热解毒，尚可直达茎中而止痛，并能调和诸药，还可防木通、生地之寒凉伤胃，为方中佐使。此方行气不伤气，凉血不伤血，中和之剂，服之无伤，功亦最宏，苟能活法圆通，发无不中也。

京城名医蒲辅周治疗淋浊案：王某某，女，60岁。1963年12月29日初诊。昨夜小便短频，伴有尿道下坠，尿道口不适。化验小便有中量红、白细胞。今晨体温37.4℃，下肢酸，出汗，大便量小，诊为膀胱炎。脉右三部沉数；左寸沉数，关弦细，尺沉细。舌唇皆红，苔薄黄腻。由郁热下注膀胱。治宜清心泻火，拟导赤散加味。处方：甘草梢1.5g，白木通3g，竹叶3g，黄连1.5g，细生地9g，藕节9g，焦栀子2.4g，丹皮（炒）2.4g，香附1.5g。1剂。慢火煎取200ml，兑冰糖9g，和匀，分2次食前温服。12月30日复诊：药后热退，体温36.5℃，小便下坠感消失，尿量多舒畅，色淡黄。近来入卧胃脘憋气，胃口不开。小便化验：红细胞0~2，白细胞3~5。六脉缓和；黄苔减退，舌正少津，唇略干。壮火虽去，阴液略伤。治宜养阴、续清余热。处方：玉竹6g，石斛6g，豆黄卷6g，扁豆衣6g，荷叶6g，2剂。每剂2煎，共取160ml，分2次温服。1964年1月2日三诊：二便调，血、尿常规化验正常，尿培养无细菌。六脉正常，舌正无苔。停药，以饮食调理。

本方使用时注意方中木通苦寒，生地阴柔寒凉，故脾胃虚弱者慎用。若心火较盛，可加黄连以清心泻火；心热移于小肠，小便不通，可加车前子、赤茯苓以增强清热利水之功；阴虚较甚，加麦冬增强清心养阴之力；小便淋涩明显，加萹蓄、瞿麦、滑石之属，增强利尿通淋之效；出现血淋，可加白茅根、小蓟、旱莲草凉血止血。

知识链接

生地黄、木通、生甘草梢、竹叶各6g，上药为末，每服9g，水煎，食后温服。

◇ 龙胆泻肝汤 ◇

龙胆泻肝汤治疗肝胆经实火上炎或湿热循经下注病证的代表方剂，出自《医方集解》，具有泻肝胆实火、清下焦湿热的功效。现代主要用于尿道炎、外阴炎、急性肾盂肾炎等泌尿生殖系炎症和急性乳腺炎、急性结膜炎等属于肝胆实火或肝经湿热所致者。现代研究也表明其有抗炎、抑菌、抗过敏、增强和调整机体免疫功能以及利尿的作用。方中龙胆草大苦大寒，能上清肝胆实火，下泻肝胆湿热，泻火除湿，两擅其功，切中病情，故为方中君药。黄芩、栀子两药苦寒，归经肝、胆、三焦，泻火解毒，燥湿清热，用以为臣，以加强君药清热除湿之功。湿热壅滞下焦，故用渗湿泄热之车前子、木通、泽泻，导湿热下行，从水道而去，使邪有出路，则湿热无留，用以为佐；然肝为藏血之脏，肝经实火，易伤阴血，所用诸药又属枯燥渗利伤阴之品，故用生地养阴，当归补血，使驱邪而不伤正；肝体阴用阳，性喜疏泄条达而恶抑郁，火邪内郁，肝气不舒，用大剂苦寒降泄之品，恐肝胆之气被抑，故又用柴胡疏畅肝胆，并能引诸药归于肝、胆之经，且柴胡与黄芩相合既解肝、胆之热，又增清上之力，以上6味皆为佐药。甘草为使，一可缓苦寒之品防其伤胃；二可调和诸药。综观全方，泻中有补，降中寓升，祛邪而不伤正，泻火而不伐胃，配伍严谨，诚为泻肝之良方。使火降热清，湿浊得消，循经所发诸症，皆可相应而愈。

刘渡舟教授在讲经络辨证时讲述了一则案例：有一年我去大同，正值暑假，住在宾馆里，他那儿管后勤的部长姓张，听说是北京中医药大学来了老教授，就找我来看病了。我一见他就觉得纳闷：这位张部长穿着老式的凉鞋，可前边一大条都被剪掉了，露出个大趾在外面，通红锃亮，又不敢碰，很疼。他说："您看我连凉鞋都不敢穿了，疼得厉害。"西医叫它丹毒，越到晚上疼得越厉害。我一看，大脚趾，正是大敦穴。号号脉吧，脉弦而滑，弦为肝脉，滑是热象。大、浮、数、滑主阳，阳主热。大趾上有3根毛，是大敦穴的位置，"厥阴足脉肝所终，大趾之端毛际丛。"那地方有毛，古人就看出来了，还看清了有3根，你说古人的眼睛是不是比咱们看得都清楚，咱们还天天戴着眼镜，看东西都看不清。我就给他开了个方，龙胆泻肝汤加上14g地丁、14g蒲公英。"湿热毒火，首遇肝经。"张部长问我：刘老，这到底是什么病，是丹毒吗？我说：这叫大趾发。大趾，就是大脚趾，发呢，你看你这个又红又肿，发了。7剂龙胆泻肝汤，他晚上就能睡觉了，不疼了。你说这经络在临床是不是管用啊。龙胆泻肝汤加公英、地丁，清热解毒，肝经的火毒一清，不就见好了吗？

本方中药多苦寒，易伤脾胃，故对脾胃虚寒和阴虚阳亢之证皆非所宜。肝胆实火热盛，去木通、车前子，加黄连泻火；若湿盛热轻者，去黄芩、生地，加滑石、薏苡仁以增强利湿之功；阴囊囊肿，红热甚者，加连翘、黄芩、大黄以泻火解毒。

知识链接

龙胆草（酒炒）6g，黄芩（酒炒）9g，山栀子（酒炒）9g，泽泻12g，木通9g，车前子9g，当归（酒炒）8g，生地黄20g，柴胡10g，生甘草6g。水煎服，亦可制成丸剂，每服6~9g，日2次，温开水送下。

◇ 泻白散 ◇

泻白散出自《小儿药证直诀》，具有清泻肺热、止咳平喘之功，现代主要用于支气管炎、肺炎初期、百日咳等证属肺有伏火者。现代研究也表明其有解热、抗炎、镇咳等作用。本方治疗肺气失宣，火热郁结于肺所致，方中桑白皮甘寒性降，专入肺经，清泻肺热，止咳平喘，为君药。地骨皮甘寒，清降肺中伏火，为臣药。粳米、炙甘草养胃和中，为佐使药。配伍清中有润，泻中有补，既不是清透肺中实热以治标，也不是滋阴润肺以治本，而是清泻肺中伏火以消郁热。

宋代儿科名家钱乙曾治疗一例肺热病：东都张氏孙九岁，病肺热，他医以犀、珠、龙、麝、生牛黄治之，1个月不愈。其症嗽喘闷乱，饮水不止，全不能食。钱氏用使君子、益黄散。张曰：本以热，何以又用温药？他医用凉药攻之，1个月尚无效。钱曰：凉药久则寒不能食，小儿虚，不能食，当补脾，候饮食如故，即泻肺经，病必愈矣。服补脾药2日，其子欲饮食，钱以泻白散泻其肺，遂愈。张曰：何以不虚？钱曰：先实其脾，然后泻肺，故不虚也。采用先实脾后泻肺之法，先以使君子丸、益黄散以健运脾气，不仅益脾，而方中实有助肺祛邪之品，但以益脾为主，候其脾气来复，饮食既见，再以泻白散泻其肺中郁热，因而竟获痊愈。

本案先益脾，后泻肺，这是培土生金在临床上的变法。肺经热重者，可加黄芩、知母等以增强清泄肺热之效；燥热咳嗽者，可加瓜蒌皮、川贝母等润肺止咳；阴虚潮热者，加银柴胡、鳖甲滋阴退热；热伤阴津、烦热口渴者，加花粉、芦根清热生津。本方因其平和，尤宜于正气未伤、伏火不甚者，但风寒咳嗽或肺虚喘咳者不宜使用。

知识链接

地骨皮、桑白皮（炒）各30g，甘草（炙）3g，水煎服。

◇ 清胃散 ◇

清胃散出自《脾胃论》，具有清脏腑热、清胃凉血之功效，主治胃火牙痛。现用于治疗胃热循足阳明经脉上攻所致之牙痛、牙龈溃烂、牙宣出血；此方加减治疗便秘、胆囊炎、尿血等病证。本证多由胃有积热，热循足阳明经脉上攻所致，治疗以清胃凉血为主。方用苦寒之黄连为君，直泻胃腑之火。升麻清热解毒，升而能散，故为臣药，可宣达郁遏之伏火，有"火郁发之"之意，与黄连配伍，则泻火而无凉遏之弊，升麻得黄连，则散火而无升焰之虞。胃热则阴血亦必受损，故以生地凉血滋阴；丹皮凉血清热，皆为臣药。当归养血和血，为佐药。升麻兼以引经为使。诸药合用，共奏清胃凉血之效。

民间还流传着关于君药黄连这样一个故事：从前，在土家族居住的黄水山上，有一位姓韩的名医，由于医术高明，远近都有人来请他去治病。因韩大夫出门时间多，故而请了一位帮工来管理种草药的园子。韩大夫有个女儿，十分聪明，活泼又漂亮，老两口视如掌上明珠。闺女也喜欢种花种药材，有一年正月后的一个早上，寒霜未化，冷气袭人，闺女来到种草药的园子，见到花儿未开，草未萌芽，就沿着后门小路往山上走。忽然她看到路边有一朵油绿色的小花开放了，便蹲下来把它连根挖起，移栽到园子里了。帮工看到这株在天寒地冻的正月开花的野草，也很喜欢，在他的精心照料下，那草越长越茂盛，后来结了籽。第二年，园子里绿色的小花开得更多了。不料，韩大夫的闺女得了一种怪病，满身燥热，又吐又拉。韩医生外出未回，母亲急得吃不下饭，睡不着觉，不时为女儿的病伤心落泪。帮工看在眼里，也很焦急，忽然他想起那绿色的小花，这种花能不能做药呢？前几个月自己喉咙痛，偶然摘下一片叶子，嚼了一下，虽然很苦，但过了两个小时喉咙就不痛了。姑娘这病，不妨试一试。想到这里，他就连根带叶拔了一株，煎成一碗汤药，给姑娘喝下，谁知早上喝药，下午病就好了。再喝了两次，病居然全好了。这时韩大夫回来了，一问经过，便连声说：谢谢你，我女儿患的胃肠热重，一定要清热解毒的药才治得好。这开绿色的小草，看来清热解毒的效果很好。韩大夫并不知这小草叫什么名字，而这位帮工姓黄名连，为了感谢帮工为他闺女治好了病，韩大夫就将这草药定名为黄连了。

若牙龈肿痛甚者，可稍加细辛以止痛；兼肠燥便秘者，加大黄通便泄热；口渴饮冷者，加石膏、知母以清热生津；齿衄者，加牛膝导血热下行。肾虚火炎所致牙痛者禁用。

知识链接

生地黄、当归身各 6g，牡丹皮 9g，黄连（拣净）6g（如黄连不好，更加 2g，如夏月倍之），升麻 9g。水煎服。

◇ 玉女煎 ◇

玉女煎一方出自《景岳全书》，具有清胃泻火的功效，该方主治少阴不足，阳明有余之证。临床上可用于治疗牙周炎、口腔溃疡、糖尿病等属于胃火盛、肾阴虚者。方中石膏辛甘大寒，清胃火，故为君药。熟地黄甘而微温，以滋肾水之不足，故为臣药。君臣相伍，清火壮水，虚实兼顾。知母苦寒质润、滋清兼备，一助石膏清胃热而止烦渴，一助熟地滋养肾阴；麦门冬微苦甘寒，助熟地滋肾，而润胃燥，且可清心除烦，二者共为佐药。牛膝导热引血下行，且补肝肾，为佐使药，以降上炎之火，止上溢之血。本方是清热与滋阴共进，虚实兼治，以治实为主，使胃热得清，肾水得补，则诸症可愈。本方名"玉女"，有 3 种说法：一指古代道家称肾为"玉女"，本方可滋补肾水，故名。一指观音菩萨左有"金童"，手持净瓶，右有玉女，手持柳枝，观音用柳枝醮净瓶之水，洒于大地则清凉滋润，喻本方有滋阴降火之功。一指石膏其色白无暇，性阴寒，象征"玉女"。本方以状如"玉女"之石膏为主，既补肾水之不足，又泻胃火之有余，宛若观音大士用柳枝醮净瓶之水洒于大地一样，从而使阴虚火亢之症迅速得以平息，所以名"玉女煎"。火盛者，可加山栀子、地骨皮以清热泻火；血分热盛，齿衄出血量多者，去熟地，加生地、玄参以增强清热凉血之功。大便溏泄、脾胃阳虚者不宜使用。

石膏 15～30g，熟地黄 9～30g，麦冬 6g，知母、牛膝各 5g，水煎服。

◇ 香薷散 ◇

香薷散是祛暑剂，出自《太平惠民和剂局方》，具有祛暑解表、化湿和中之功效，临床常用于治疗夏季感冒、急性胃肠炎等属外感风寒夹湿证者。方中香薷辛温芳香、解表散寒、祛暑化湿，是夏月解表之要药，李时珍称其"犹冬月之麻黄"，为君药；厚朴苦辛而温，行气除满，燥湿行滞，为臣药；更用甘平之扁豆以消暑和中，兼能化湿，为佐使药。本方解表散寒与祛暑化湿、理气和中相配，表里同治，三药合用共奏祛暑解表、化湿和中之功，为夏月伤于寒湿的良方。若兼内热者，加黄连以清热；湿盛于里者，加茯苓、甘草以利湿和中；素体脾虚，中气不足者，加人参、黄芪、白术以益气健脾燥湿，属表虚有汗或中暑发热汗出、心烦口渴者，不宜使用。由于香薷散中的君药香薷是解表祛暑行水之药，故本方只适用于暑季感冒风寒又内伤湿滞的病证，其他季节的感冒风寒不适用；中暑发热汗出、心烦口渴者也不适用。若表寒重，鼻塞流清涕者，可与葱豉汤同用；胸闷脘痞腹胀痛较甚者，可加藿香、佩兰、枳壳、木香等化湿行气；若暑热内甚，身热烦躁，舌红苔黄腻者，可加黄连、银花、连翘等清热解暑。

白扁豆（微炒）、厚朴（去粗皮，姜汁炙熟）各 250g，香薷（去土）500g，上为细末，每服 9g，水煎服，或加酒少量同煎。

◇ 理中丸 ◇

理中丸是温中祛寒的代表方剂，出自《伤寒论》，具有温中祛寒、补益脾胃的功效。方用干姜为君，大辛大热，归经脾胃，温中祛寒，扶阳抑阴。病属虚证，虚则补之，故以人参为臣，甘温入脾，补中益气，培补后天之本，气旺而阳亦复。脾为湿土，中虚不运，必生寒湿，故又以苦温燥之白术，燥湿健脾，健运中州，投脾之所喜，是为佐药。甘草蜜炙，性温俱补，补脾益气，调和诸药，用之为使。纵观全方，药仅4味，温、补并行而以温为主。药少力专，可使寒气去，阳气复，中气得补，健运有权，中焦虚寒诸症自可除矣。刘渡舟论理中丸："其适应证有二，一是治吐泻而不饮水的寒性霍乱；二是治大病瘥后，胸上有寒的'喜唾'之证。"

刘老在青年时期，一次因食生冷而致脾寒作泻，乃就医于某老中医。诊毕授以理中丸，嘱曰：白天服3丸，夜间服2丸。刘老服药1日，下利依旧，腹中仍疼胀。乃问于老医，胡不效耶？曰：腹犹未热？答：未觉。曰：第服之，俟腹热则病愈矣。后果然腹中发热而病愈。当时颇奇其术之神，后学《伤寒论》理中丸的方后注，刘老方知出自仲景之手，而更叹老中医学识之博。

理中丸方后亦有"然不及汤"四字。盖汤剂较丸剂力强，临床可视病情之缓急酌定剂型。服药3天症状未改善，或症状加重，或出现新的症状者，应立即停药并去医院就诊。方后注服汤后，如食顷，饮热粥1升许，意在以米谷之精气补益中焦之胃气，并可助药物温中祛寒之力。临证寒甚可重用干姜，虚甚可重用人参。胃气上逆见呕吐重者可加生姜、半夏、砂仁，湿浊下注见下利较重，可重用白术。

知识链接

人参、干姜、甘草、白术各90g。上4药共研细末，炼蜜为丸，重9g，每次1丸，温开水送服，每日2~3次。

◇ 四逆汤 ◇

四逆汤同名方剂约有4首，其中《伤寒论》记载者为常用方，具有温中祛寒、回阳救逆之功效，主治因寒入少阴、阳衰厥逆所致的伤寒少阴病，是回阳救逆的基础方剂。现代常用于治疗各种心力衰竭、心肌梗死、肺源性心脏病、肺炎、中毒性休克、急慢性胃肠炎、关节炎、胃下垂、放射性白细胞减少症、泄泻、大汗虚脱证等属阳衰阴盛者。方用附子，大辛大热，入心、脾、肾经，温肾壮阳、祛寒救逆，为君药。干姜亦辛热之品，归肺、脾与心经，可温中散寒、助阳通脉，是以为臣。干姜与附子，两者相须为用，助阳散寒之力尤大，故有"附子无姜不热"之说。配伍炙甘草为佐使，性温俱补，补脾胃而调诸药，且可缓姜、附燥烈辛散之性，使其破阴复阳，而无耗散之虞。药味虽少，配伍精当，功专效宏，能救人于顷刻之间，速达回阳之效，使阳复厥回，故名"四逆汤"。《南雅堂医案》中记载："少阴为病，内寒外热，腹痛下利清谷，四肢厥冷，恶寒不渴，拟用四逆汤主治。附子一枚（生用）、干姜一钱五分、炙甘草三钱。"

《伤寒论汇要分析》：苏某妻，30余岁。月经期间不慎冲水，夜间或发寒战，继即沉沉而睡，人事不省，脉微细欲绝，手足厥逆。当即刺人中、十宣出血，一度苏醒，但不久仍呼呼入睡。此乃阴寒太盛，阳气大衰，气血凝滞之故，拟大剂四逆汤：炮附子25g，北干姜12g，炙甘草12g，水煎，分4次温服，每半小时灌服1次，此为重药缓服办法，如1剂顿服，恐有"脉暴击"之变。服全剂未完，四肢转温，脉回，清醒如初。

本方是回阳救逆的基础方剂，若寒气盛者，重用附子、干姜；体虚脉微欲绝者，加人参、黄芪；下肢浮肿者，加茯苓、泽泻；顽固性风湿性关节炎，加桂枝、白术以宣痹止痛，使用注意：①对真寒假热者，为防热药格拒，汤药可冷服以行反佐之法。②真热假寒证禁用本方。③血虚寒滞之厥逆非本方所宜，热厥禁用。

知识链接

附子（生用，去皮、破八片）15g、干姜9g、甘草（炙）6g。水煎服。生附子先煎30~60分钟，再加余药同煎，取汁温服。

◇ 防风通圣散 ◇

防风通圣散为表里双解剂，出自《宣明论方》，具有疏风解表、清热泻下的功效。临床常用于治疗感冒、头面部疖肿、急性结膜炎、高血压、肥胖症、习惯性便秘、痔疮等，属风热壅盛、表里俱实者。方中防风、荆芥、麻黄、薄荷轻清升散，疏风解表，使风热之邪从汗而解；大黄、芒硝泻热通便，山栀、滑石清热利湿，使里热从二便而出；更以石膏、黄芩、连翘、桔梗清解肺胃之热；当归、川芎、芍药养血和血，白术、甘草健脾和中。如此则上下分消，表里并治。火热之邪，灼血耗气，汗下并用，亦易伤正，故用当归、芍药、川芎养血和血；白术、甘草益气和中，其中大量甘草甘以缓之，又能调和诸药。合而成方，汗、下、清、利四法具备，上、中、下三焦并治。王旭高评本方说："此为表里气血三焦通治之剂"，"名曰通圣，极言其用之神耳"。

《齐氏医案》卷四记载：齐有堂治一患者，咽喉肿痛，作渴引饮，大便秘结，按之六脉俱实，乃与防风通圣散。因其自汗，去麻黄，加桂枝，因涎嗽，加姜制半夏，重用硝、黄，下之而愈。

作者积 50 年之经验，发现临床虚热者多，实热者少，故认为本方不可轻用。本方针对风热壅盛、表里俱实证而设，以攻实祛邪为主，虚人及孕妇禁用本方。若时毒饥馑之后胃气亏损者，须当审察，非大满大实不用。若表证不明显者，可去麻黄；若内热不甚者，可去石膏；无便秘者，可去芒硝；体质壮实者，可去当归、芍药、白术等扶正之品。若咳嗽咳痰涎者，可加法半夏下气化痰。

知识链接

防风、川芎、当归、芍药、薄荷叶、大黄、芒硝、连翘、麻黄各15g，石膏、桔梗、黄芩各30g，白术、栀子、荆芥各7.5g，滑石90g，甘草60g，上为末。每服6g，加生姜3片，水煎服。

◇ 四君子汤 ◇

四君子汤为健脾益气第一名方，出自宋代《太平惠民和剂局方》，为补益剂，具有补气、益气健脾之功效，是治疗脾胃气虚证的基础方，后世众多补脾益气方剂多从此方衍化而来。现代常用于慢性胃炎、胃及十二指肠溃疡等属脾胃气虚者。方中人参甘温益气，健脾养胃，为君药。白术苦温，健脾燥湿，加强益气助运之力，为臣药。茯苓甘淡，健脾渗湿，为佐药。苓、术合用，则健脾祛湿之功更显。炙甘草甘温，益气和中，调和诸药，为使药。四药配伍，温而不燥，补而不峻，共奏益气健脾之效。

《醉花窗医案》载：薛鹤亭侍御名鸣皋，陵川人，古道照人。在吏部时掌选事，胥吏不敢欺以隐。后作御使，数条奏忤上旨，而公正无阿识者服焉。甲寅夏，其夫人患大便不通，医士或以为实热，投承气汤不效；或以为肠燥，投火麻仁亦不效；或以为食滞，投平胃散，通而旋塞。延余治之。诊其六脉微弱，右关尤甚，右尺脉细如丝。乃曰：此脾虚不能转运故也。遂立四君平胃汤，重用潞参至一两。鹤翁曰：病苦不通，塞之不转剧乎？余曰：君不识此。《内经》云："塞因塞用。"盖人大小二便，全凭中气转运中气不摄，则泄泻；中气太虚，则不能下送。夫人之病，非不欲不便，盖欲便而不下也。今以四君提其中气，平胃散调其胃气，再不通者事不复为此矣。晚即照方服之，次早即便数下，肚腹空虚，精神爽健，早餐已进 3 碗矣。午后来信云：同内之病，已十去八九，何神若是，昨日之言，思之不得其解，愿暇时一请教也。次日即来拜谢。余曰：君未读医书，诚难下也。人之脾胃，何独不然。鹤翁曰：闻所未闻，今乃知大便不通之不无虚证也。遂与余为至交焉。

本方与理中丸比较，从组成药物分析，仅一味之别，两方均用人参、白术、炙甘草以补益中气。不同点：四君子汤配茯苓，功用以益气健脾为主，主治脾胃气虚证；理中丸配干姜，以温中祛寒为主，适用于中焦虚寒证。若呕吐者，加半夏以降逆止呕；胸膈痞满者，加枳壳、陈皮以行气宽胸；心悸失眠者，加酸枣仁以宁心安神；兼畏寒肢冷、脘腹疼痛者，加干姜、附子以温中祛寒。

知识链接

人参（去芦）、甘草（炙）、茯苓（去皮）、白术各 9g，水煎温服。

◇ 补中益气汤 ◇

补中益气汤为补益剂，同名方剂约有 20 首，其中李东垣的《脾胃论》为常用方，具有补中益气、升阳举陷之功效。主治脾胃气虚证、气虚下陷证及气虚发热证，本方是补气升阳、甘温除热的代表方。现代常用于内脏下垂、久泻、久痢、脱肛、重症肌无力、乳糜尿、慢性肝炎、妊娠及产后癃闭、胎动不安、月经过多、眼睑下垂、麻痹性斜视等属脾胃气虚或中气下陷者。方中重用黄芪，味甘微温，入脾、肺经，补中益气、升阳固表，为君药。配伍人参、甘草、白术补气健脾为臣，与黄芪合用，以增强其补中益气之功。血为气之母，气虚时久，营血亏虚，故用当归养血合营，协人参、黄芪以补气养血；陈皮理气和胃，使诸药补而不滞，共为佐药。并以少量升麻、柴胡升阳举陷，协助君药以升提下陷之中气，为佐使药。炙甘草调和诸药，亦为使药。诸药合用，使气虚者补之，气陷者升之，气虚发热者，得此甘温益气而除之，元气内充，清阳得升，则诸症自愈。对于补中益气汤，国医大师张镜人先生颇有研究。张老表示，补中益气汤亦不只是甘温以除热，其于脾胃气阴不足而致的虚证，适应范围非常广泛，用之得当，莫不效同桴鼓。诚如赵献可所说："后天脾土，非得先天之气不行，此气因劳而下陷于太阴，清气不升，浊气不降，故用升、柴以佐参、芪，是方所以补益后天中之先天也，凡脾胃不足，喜甘而恶苦，喜补而恶攻，喜温而恶寒，喜通而恶滞，喜升而恶降，喜燥而恶湿，此方得之矣。"另外，张老还指出，补中益气汤的适应指征为脾胃气虚，凡因脾胃气虚而导致的各类疾患，均能适用，一般作汤剂加减。使用药物的分量，也可相应提高。一般用量为：黄芪、党参、白术、当归各9g，升麻、柴胡、陈皮各5g，炙甘草3g，加生姜2片、红枣5枚，或制丸剂，缓缓图功。

　　若兼腹中痛者，加白芍以柔肝止痛；头痛者，加蔓荆子、川芎、藁本、细辛以疏风止痛；咳嗽者，加五味子、麦冬以敛肺止咳；兼气滞者，加木香、枳壳以理气解郁。阴虚发热及内热炽盛者忌用。

知识链接

　　黄芪18g、甘草（炙）9g、人参（去芦）6g、当归（酒焙干或晒干）3g、橘皮（不去白）6g、升麻6g、柴胡6g、白术9g。水煎温服。或作丸剂，每服10~15g，每日2~3次，温开水或姜汤送服。

◇　玉屏风散　◇

　　玉屏风散为补益剂，同名方剂有多个，常用方出自《医方类聚》，具有益气固表止汗之功效。临床常用于治疗过敏性鼻炎、上呼吸道感染属表虚不固而外感风邪者，以及肾小球肾炎易于伤风感冒而致病情反复者。方用黄芪为君，益气固表；臣以白术健脾，助黄芪固表实卫；佐以防风走表而祛风邪，既可防黄芪、白术敛邪，又可助芪、术所补之气行遍周身肌表。黄芪得防风，则固表而不留邪；防风得黄芪，则散邪而不伤正。实系补中有散、散中寓补之意，卫气充实，则既可抵御外邪，又可保护津液。

国医大师邓铁涛分享一个自己运用该方的案例心得："根据异病同治之理，余曾用玉屏风散治愈一例面肿如球之怪病。1961 年与原广州中医学院 1959 级高研班学员到某军区医院搞科研时，该院一护士之子，5 岁，患怪病，面肿如球，病已将月，按之空虚，随指而起，似面皮之下充气一般，但无皮下气肿之握雪感，从头肿至颈部，舌嫩，因此考虑乃气虚所致。头为阳，面皮属表，故当以表虚论治。方用玉屏风散加五味子。处方：黄芪 12g，防风 3g，白术 18g，五味子 4.5g。每日 1 剂，复煎。取玉屏风散补气固表，五味子敛其浮阳。服药 9 天，病霍然而愈。"

自汗较重者，加浮小麦、煅牡蛎、麻黄根以固表止汗。若属外感自汗或阴虚盗汗者，则不宜使用。

知识链接

防风 30g，黄芪（蜜炙）、白术各 60g，研末，每日 2 次，每次 6~9g，大枣煎汤送服。

◇ 四物汤 ◇

四物汤是补益剂，号称"天下补血第一方"，为妇科圣方，最早记载于唐朝的蔺道人著的《仙授理伤续断秘方》，目前应用较为广泛的药方则是取自《太平惠民合剂局方》的记载，具有补血调血之功效。现代常用于治疗贫血、紫癜、妇女月经不调、胎产疾病、荨麻疹、神经性头痛、骨伤科疾病等属营血虚滞者。方中当归补血养肝、和血调经为君。熟地黄滋阴补血为臣。白芍药养血柔肝和营为佐。川芎活血行气、畅通气血为使。四味合用，补而不滞，滋而不腻，养血活血，可使营血调和。配方特点：补血配活血，动静相伍，补调结合，补血而不滞血，行血而不伤血。历代关于四物汤加减化裁的方子及临床使用经验数不胜数，不少著名医家深谙此中奥妙。

在此介绍《齐氏医案》中清代大医家齐有堂运用四物汤的一则故事。一个叫李徐的人，他的夫人年纪不大，才30岁，却被一种小病折磨地死去活来。为什么说是小病呢？其实就是便血，每次大便中都夹杂有鲜血，虽每次出血量不大，但是却经常有。家中人也为她找了很多医生，前前后后治疗了3年都不见好转，这时候小毛病已经酿成了大问题，这位夫人由于长期失血，出现了严重的血虚病证，每天坐着都会感到心里发慌，神志不得安宁，经常头晕卧床不起，胃口也非常差，初期还能吃一些食物，后来就什么也吃不下了。李徐眼看着自己的夫人身体日渐消瘦，身体白得就如枯骨一般，心中十分焦急，他跑去找他的哥哥商量怎么办。李徐的哥哥是一家之主，看着弟媳如此受苦心里也不是滋味，但周围的医生都请遍了，又能怎么办呢？如果不治估计只有死路一条了，这时候听管家说："附近的名医都请遍了，不如请个远一点的，我老家有个医生小有名气不妨去试试。"管家口中的医生正是齐有堂。于是请齐有堂前来诊脉，齐有堂也算是医术高明，一看到躺在床上的李夫人，颜色苍白，嘴唇都快没有血色了。就简单明了地问了一下病史，接着为徐夫人把脉，先拿一只手只觉得指下寸关尺脉位沉下、波动微弱。齐有堂心头一颤，赶忙拿起李夫人的另外一只手，果然另一手也是寸关尺三脉俱沉微，这分明就是元气将脱，命不久矣啊！于是齐有堂将李徐叫到一旁，低声跟他说："你夫人现在六脉俱微，极度虚弱，怕是没得治了，还是早些准备后事吧。"李徐一听慌了神，腿一软瘫在了地上，一把抱住齐有堂的腿，一把鼻涕一把泪地哭喊道："大夫，你一定要救救她啊，她还这么年轻，我们连个孩子都还没有生，不能就这么走了……"本是见惯了生离死别的齐有堂还是没能招架住，动了恻隐之心，他说道："唉，死去今如此，生分奈汝何，我勉强为她开一付药，救不救得活就要看她的造化了。"齐有堂稍稍思量之后下了方子："干熟地一两，当归七钱，酒芍五钱，川芎三钱，黑姜灰、黑侧柏叶、黑马通各五钱，甘草一钱。"嘱咐李徐和他家人说："这药服用6剂，要是没有好转，还是早些准备后事吧。"说完便离开了。齐有堂回家后，过了10来天，也不见李家人来请他再诊，心想必是已经过世了。又过了20来天，李夫人的哥哥突然前来拜访齐有堂，说道："齐先生，妹妹最近因为要搬家，家里乱糟糟的，被很多事耽误了，没能亲自来向先生致谢，今天特地让我来感谢先生的救命之恩，而且我妹妹大病初愈，顺便想请先生继续开几付补药调理身子。"齐有堂一听十分高兴，摇头笑着说道："令妹大病不死，是李氏的福气，也是我这方子的运气好，我哪敢居功！"于是，齐有堂又开了些补中益气汤和龟鹿地黄丸等补益药物，让她的哥哥带回去了。后来就再也没有见到李家的人过来找他。又过了1年，李家的管家回老家探亲，听那位管家说起齐有堂才知道，后来李夫人元气恢复，现在都已经生了孩子。齐有堂知道后，心里为那位李夫人高兴，当天晚上齐有堂躺在床上回想这整个过程，自己其实并没有用什么灵丹妙药，那位李夫人的病症也不复杂，身体消瘦，眩晕卧床，面白如枯骨，脉象沉微，一般的大夫都能知道这是血虚重症。他就用了四物汤，加上黑姜灰、黑侧柏叶、黑马通等止血药，为的是补血又止血，想不到就这样轻松地把患者从死亡边缘挽回。之后的补中益气汤和龟鹿地黄丸，也就是生血、摄血、固护肝肾的方子，就让患者快速恢复了。齐有堂心中不禁感叹古人所说的"血家百病此方宗"真是诚不我欺啊！

本方是补血调经的基础方剂，若兼气虚者，加人参、黄芪，以补气生血；以血滞为主者，加桃仁、红花，白芍易为赤芍，以加强活血祛瘀之力；血虚有寒者，加肉桂、炮姜、吴萸，以温通血脉；血虚有热者，加黄芩、丹皮，熟地易为生地，以清热凉血；妊娠胎漏者，加阿胶、艾叶，以止血安胎。若妊娠胎动不安，下血不止者，加艾10叶、阿胶1片，同煎如前法。或血脏虚冷，崩中去血过多，亦加胶、艾煎。孕妇慎用。阴虚血热之月经过多、胎动漏红则非本方所宜。

知识链接

当归（去芦，酒浸，炒）、川芎、白芍药、熟干地黄（酒洒，蒸）各等份，水煎服。

◇ 归脾汤 ◇

归脾汤是一千古名方，为补益剂，出自《正体类要》，具有益气补血、健脾养心之功效。本方常用于胃及十二指肠溃疡出血、功能性子宫出血、再生障碍性贫血、血小板减少性紫癜、神经衰弱、心脏病等属心脾气血两虚及脾不统血者。方中黄芪甘微温，补脾益气；龙眼肉甘温，既能补脾气，又能

一本书读懂中医

养心血，共为君药。人参、白术甘温补气，与黄芪相配，加强补脾益气之功；当归甘辛微温，滋养营血，与龙眼肉相伍，增加补心养血之效，均为臣药。茯神、酸枣仁、远志宁心安神；木香理气醒脾，与补气养血药配伍，使之补不碍胃，补而不滞，俱为佐药。炙甘草补气健脾，调和诸药，为使药。用法中加姜、枣调和脾胃，以资生化。本方的配伍特点，一是心脾同治，重点在脾，使脾旺则气血生化有源，方名归脾，意即在此。二是气血并补，但重用补气，意在生血。方中黄芪配当归，寓当归补血汤之意，使气旺则血自生，血足则心有所养。

云南名中医李继昌曾治疗一例典型的心脾两虚的失眠症。一天，一名43岁的于姓男子，来到李继昌的诊所。他说，近年来睡眠不好，半夜醒来，夜尿一次，就再也睡不着，记忆力越来越差，头顶昏闷，精神不振，血压偏高（150/110mmHg）。李继昌医生给他把了脉，诊断为肝肾不足、心脾两虚，为他开了归脾汤的方子。服用3剂之后，男子头顶昏闷略轻，仍用归脾汤方，并加枸杞和天麻补肝肾而清头目。又6剂后，男子睡眠大有好转，头顶昏闷明显减轻。再用归脾汤加五味子、鹿角霜和枸杞子继续调治，疗效得以巩固。

热迫血妄行所致的各种出血禁用本方。崩漏下血偏寒者，可加艾叶炭、炮姜炭，以温经止血；偏热者，加生地炭、阿胶珠、棕榈炭，以清热止血。本方与补中益气汤同用，参、芪、术、草以益气补脾，其不同之处，本方是补气药配伍养心安神药，意在补益心脾，复其生血统血之职；补中益气汤是补气药配伍升阳举陷药，意在补气升提，复其升清降浊之能。

知识链接

白术、当归、白茯苓、黄芪（炒）、龙眼肉、远志、酸枣仁（炒）各30g，木香1.5g，甘草（炙）各1g，人参6g，加生姜、大枣、水煎服。

◇　炙甘草汤　◇

炙甘草汤名复脉汤，为补益剂，出自《伤寒论》，具有益气滋阴、通阳复脉之功效。临床常用于治疗功能性心律不齐、期外收缩、冠心病、风湿性心脏病、病毒性心肌炎、甲状腺功能亢进等而有心悸、气短、脉结代等属阴血不足、阳气虚弱者。方中重用生地黄滋阴养血为君。配伍炙甘草、人参、大枣益心气，补脾气，以资气血生化之源；阿胶、麦冬、麻仁滋心阴，养心血，充血脉，共为臣药。佐以桂枝、生姜辛温走散，温心阳，通血脉。诸药合用，使阴血足而血脉充，阳气足而心脉通，共成阴阳气血并补之剂。如此则气血充足，阴阳调和，悸定脉复，故本方又名"复脉汤"。用法中加酒煎服，以清酒辛热，可温通血脉，以行药力。

谢映庐医案：吴某某，20岁。咳嗽多痰，微有寒热，缠绵数月，形体日赢，举动气促、似疟非疟、似损非损。温凉补散杂投，渐至潮热，时忽畏寒，咳嗽食少，卧难熟睡。因见形神衰夺，知为内损，脉得缓中一止，直以结代之脉而取法焉。此阳衰阴凝之象，营卫虚弱之证。谛思结代之脉，仲景原有复脉汤法，方中地黄、阿胶、麦冬正滋肾之阴以保全；人参、桂枝、大枣、生姜、清酒，正益心之阳以复脉。用以治之，数月沉疴，一月而愈。

方中可加酸枣仁、柏子仁以增强养心安神定悸之力，或加龙齿、磁石重镇安神；偏于心气不足者，重用炙甘草、人参；偏于阴血虚者重用生地、麦门冬；心阳偏虚者，易桂枝为肉桂，加附子以增强温心阳之力；阴虚而内热较盛者，易人参为南沙参，并减去桂、姜、枣、酒，酌加知母、黄柏，则滋阴液降虚火之力更强。虚劳肺痿属气阴两伤者，使用本方，是用其益气滋阴而补肺，但对阴伤肺燥较甚者，方中姜、桂、酒减少用量或不用，因为温药毕竟有耗伤阴液之弊，故应慎用。

知 识 链 接

甘草 12g（炙），生姜 9g（切），人参 6g，生地黄 50g，桂枝 9g（去皮），阿胶 6g，麦门冬 10g（去心），麻仁 10g，大枣 10 枚（擘）。水煎服，阿胶烊化，冲服。

◇ 六味地黄丸 ◇

六味地黄丸为著名补肾阴名方，原名地黄丸，是宋代钱乙《小儿药证直诀》方，最早是"八味地黄丸"，见于张仲景的《金匮要略》。后来，宋代名医、儿科专家钱乙把八味地黄丸里面的附子和桂枝这种温补的药物去掉了，变成了现在的六味地黄丸，并用它来治疗小儿先天不足、发育迟缓等病症。

本方具有滋阴补肾之功效。方中熟地滋肾填精为君药；以山萸肉养肝肾而涩精、山药补益脾肾而固精为臣药，三药同用，以达到三阴并补之功；并配以茯苓淡渗脾湿，助山药之益脾，且防山药敛邪；泽泻清泄肾浊，防熟地之滋腻敛邪，且可清降肾中虚火；丹皮清泄肝火，制山萸肉之温，且防酸涩敛邪，共为佐使药。各药合用，三补三泻，大开大合，使滋补而不留邪，降泄而不伤正，乃补中有泻，寓泻于补，相辅相成之剂。

北京中医药大学郝万山老师就遇到过一个让他至今想来，仍痛惜不已的医案。一位妈妈带着一个女孩来门诊看病，女孩看上去也就是13、14岁，身高不足1.5米，胸部平平，是一个没有发育的女孩。我问她年龄，女孩说26岁。我非常吃惊。我问她上学还是工作？她说今年大学刚毕业。问她来过月经吗？她说从来没来过。为什么26岁的姑娘不来月经？已成年的她身材如此矮小，就像一直没发育呢？郝万山说，我问孩子妈妈的第一句话是这个孩子小时候是你带的吗？一句话让这位母亲潜然泪下。她说，这是她终身的遗憾。她是个演员，工作太忙，经常在外面拍电影，没法带孩子，于是就把她放到一个远方亲戚家。一年半载去看一次孩子，每次去时，发现孩子身上都是青一块紫一块。问孩子，孩子也不敢说。这位母亲告诉郝教授，看到情况不好，便把5岁的女儿接回身边。而这时，她发现女儿有些不对劲，胆子特别小，一根筷子掉到地上都吓得一激灵，一有声音就"啊"地叫一声。为什么女儿这么容易受到惊吓呢？心感不妙的母亲四处打听才知道，当年女儿在远房亲戚那里，几乎是在黑暗和折磨中度过了5岁之前的时光。这是个暴力家庭，两口子经常打架，一打架就动擀面杖、菜刀，有时还迁怒于孩子，掐孩子、拧孩子，孩子正处于心理、身体发育时。幼小的孩子在这种恐怖环境下生长，所以她胆子非常小，影响到肾，没有长个子、没有发育、没有来过月经。中医认为，人的7种情绪中，恐惧最容易伤肾，而肾受伤之后，生长发育会受影响。这也正是这个姑娘26岁不来月经，并且看上去像13、14岁女孩的真正原因。郝万山说，尽管我给她开了补肾的药，但我知道她已远远超过了正常发育年龄，不会有什么效果。我想《黄帝内经》所说的恐伤肾，肾主生长发育和肾主生殖，是我们的老祖先在现实生活中遇到了多少这样的例子才得出的结论。由此可见，肾虚要尽早治疗，儿童时期是生长发育最佳时期，如果肾阴虚，用六味地黄丸就能及时补充肾阴不足，促进发育。一般老百姓认为六味地黄丸是成人补肾用的，很难想象在孩子身上有那么神奇的作用。其实，六味地黄丸创立之初就是为了给孩子治病的。六味地黄丸始于宋代，它是由中国历史上最著名的儿科大夫钱乙所创立。

邓铁涛治不育医案。冯姓青年，农民，娶远房同宗之女为妻，结婚3年不孕，并非近亲结婚的关系，而是男方不能入道，观其外表，个头比较高大，力气过人，诊其面色如常，舌嫩胖，脉虚大。《金匮要略》："夫男子平人，脉大为劳，极虚亦为劳。"今冯氏外表一如平人，脉虚大而不能入道，是虚劳证。先按《金匮要略》法用桂枝龙骨牡蛎汤加黄芪30g，服半月后，脉大稍减而尺弱，改用六味地黄汤加党参30g，以益气补肾阴。服药半年已能入道。女方因久不得入道，人转瘦，月经失调，曾予调经，能入道后不久得孕，但未能固胎而流产，又为之调补气血冲任。男方继续服六味地黄丸加党参。3年前后生两个男孩。

阴虚火盛，骨蒸潮热加知母、黄柏；阴虚血热，崩漏下血合二至丸以凉血止血；阴虚阳亢，头晕目眩加石决明、龟甲以平肝潜阳。脾虚食少便溏者，不宜使用。

知识链接

熟地黄24g，山茱萸肉、山药各12g，泽泻、牡丹皮、茯苓（去皮）各9g，上药为末，炼蜜为丸，梧桐子大，每服3丸，空腹温开水送下。

◇ 大补阴丸 ◇

大补阴丸为滋阴降火常用方，出自《丹溪心法》，具有滋阴降火之功效。现代常用于甲状腺功能亢进、肾结核、骨结核、糖尿病等属阴虚火旺证者。方中重用熟地、龟甲滋阴潜阳，壮水制火，即所谓培其本，共为君药。继以黄柏苦寒泻相火以坚阴；知母苦寒而润，上能清润肺金，下能滋清肾水，与黄柏相须为用，苦寒降火，保存阴液，平抑亢阳，即所谓清其源，均为臣药。应用猪脊髓、蜂蜜为丸，此乃血肉甘润之品，填精益髓，既能助熟地、龟甲以滋阴，又能制黄柏之苦燥，俱为佐使。本方滋阴药与清热降火药相配，培本清源，两相兼顾。其中龟甲、熟地用量较重，与知、柏的比例为3：2，表明本方以滋阴培本为主，降火清源为辅。

朱进忠治疗严重失眠案例选读：患者，男，成人。严重失眠4个月，每夜约睡 2 个小时，虽用安眠药，中药养心安神药无效。审其证除失眠外，并见夜间烦热甚烈，心烦，尿黄赤，舌苔黄质红，脉细数。治以滋阴平肝泻火，大补阴丸加减：龟甲 30g，知母 10g，黄柏 10g，生地 15g。药进 2 剂，睡眠增加，继进 6 剂，睡眠正常。

此例虚热现象比较明显，且失眠时间较短，治疗效果比较理想。若阴虚较重者，可加天门冬、麦门冬以润燥养阴；阴虚盗汗者，可加地骨皮以退热除蒸；咯血、吐血者，加仙鹤草、旱莲草、白茅根以凉血止血；遗精者，加金樱子、芡实、桑螵蛸、潼蒺藜以固精止遗。若脾胃虚弱，食少便溏，以及火热属于实证者不宜使用。大补阴丸与六味地黄丸虽均能滋阴降火，但后者偏于补养肾阴，而清热之力不足；前者则滋阴与降火之力较强，故对阴虚而火旺明显者，选用该方为宜。

知 识 链 接

熟地黄（酒蒸）、龟甲（酥炙）各 180g，黄柏（炒褐色）、知母（酒浸，炒）各 120g，上为细末，猪脊髓蒸熟，炼蜜为丸。每服 70 丸（6～9g），空心盐白汤送下。

◇ 肾气丸 ◇

肾气丸为补阳剂，见于《金匮要略》，具有补肾助阳之功效。现代常用于治疗糖尿病、甲状腺功能低下、神经衰弱、醛固酮增多症、慢性肾炎、慢性支气管哮喘等属肾阳不足者。方中重用干地黄滋阴补肾为君药。臣以山茱萸、山药补肝脾而益精血；加以附子、桂枝之辛热，助命门以温阳化气。君臣相伍，补肾填精，温肾助阳，乃阴中求阳之治。从用量分析，补肾药居多，温阳药较轻，其立方之旨，又在微微生火，鼓舞肾气，取"少火生气"之意，而非峻补。又配泽泻、茯苓利水渗湿泄浊，丹皮清泄肝火，三药于补中寓泻，使邪去则补乃得力，并防滋阴药之腻滞。诸药合用，温而不燥，滋而不腻，助阳之弱以化水，滋阴之虚以生气，使肾阳振奋，气化复常，则诸症自除。本方配伍特点有二：一为补阳与补阴配伍，阴阳并补，而以补阳为主；二为滋阴之中配入少量桂、附以温阳，目的在于阴中求阳，少火生气，故方名"肾气"。

关于肾气丸，名医郝万山讲了这样一个故事：有一年，我们中医学院的领导，让我去农场劳动3个月，和我住同一个房间的是我们医院药房的老主任，这个老主任和我住了两天以后，他说，哎呀，我有个问题你帮我解决解决。我说，什么问题？他说，我一宿一宿睡不好觉，夜尿频。他很知道，说这是肾阳虚的表现，他姓路，我说路师傅，要不星期天我进城的时候（他不进城）给您带一点金匮肾气丸。他说，行。我第一周回城里，就给他带了4盒金匮肾气丸，到了晚上他就吃了4粒，我自己睡觉睡得特别好，一夜睡得什么都不知道，昏天黑地的。第二天醒了，我说师傅，昨天晚上小便怎么样啊，他说，原来我晚上起来两次，我昨天晚上起来4次。我说，你吃金匮肾气丸了吗？他说，吃了啊，我晚上吃了4丸，起来4次。我突然想到金匮肾气丸里是由地黄丸加上附子、肉桂所组成的，地黄丸里三补三泻，那些助肾阳的药还没发挥作用，那个泽泻，那个茯苓，先发挥了利尿作用，所以他当天就起来4次。因此我们今后治疗肾阳虚、阳不摄阴的这种夜尿频繁的时候，你不要让他晚上吃药，早晨吃、中午吃就可以了。因为补肾阳的药发挥作用很慢，而利尿的药几乎是立竿见影。

金匮肾气丸与六味地黄丸的比较：六味地黄丸——是中医滋阴补肾的代表与基础方剂，由熟地、山药、山茱萸、泽泻、茯苓、丹皮共6味药组成。它是其他地黄丸的组方基础。金匮肾气丸——也称桂附地黄丸，是在六味地黄丸基础上，加入附子、桂枝而成。药性区别：六味地黄丸以滋阴补肾为主，偏于补阴，配方比较温和，用于治疗因肾阴不足、虚火上炎所致的头晕、耳鸣、腰膝酸软、盗汗等症。西医学常用于慢性肾炎、高血压、糖尿病等疾病的治疗。金匮肾气丸，以附子、桂枝为主药，意在补亏虚的肾中阳气，补命门之火；再辅以地黄等6味药物滋补肾阴，促生阴液；阴阳并补，本药还配伍了牛膝、车前子以清热利尿、渗湿通淋、引血下行，治疗水肿胀满、小便不利、腰膝酸软等肾阳虚水肿症状。

若小便量多者，加补骨脂、巴戟天；色欲放纵者，加人参、肉苁蓉、仙灵脾；在肾气丸基础上加入车前子、牛膝为加味肾气丸，温肾以利水消肿，常用于治疗肾阳虚引起的水肿；若加入鹿茸、五味子为十补丸，温肾阳，益精血，常用于治疗肾阳虚损、精血不足等证。若用于阳痿，尚需加淫羊藿、补骨脂、巴戟天等以助壮阳起痿之力。本方忌猪肉、冷水、生葱、醋物、芜荑；有咽干口燥、舌红少苔等肾阴不足、肾火上炎表现者，不宜使用本方。

如有咽干、口燥、舌红、少苔等肾阴不足、肾火上炎症状者不宜用。

干地黄240g，薯蓣120g，山茱萸120g，泽泻90g，茯苓90g，牡丹皮90g，桂枝、附子（炮）各30g，上为末，炼蜜和丸梧子大。每服15丸，加至25丸，酒送下，1日2次。

四神丸为治疗五更泄泻的著名方剂，出自《内科摘要》，主要功效为温肾暖脾、涩肠止泻，临床上主要用来治疗五更泄泻及久泻久利，如慢性结肠炎、肠易激综合征、肠结核等属脾肾虚寒者。方中重用补骨脂补命门之火以温养脾土，可治肾虚泄泻，为壮火益土之要药，为君药。肉豆蔻温脾暖胃、涩肠止泻，为臣药。肉豆蔻配合补骨脂是为温肾暖脾、固涩止泻的常用组合。吴茱萸温暖肝脾肾以散阴寒；五味子固肾涩肠、益气生津，既助君、臣药温涩止泻之力，又防止诸温阳药温燥伤阴之弊，俱为佐药。用法中姜、枣同煮，枣肉为丸，生姜温胃散寒，大枣补脾养胃，二药合用湿补脾胃，鼓舞运化。诸药合用，俾火旺土强，肾泄自愈。本方由《普济本事方》二神丸（补骨脂、肉豆蔻）和五味子散（五味子、吴茱萸）相合而成，可治疗命门火衰、火不暖土所致的久泻及五更泄泻，以脾阳根于肾阳为理论基础，具有温肾暖脾、涩肠止泻之功。

潘养之治泄泻案（选自《中医医案医话集锦·潘养之医案》）。宋某某，男，30岁。1967年7月10日初诊。患者每于黎明时腹痛，痛后即腹泻数次，已2年之久。经多次治疗未见效，来院门诊治疗。腰膝酸软，乏力，头晕，食欲不佳，舌苔薄白，脉沉而迟。此乃肾阳不足，命门火衰，不能上温脾胃，腐熟水谷。治宜温补肾阳，健脾止泄。方用四神丸加减。处方：补骨脂15g，肉豆蔻9g，五味子12g，吴萸9g，山药12g，芡实9g，禹余粮10g。7月14日二诊：服上药3剂后，食欲增加，头晕、乏力消失，泄泻较前好转。仍服原方。3剂后，诸症消失，病愈。

久泻中气下陷而见脱肛者，可加黄芪、升麻；脾肾阳虚甚而见洞泄无度、畏寒肢冷酌加肉桂、附子。

235

第四章 中医之方

肉豆蔻、五味子各 60g，补骨脂 120g，吴茱萸浸，炒，30g，上为末，用水 1 碗，煮生姜 120g，红枣 50 枚，水干，取枣肉为丸，如桐子大。每服 50~70 丸，空心食前服。

◇ 桑螵蛸散 ◇

桑螵蛸散为固涩剂，出自《本草衍义》，具有调补心肾、涩精止遗之功效，临床常用于治疗小儿尿频、遗尿以及糖尿病、神经衰弱等属心肾两虚、水火不交者。方中桑螵蛸甘咸平，补肾固精止遗，为君药。臣以龙骨收敛固涩，且安心神；龟甲滋养肾阴，亦补心阴。桑螵蛸得龙骨则固精止遗之力增，龙骨配龟甲则益阴潜阳、安神之功著。佐以人参大补元气，茯神宁心安神，菖蒲善开心窍，远志安神定志，且通肾气，上达于心，如此则心肾相交；更以当归补心血，与人参合用，能双补气血。诸药相合，共奏交通心肾、补益气血、涩精止遗之效。

首届国医大师张琪医案：曾治一少妇，小便频数，夜间尤甚，一夜 10 余次，色清，尿检全阴，肾功亦正常，服补肾温阳、益气固涩之品皆无效。来门诊求治，除尿频数外，周身疼痛，腰脊背紧束感畏寒，舌白脉浮，结合前法无效分析为外邪束表，太阳经脉不利。膀胱与肾为表里，肾阳式微，膀胱气化失司故小便频数，宜宣肺温肾阳佐以固摄法。麻黄 10g、细辛 5g、附子片 15g、桑螵蛸 20g、益智仁 20g、龙骨 20g、牡蛎 20g、甘草 10g。服上方 6 剂，尿频大减，夜间减为 3 次，全身舒适畏寒亦减，继用上方调治服 10 余剂而愈。

医案中用宣肺温肾阳固摄法治小便频数或遗尿不禁取效，即用麻黄附子细辛汤与桑螵蛸散联合用之，麻黄直入足太阳膀胱及手太阴肺经，以宣通阳气。附子温助肾阳，壮命火，肾阳衰非附子不足以温助肾阳，肺气不宣非麻黄不足以宣肺气，肺为水之上源，外合皮毛，功能宣发肃降、通调水道，如寒邪外束，肺气失宣，水液不得输布，下注膀胱，故小便频数。麻黄、附子一宣通肺气，一温阳散寒，肺肾合治再加用固摄之桑螵蛸散，故小便频可愈。若肾阳虚者，加补骨脂、菟丝子等以温补肾阳；若小儿遗尿，加益智仁、乌药、山药以缩尿止遗；若遗精滑泄者，加金樱子、山茱萸、沙苑蒺藜等以固肾涩精。若由下焦湿热而致的小便频数，尿黄涩痛，或脾肾阳虚所致的尿频失禁者，不宜用桑螵蛸散。

知识链接

桑螵蛸、远志、菖蒲、龙骨、人参、茯神、当归、龟甲（醋炙）各30g，上为末，每服6g，夜卧时以人参汤调下。

◇ 天王补心丹 ◇

天王补心丹为安神剂，出自《校注妇人良方》，具有滋阴清热、养血安神之功效，临床常用于治疗神经衰弱、冠心病、精神分裂症、甲状腺功能亢进等所致的失眠、心悸，以及复发性口疮等属于心肾阴虚血少者。方中重用甘寒之生地黄，入心能养血，入肾能滋阴，故能滋阴养血，壮水以制虚火，为君药。天冬、麦冬滋阴清热，酸枣仁、柏子仁养心安神，当归补血润燥，共助生地滋阴补血，并养心安神，俱为臣药。玄参滋阴降火；茯苓、远志养心安神；人参补气以生血，并能安神益智；五味子之酸以敛心气，安心神；丹参清心活血，合补血药使补而不滞，则心血易生；朱砂镇心安神，以治其标，以上共为佐药。桔梗为舟楫，载药上行以使药力缓留于上部心经，为使药。本方配伍，滋阴补血以治本，养心安神以治标，标本兼治，心肾两顾，但以补心治本为主，共奏滋阴养血、补心安神之功。

相传唐朝有一个得道高僧非常忙碌，不是为人讲经说法，就是抄录经书。由于过度地劳心耗神，有一天终于病倒了。很多大夫来给他看病，效果都不好。有一天，他在抄《金刚经》的时候，抄得时间久了，就睡着了，梦中一个金甲神对他说："给，按这药方吃药，你那病就好得快！"这个高僧醒来后，手里有一个药方，回想起梦中那个金甲神，是大雄宝殿上那个降魔天王，天王补心丹也因此而得名。

若失眠重者，可酌加龙骨、磁石以重镇安神；心悸怔忡甚者，可酌加龙眼肉、夜交藤以增强养心安神之功；遗精者，可酌加金樱子、煅牡蛎以固肾涩精。本方滋阴之品较多，对脾胃虚弱、纳食欠佳、大便不实者，不宜长期服用。

生地黄（酒洗）120g，当归身（酒洗）、天门冬、麦门冬、炒柏子仁、炒酸枣仁各30g，人参、玄参、丹参（微炒）、茯苓、炒远志、炒五味子、炒桔梗、朱砂（为衣）各15g。上药为末，炼蜜为丸，梧桐子大，朱砂为衣。每服20~30丸，临卧竹叶煎汤送下。

◇ 酸枣仁汤 ◇

酸枣仁汤为安神剂，出自《金匮要略》，具有养血安神、清热除烦之功效。临床常用于治疗神经衰弱、心脏神经官能症、更年期综合征等属于心肝血虚、虚热内扰者。方中重用酸枣仁，以其性味甘平，入心、肝之经，养血补肝，宁心安神，为君药。茯苓宁心安神，知母滋阴清热，为臣药。与君药枣仁相配，以助君药安神除烦之效。佐以川芎调畅气机，疏达肝气，与君药相配，酸收辛散并用，相反相成，具有养血调肝之妙。甘草生用，和中缓急，为使药。诸药相伍，一则养肝血以宁心神，一则清内热以除虚烦。共奏养血安神、清热除烦之功。方中酸枣仁养血安神，川芎调血养肝，茯苓宁心安神，甘草和中缓急，知母清热除烦。诸药合用，有除虚烦、安心神的作用。

蒲辅周老先生曾用酸枣仁汤治疗胸痹。林某，男，52岁。心绞痛频发，睡眠不好，仅能睡3~4个小时。梦多心烦，醒后反觉疲劳，头痛心悸气短，不能久视，稍劳则胸闷隐痛，脉沉迟，舌边燥，中有裂纹。处方：酸枣仁15g，茯神9g，川芎5g，知母5g，炙甘草4g，天麻9g，桑寄生9g，菊花3g，5剂后头疼减，睡眠好转，脉微弦，右盛于左，舌同前。原方加肉苁蓉12g，枸杞子10g。再诊：睡眠好，心绞痛未作。脉两寸和缓，两关有力，两尺弱，舌正无苔。原方去知母、天麻、桑寄生，加黄精12g、山萸肉6g、山药9g，5剂善后。

若阴虚内热、虚烦不眠较甚者，可加生地、白芍、女贞子等以滋阴清热；心悸怔忡者，可加珍珠母、磁石等以镇惊安神；若肝郁血虚、情志抑郁者，可加合欢皮、夜交藤等以疏肝解郁安神。本方使用时注意酸枣仁要捣碎先煎。

本方与天王补心丹均治阴血不足、虚热扰心之心烦失眠。组方以养心安神、滋阴补血为主，配以清虚热之品。然前者重用酸枣仁养血安神，配伍调气疏肝之川芎，酸收辛散并用，具有养血调肝之妙，主治肝血不足、虚烦不眠伴头目眩晕、脉弦细等；后者重用生地，并与二冬、玄参等滋阴清热药为伍，更与养血安神之品相配，主治阴亏血少，心火上扰，心烦失眠，见手足心热，舌红少苔，脉细数者。

知识链接

酸枣仁 15g，甘草 3g，知母 6g，茯苓 6g，川芎 6g。水煎服，分 3 次温服。

◇ 安宫牛黄丸 ◇

安宫牛黄丸为开窍剂，见于《温病条辨》，主要功效为清热解毒、镇惊开窍。临床用于中风昏迷及脑炎、脑膜炎、中毒性脑病、脑出血、败血症见上述证候者。方中牛黄味苦而凉，功能清心解毒、息风定惊、豁痰开窍；麝香辛温，通行十二经，长于开窍醒神，两味相协，体现清心开窍的立方之旨，共为君药。臣以水牛角清心凉血解毒；黄连、黄芩、栀子清热泻火解毒，助牛黄以清心包之热；冰片、郁金芳香辟秽，通窍开闭，以加强麝香开窍醒神之效。上述清心凉血解毒、清热泻火之品与芳香开窍药的结合应用，是凉开方剂的配伍特点。佐以朱砂、珍珠镇心安神，以除烦躁不安；雄黄助牛黄以豁痰解毒。应用蜂蜜为丸，以和胃调中，为使。用金箔为衣，亦是取其重镇安神之效。安宫牛黄丸、紫雪丹、至宝丹并称为"凉开（温病）三宝"，并奉为"温病三宝"之首。

关于此药，民间有一些传说：明朝时期，浙江金华有家穷苦人家，老父中风，喉中痰鸣，面颊通红，眼看不久于人世。其子天生为救老父，哭着找东家帮忙。东家让天生去养牛，但只有把牛养胖了才给工钱，如果养出个三长两短，还要赔钱。天生到了牛棚，发现东家让他养的是头骨瘦如柴的老黄牛。一心救父的天生每天把牛棚打扫干净，就去割草喂牛，还帮牛洗澡、驱蚊子、抓虱子，晚上就睡在老牛身边。有一天晚上，老黄牛对着月亮哞哞叫不停，天生着急，赶紧为牛揉肚皮，并提一桶水让老黄牛喝，黄牛却吐出一块滚圆金黄的牛黄。天生手捧牛黄，回家帮父亲治病，父亲的病情奇迹般好转了，而老黄牛竟然也逐渐胖起来。宫、宫殿、宫城，君王居住的场所。在人体，心为君主之官，心包为心脏外面的包膜，像君王所住的宫殿、宫城，具有代君受过，防范邪气攻心的功能。何为安宫？安宫，就是使心安居其宫。如果热邪侵犯心包，会导致心之功能失常，出现高热、神昏、谵语、惊厥等危险症状。安宫牛黄丸以牛黄、麝香、冰片等清心豁痰、醒神开窍、重镇安神，使心得以安居心包，故称为安宫牛黄丸。

2002年5月10日，香港凤凰卫视女主播刘海若在伦敦因车祸受重伤昏迷不醒。英国的医学专家判断她已"脑死亡"。6月8日，刘海若被送到北京宣武医院治疗。刘海若当时高热、神昏，舌红无苔，一派热相，完全符合中医"热入心包"的症状，经过专家会诊，便用了安宫牛黄丸。2周后，刘海若体温基本恢复正常，为进一步治疗赢得了时间。最终，遭车祸100天之后，已被英国医学界认定为"脑死亡"的刘海若终于恢复了神志。安宫牛黄丸再次创造了医学史上的奇迹。

若邪陷心包，兼有腑实，见神昏舌短、大便秘结、饮不解渴者，用安宫牛黄丸2粒化开，调大黄末9g内服，可先服一半，不知再服。孕妇禁用。

知识链接

牛黄30g，郁金30g，犀角（用代用品）50g，黄连30g，朱砂30g，梅片7.5g，麝香7.5g，珍珠15g，山栀30g，雄黄30g，金箔衣，黄芩30g，上药为细末，炼蜜为丸，金箔为衣，每丸重3g，脉虚者人参汤下，脉实者银花、薄荷汤下，每服1丸。大人病重体实者，日两服，甚至日3服；小儿服半丸，不知，再服半丸。

◇ 越鞠丸 ◇

越鞠丸又名芎术丸，为行气剂，是治疗郁证的代表方剂，最早出现于《丹溪心法》，具有理气解郁、宽中除满之功效。现代常用于胃肠神经官能症、胃肠功能紊乱、胃及十二指肠溃疡、慢性胃炎、消化不良、胆石症、胆囊炎、肝炎、肋间神经痛、精神抑郁症、痛经，以及偏头痛、低血钾等有六郁见症者。越鞠丸方中以香附行气解郁，以治气郁，为君药。川芎为血中之气药，既可活血祛瘀，以治血郁，又可助香附行气解郁之功；栀子清热泻火，以治火郁；苍术燥湿运脾，以治湿郁；神曲消食导滞，以治食郁，共为臣佐药。痰郁多由脾湿所生，亦与气、火、食有关，气机流畅，诸郁得解，则痰郁亦随之而消，此亦治病求本之意。本方着重于行气解郁，气行则血行，气畅则痰、火、湿、食诸郁自解，痛闷可除。

刘渡舟治疗肝气郁结的医案。陈某，女，47岁。因其父猝然病逝，悲恸不能自拔，渐觉胸中满闷、时发太息、饮食不化、时有吞酸、腹中胀满、矢气则减，头目眩晕、神情恍惚。观其表情默默、舌苔薄白、六脉皆沉。辨为情志不舒，肝胆气郁，枢机不利之所致。刘老用小柴胡汤与越鞠丸接轨之法，调气解郁，疏利肝胆。柴胡16g、黄芩10g、半夏14g、党参6g、炙甘草6g、生姜10g、大枣12枚、川芎10g、香附10g、栀子10g、苍术6g、神曲10g。服药6剂，心胸畅快，胃和能食，诸症若失。继用加味逍遥散疏肝理脾，调和气血而愈。

本案所述诸症，其本在于气机郁勃。气郁为众病之源，如化火、生湿、动痰等证，不一而足，故治疗当疏肝为先。刘老将经方小柴胡汤和时方越鞠丸古今接轨，使其功用互助，相得益彰。俾气机一开，则肝胆出入、脾胃升降，一身之气血周流，邪气不得积聚，从而阴阳调和而病愈。肋胁疼痛者，加川楝子、延胡；烦满者，加栀子、淡豆豉；失眠者，加酸枣仁、合欢皮；腹胀甚者，加厚朴、枳实。虽未明言，法则其中矣。

若气郁偏重，可重用香附，酌情加木香、枳壳、厚朴等以增强其行气解郁之力；若血郁偏重，重用川芎，酌加桃仁、赤芍、红花等以增强活血祛瘀之力；若湿郁偏重，重用苍术，酌加茯苓、泽泻以利湿；若食郁偏重，重用神曲，酌加山楂、麦芽以消食化滞；火郁偏重，重用山栀，酌加黄芩、黄连以清热泻火；若痰郁偏重，酌加半夏、瓜蒌以化痰。越鞠丸所治诸郁均属实证，若为虚证引起的郁滞，则宜配伍补益药，不可单独使用。

知 识 链 接

苍术、香附、川芎、神曲、栀子各等份，上共为细末，水泛为丸，每服6～9g，每日2次。

◇ 瓜蒌薤白白酒汤 ◇

瓜蒌薤白白酒汤为理气剂，出自《金匮要略》，具有通阳散结、行气祛痰之功效。临床常用于治疗冠心病心绞痛、非化脓性肋软骨炎、肋间神经痛、慢性支气管炎等属胸阳不振、痰阻气滞者。方中以瓜蒌实理气宽胸、涤痰散结，为君药。薤白温通滑利，通阳散结，行气止痛，为臣药。两药相配，一祛痰结，一通阳气，相辅相成，为治胸痹之要药。佐以辛散温通之白酒，行气活血，增强薤白行气通阳之功。药仅3味，配伍精当，共奏通阳散结、行气祛痰之功。使胸中阳气宣通，痰浊消而气机畅，则胸痹喘息诸症自除。

刘铁庵医案：白某，伤风咳嗽，月余未愈。时觉胸中痞满，须用意作咳1、2声则爽，或感觉胃中有气上冲，亦须发出咳嗽数声，或有嗳气始舒，大便不畅，常数日一行。曾就数医疗治，均无见效。此因痰浊上壅，肺气郁结，治以通气化痰降逆。瓜蒌仁9g，薤白9g，苦杏6g，白前6g，旋覆花6g，枳实4.5g，化橘皮3g，竹茹9g，桔梗3g，川贝6g。服4剂，胸闷已舒，大便通畅，诸恙悉安。

若寒邪较重者，可酌加干姜、桂枝、附子等以通阳散寒；气滞甚者，可酌加厚朴、枳实以理气行滞；兼血瘀者，可酌加丹参、赤芍等以活血祛瘀。本方性偏温燥，若胸痹属于阴虚有热者应忌用。方中白酒用量，当视患者酒量而定，一般可用30~60ml，不宜过多。

知识链接

瓜蒌实1枚（捣），薤白12g，白酒适量，上3味，同煮取200ml，分2次温服。

◇ 血府逐瘀汤 ◇

血府逐瘀汤为理血剂，出自清代医家王清任的《医林改错》，具有活血化瘀、行气止痛之功效，临床常用于治疗冠心病心绞痛、风湿性心脏病、胸部挫伤及肋软骨炎之胸痛，以及脑血栓形成、高血压、高脂血症、血栓闭塞性脉管炎、神经官能症、脑震荡后遗症之头痛、头晕等属瘀阻气滞者。方中桃仁破血行滞而润燥，红花活血祛瘀以止痛，共为君药。赤芍、川芎助君药活血祛瘀；牛膝活血通经，祛瘀止痛，引血下行，共为臣药。生地、当归养血益阴，清热活血；桔梗、枳壳，一升一降，宽胸行气；柴胡疏肝解郁，升达清阳，与桔梗、枳壳同用，尤善理气行滞，使气行则血行，以上均为佐药。桔梗能载药上行，兼有使药之用；甘草调和诸药，亦为使药。合而用之，使血活瘀化气行，则诸症可愈，为治胸中血瘀证之良方。本方配伍一为活血与行气相伍，既行血分瘀滞，又解气分郁结；二是祛瘀与养血同施，则活血而无耗血之虑，行气又无伤阴之弊；三为升降兼顾，既能升达清阳，又可降泄下行，使气血和调。

《王修善临证笔记》案例：一人病伤寒，经汗下后，忽然呃逆不止。延余诊视，六脉沉涩，身微热，大便微结，小便赤。其人愦愦然如醉如痴，呃逆之声格格，一阵紧一阵慢，有时发一阵热，证似血瘀，而不敢骤用逐瘀之剂，以橘皮竹茹汤去参，加柿蒂，服之无效。继以血府逐瘀汤加柿蒂，一剂病减大半，二便利，再剂而愈。此法得之《医林改错》。当归、生地、川芎、赤芍、桃仁、红花、柴胡、枳壳、桔梗、甘草、怀牛膝、柿蒂，生姜引。血之为病，有显而易见者，有隐而难测者。《医林改错》治血证立逐瘀诸方，理论奇辟，处方奇辟，所治之证，更为奇辟。虽言辞激烈，而理解恰当，非有卓识，曷能若此。余每临证，见有类似血证者，仿照逐瘀诸方。或加或减，活人甚众，故特揭出之。若瘀痛入络，可加全蝎、穿山甲、地龙、三棱、莪术等以破血通络止痛；气机郁滞较重，加川楝子、香附、青皮等以疏肝理气止痛；血瘀经闭、痛经者，可用本方去桔梗，加香附、益母草、泽兰等以活血调经止痛；胁下有痞块，属血瘀者，可酌加丹参、郁金、䗪虫、水蛭等以活血破瘀，消癥化滞。由于方中活血祛瘀药较多，故孕妇忌用。

知识链接

　　当归、生地各9g，桃仁12g，红花9g，枳壳、赤芍药各6g，柴胡3g，甘草6g，桔梗4.5g，川芎4.5g，牛膝9g，水煎服。

◇ 补阳还五汤 ◇

　　补阳还五汤为理血剂，既是益气活血法的代表方，又是治疗中风后遗症的常用方，出自清代医家王清任的《医林改错》，具有补气、活血、通络之功效。临床常用于治疗脑血管意外后遗症、冠心病、小儿麻痹后遗症，以及其他原因引起的偏瘫、截瘫，或单侧上肢、或下肢痿软等属气虚血瘀者。方中重用黄芪，大补脾胃之气，令气旺血行，瘀去络通，为君药。当归尾长于活血，且有化瘀而不伤血之妙，是为臣药。川芎、赤芍、桃仁、红花助当归尾活血祛瘀，地龙通经络，均为佐药。本方的配伍特点是大量补气药与少量活血药相配，使气旺则血行，活血而不伤正，共奏补气活血通络之功。

有个名医王清任与补阳还五汤的故事：相传，清代嘉庆年间，清朝军机大臣卢荫溥中风后半身不遂、口角流涎、语言不利、小便失禁，经皇上派来的太医久治无效。这时，有人推荐在北京菜市口一带悬壶的王清任。王清任应允前往探究，经望、闻、问、切四诊合参之后，胸有成竹地准备纸墨，铺纸下方。这时，卢荫溥结结巴巴地问："依你之见，以前服用的药方是否恰当？"王清任边看太医的药方边说："当归通经活络，赤芍和川芎利血活血，红花和桃仁活血祛瘀，地龙化瘀通络，的确是剂活血通络方剂。"家人又问："服了这些药，却没有什么效果，原因又何在呢？"王清任不慌不忙地回答："因这方剂缺君药，方无主药何谈见效，因为人体五脏功能赖气血运行。气为阳，血为阴，阴阳调和则人体正常无病。病者属中风之后遗症，多因气虚，无力推动血液运行，气滞血瘀所致。该方缺一味黄芪，故缺乏补阳之动力药，如果重用黄芪，气行则血行，人体方可复元。"一席话，卢荫溥及家人听后连称高明。于是，果断遵王清任改方，加用黄芪，量重，3剂之后，症见好转。服药半个月后，便可下床移步，又通过王清任开方调理。外加功能锻炼，顽疾逐渐趋于康复。事后，胡太医对王清任医术精深佩服得五体投地，特地登门求教："请问你拟的方剂名称？"王清任答："人体阳气有十成，左右各五成。凡一侧偏废，则已丧失五成之阳。本方意在补还五成之阳，故取名'补阳还五汤'。"

本方生黄芪用量独重，但开始可先用小量（一般从30~60g开始），效果不明显时，再逐渐增加。原方活血祛瘀药用量较轻，使用时，可根据病情适当加大。若半身不遂以上肢为主者，可加桑枝、桂枝以引药上行，温经通络；下肢为主者，加牛膝、杜仲以引药下行，补益肝肾；日久效果不显著者，加水蛭、虻虫以破瘀通络；语言不利者，加石菖蒲、郁金、远志等以化痰开窍；口眼㖞斜者，可合用牵正散以化痰通络；痰多者，加制半夏、天竺黄以化痰；偏寒者，加熟附子以温阳散寒；脾胃虚弱者，加党参、白术以补气健脾。使用本方需久服才能有效，愈后还应继续服用，以巩固疗效，防止复发，王氏谓："服此方愈后，药不可断，或隔三五日吃一付，或七八日吃一付。"但若中风后半身不遂属阴虚阳亢，痰阻血瘀，见舌红苔黄、脉洪大有力者，非本方所宜。

知识链接

　　黄芪 120g（生），当归尾 6g，赤芍 5g，地龙 3g（去土），川芎 3g，桃仁 3g，红花 3g，水煎服。黄芪初用 30~60g，以后渐加至 120g。至微效时，日服两剂，两剂服至五六日，每日仍服 1 剂。

◇ 温经汤 ◇

　　温经汤为理血剂，出自《金匮要略》，具有温经散寒、养血祛瘀之功效。临床常用于治疗功能性子宫出血、慢性盆腔炎、痛经、不孕症等属冲任虚寒、瘀血阻滞者。方中吴茱萸、桂枝温经散寒，通利血脉，其中吴茱萸功擅散寒止痛，桂枝长于温通血脉，共为君药。当归、川芎活血祛瘀，养血调经；丹皮既助诸药活血散瘀，又能清血分虚热，共为臣药。阿胶甘平，养血止血，滋阴润燥；白芍酸苦微寒，养血敛阴，柔肝止痛；麦冬甘苦微寒，养阴清热。三药合用，养血调肝，滋阴润燥，且清虚热，并制吴茱萸、桂枝之温燥。人参、甘草益气健脾，以资生化之源，阳生阴长，气旺血充；半夏、生姜辛开散结，通降胃气，以助祛瘀调经；其中生姜又温胃气以助生化，且助吴茱萸、桂枝以温经散寒，以上均为佐药。甘草尚能调和诸药，兼为使药。诸药合用，共奏温经散寒、养血祛瘀之功。本方的配伍特点有二：一是方中温清补消并用，但以温经补养为主；二是大队温补药与少量寒凉药配伍，能使全方温而不燥、刚柔相济，以成温养化瘀之剂。

　　南京中医药大学教授黄煌对温经汤推崇备至，他说温经汤是一张好方，女人用得尤其多，男人却很少用，是女人的专方。这张方用在什么样的女人身上呢？已经失去魅力的，失去女性美的女人。女人要有一点脂肪，那才有曲线；女人的皮肤要白嫩，那才美丽。但是她消瘦了，干枯了，发黄了，乳房也瘪了，那怎么还会美丽呢？温经汤证有两个关键指征，张仲景已经说了。一个是口唇干燥。女人的美，唇是一个关键。20 多岁的女性，不需要用口红，她们的嘴唇饱满红润，很性感，但是温经汤女人的嘴唇，干瘪，唇红很小，有的有裂纹，抹了润唇膏也没用，有时还疼痛；还有一个指征，张仲景也提到了，就是手掌。女人的美，手也是一个关键。手能看出女人的身体状况好不好。健康女人的手非常柔软、润泽，就像玉一样，纤纤玉手啊！如果她的手皮肤粗糙了，干燥了，到了冬天呀，手都开裂了，抹了很多护手霜都没有用。我们搓搓手一般是没啥声音的，她搓手却"沙沙"地响。还有指甲周围，不断地产生毛刺，手干枯了，犹如松树皮。手背的皮肤也松弛了，都可以拉起来，脱水状。这种手叫做"温经汤手"。我们再看看腿。小腿呀，脚线也不美了，脚部肌肉也在萎缩松弛。能用温经汤的这种女人，皮肤白而干燥，一点毛也没有，腿上是没有汗毛的，如果毛很多，就不要乱用温经汤。

若小腹冷痛甚者，去丹皮、麦冬，加艾叶、小茴香，或桂枝易为肉桂，以增强散寒止痛之力；寒凝而气滞者，加香附、乌药以理气止痛；漏下不止而血色暗淡者，去丹皮，加炮姜、艾叶以温经止血；气虚甚者，加黄芪、白术以益气健脾；傍晚发热甚者，加银柴胡、地骨皮以清虚热。月经不调属实热或无瘀血内阻者忌用，服药期间忌食生冷之品。

知识链接

吴茱萸 9g，当归、川芎、芍药、人参、桂枝、阿胶、牡丹皮（去心）、生姜、甘草各 6g，半夏 6g，麦门冬 9g（去心）。水煎服，阿胶烊化冲服。

◇ 川芎茶调散 ◇

川芎茶调散又名茶调散、茶调汤、川芎茶调饮，为治风剂，出自《太平惠民和剂局方》，具有疏风止痛之功效，临床上多用于偏头痛、血管神经性头痛、感冒、流行性感冒、慢性鼻炎等病属于外感风邪者。方中川芎性味辛温，用量较重，善于祛风活血而止头痛，长于治少阳、厥阴经头痛（头顶或两侧痛），并为诸经头痛之要药，为君药。薄荷、荆芥轻而上行，善能疏风止痛，并能清利头目，为臣药。羌活、白芷均能疏风止痛，其中羌活长于治太阳经头痛（后脑牵连项痛）；白芷长于治阳明经头痛（前额及眉心痛）；细辛散寒止痛，并长于治少阴经头痛；防风辛散上部风邪，上述诸药协助君、臣药以增强疏风止痛之效，均为佐药。炙甘草益气和中，调和诸药，为使。服时以清茶调下，取其苦凉之性，既可上清头目，又能制约风药的过于温燥与升散。诸药合用，共奏疏风止痛之效。

关于川芎还有一个民间传说：唐朝初年，药王孙思邈带着徒弟云游到了四川的青城山，披荆斩棘采集药材。一天，师徒二人累了，便在混无顶的青松林内歇脚。忽见林中山洞边一只大雌鹤，正带着几只小鹤嬉戏。药王正看得出神，猛然听见几只小鹤惊叫，只见那只大雌鹤头颈低垂，双脚颤抖，不断地哀鸣。药王当即明白，这只雌鹤患了急病。第二天清晨，天刚亮，药王师徒又到青松林。在离鹤巢不远的地方，巢内病鹤的呻吟声清晰可辨。又隔了一天，药王师徒再次到青松林，但白鹤巢里已听不到病鹤的呻吟了。抬头仰望，几只白鹤在空中翱翔，嘴里掉下一朵小白花，还有几片叶子，很像红萝卜的叶子。药王让徒弟捡起来保存好。几天过去了，雌鹤的身子竟已完全康复，率领小鹤们嬉戏如常了。药王观察到，白鹤爱去混无顶峭壁的古洞，那儿长着一片绿茵，花、叶都与往日白鹤嘴里掉下来的一样。药王本能地联想到，雌鹤的病愈与这种药有关。经过实验，他发现这种植物有活血通经、祛风止痛的作用，便让徒弟携此药下山，用它去为患者对症治病，果然灵验。药王兴奋地随口吟道："青城天下幽，川西第一洞。仙鹤过往处，良药降苍穹。这药就叫川芎吧！""川芎"由此而得名。

风寒偏甚，重用川芎，加生姜、紫苏等散风寒；风热偏甚，可去羌活、细辛，加蔓荆子、菊花以散风热；头痛久而不愈，邪深入络，可配僵蚕、全蝎、桃仁、红花等以通络止痛。本方使用注意煎煮时间不宜太长，微煎即可。体虚及阳亢头痛者，均不宜使用本方。

知识链接

川芎、荆芥（去梗）各12g，白芷、羌活、甘草各6g，细辛（去芦）3g，防风（去芦）6g，薄荷叶（不见火）12g。，上药为细末，每服6g，每日2次，食后清茶调下。

◇ **清燥救肺汤** ◇

清燥救肺汤为治燥剂，出自清代喻嘉言的《医门法律》，具有清燥润肺、养阴益气之功效，临床常用于治疗肺炎、支气管哮喘、急慢性支气管炎、支气管扩张、肺癌等属燥热犯肺，气阴两伤者。方中重用桑叶质轻性寒，轻宣肺燥，透邪外出，为君药。温燥犯肺，温者属热宜清，燥胜则干宜润，故臣以石膏辛甘而寒，清泄肺热；麦冬甘寒，养阴润肺。石膏虽沉寒，但用量轻于桑叶，则不碍君药之轻宣；麦冬虽滋润，但用量不及桑叶之半，自不妨君药之外散。君臣相伍，宣中有清，清中有润，是为清宣润肺的常用组合。人参益气生津，合甘草以培土生金；胡麻仁、阿胶助麦冬养阴润肺，肺得滋润，则治节有权；杏仁、枇杷叶苦降肺气，以上均为佐药。甘草兼能调和诸药，是为使药。全方宣、清、润、降四法并用，气阴双补，且宣散不耗气，清热不伤中，滋润不腻膈。

《湖北中医杂志》（1989 年 5 月）刊登一验案，汪志伟治便秘案：杨某某，女，42 岁，工人。便秘反复发作已 1 年。每星期难解大便 1 次，行乙状结肠纤维镜检查，诊断为"溃疡结肠炎"。经中西医结合治疗 4 月余，不效。诊见大便难行，结如羊屎，皮肤皲裂。舌干，无苔，脉细数。证属燥热伤肺，大肠失润。治宜清燥润肺通便。以清燥救肺汤调治，处方：桑叶 10g，杏仁 10g，生石膏 10g，党参 6g，胡麻仁 6g，阿胶 6g，枇杷叶 10g，甘草 6g。二诊：服上方 7 剂，每日即有便意，3 日可行便 1 次。服 20 剂，每日解便 5 次，大便如常。随访半年未再复发。

《内经》独遗"秋伤于燥"经文，致千百年来，治燥之理难明，考方甚少。清代喻嘉言揭示《内经》六气，脱误"秋伤于燥"一气。如拨云见日，为其后秋燥学说之形成，起推波助澜之作用。其所制之清燥救肺汤，深得"火就燥，水就湿"之哲理。取桑叶、杏仁、生石膏清气燥，用人参、麦冬、麻仁、阿胶滋肾燥，此滋水清金法焉。非源头悟彻者，焉能达此境界。若痰多，加川贝、瓜蒌以润燥化痰；热甚者，加羚羊角、水牛角以清热凉血。本证忌用辛香、苦寒之品，以免更加伤阴耗气。

一本书读懂中医

知识链接

桑叶（经霜者，去枝梗）9g、石膏（煅）8g、甘草 3g、人参 2g、胡麻仁（炒，研）3g、真阿胶 3g、麦门冬（去心）4g、杏仁（泡，去皮尖，炒黄）2g、枇杷叶（1 片，刷去毛，蜜涂，炙黄）3g。水煎，频频热服。

◇ 平胃散 ◇

平胃散为祛湿剂，出自《简要济众方》，具有燥湿运脾、行气和胃之功效，临床常用于治疗慢性胃炎、消化道功能紊乱、胃及十二指肠溃疡等属湿滞脾胃者。方中以苍术为君药，以其辛香苦温，入中焦能燥湿健脾，使湿去则脾运有权，脾健则湿邪得化。湿邪阻碍气机，且气行则湿化，故方中臣以厚朴，本品芳化苦燥，长于行气除满，且可化湿。与苍术相伍，行气以除湿，燥湿以运脾，使滞气得行，湿浊得去。陈皮为佐，理气和胃，燥湿醒脾，以助苍术、厚朴之力。使以甘草调和诸药，且能益气健脾和中。煎加姜、枣，以生姜温散水湿且能和胃降逆，大枣补脾益气以襄助甘草培土制水之功，姜、枣相合尚能调和脾胃。综合全方，燥湿与行气并用，而以燥湿为主。燥湿以健脾，行气以祛湿，使湿去脾健，气机调畅，脾胃自和。

刘渡舟医案：陈某，男，38岁。反复性口腔溃疡，疮面红而疼痛，西医给予消炎药物和补充维生素 B_2 治疗多日无效，伴有消化不良，大便稀溏，舌质红而苔白腻，脉濡数。此乃湿热为患，但清热则湿不去，但祛湿则热愈炽，且有苦寒伤脾败胃，湿浊内生之虞。刘老思忖片刻，乃处以平胃散与大黄黄连泻心汤接轨之法，化湿泻热同施，以观其效。处方：苍术10g，厚朴16g，陈皮10g，炙甘草10g，大黄6g，黄连6g。服药7剂，口疮痊愈，胃开能食，大便正常。该患者后来又因饮食厚味，多次复发，皆用此方，每服辄愈。

此方也常用于治疗面生痤疮，疗效也佳，其机制和应用指征与口舌生疮基本相同。证属湿热者，宜加黄连、黄芩以清热燥湿；属寒湿者，宜加干姜、草豆蔻以温化寒湿；湿盛泄泻者，宜加茯苓、泽泻以利湿止泻。因本方辛苦温燥，阴虚气滞，脾胃虚弱者，不宜使用。

知 识 链 接

苍术 120g（去黑皮，捣为粗末，炒黄色）；厚朴 90g（去粗皮，涂生姜汁，炙令香熟）；陈橘皮 60g（洗令净，焙干）；甘草 30g（炙黄）。共为细末，每服 4~6g，姜枣煎汤送下；或作汤剂，水煎服，用量按原方比。

◇ 藿香正气散 ◇

藿香正气散为祛湿剂，出自《太平惠民和剂局方》，具有解表化湿、理气和中之功效。临床常用于治疗急性胃肠炎或四时感冒属湿滞脾胃，外感风寒者。方中藿香为君，既以其辛温之性而解在表之风寒，又取其芳香之气而化在里之湿浊，且可辟秽和中而止呕，为治霍乱吐泻之要药。半夏曲、陈皮理气燥湿，和胃降逆以止呕；白术、茯苓健脾运湿以止泻，共助藿香内化湿浊而止吐泻，俱为臣药。湿浊中阻，气机不畅，故佐以大腹皮、厚朴行气化湿，畅中行滞，且寓气行则湿化之义；紫苏、白芷辛温发散，助藿香外散风寒，紫苏尚可醒脾宽中，行气止呕，白芷兼能燥湿化浊；桔梗宣肺利膈，既益解表，又助化湿；煎用生姜、大枣，内调脾胃，外和营卫。使以甘草调和药性，并协姜、枣以和中。诸药合用，外散风寒与内化湿滞相伍，健脾利湿与理气和胃共施，使风寒外散，湿浊内化，气机通畅，脾胃调和，清升浊降，则霍乱自已。

知识链接

大腹皮、白芷、紫苏、茯苓（去皮）各30g，半夏曲、白术、陈皮（去白）、厚朴（去粗皮，姜汁炙）、苦梗各60g，藿香（去土）90g，甘草（炙）75g。上为细末，每服9g，加姜3片、枣1枚同煎，热服。如欲汗出，衣被盖，再煎并服。

◇ 茵陈蒿汤 ◇

茵陈蒿汤为祛湿剂，出自《伤寒论》，具有清热、利湿、退黄之功效，临床常用于治疗急性黄疸型传染性肝炎、胆囊炎、胆石症、钩端螺旋体病等所引起的黄疸，证属湿热内蕴者。方中重用茵陈为君药，以其善能清热利湿退黄，为黄疸之主药。臣以栀子清热降火，通利三焦，引湿热自小便而出。佐以大黄泻热逐瘀，通利大便，导瘀热由大便而下。三药合用，以利湿与泄热相伍，使二便通利，前后分消，湿热得行，瘀热得下，则黄疸自退。

经方大家胡希恕医案：患者患慢性肝炎多年，近突发黄疸，经中西医治疗，黄疸指数（胆红素浓度）逐渐升高，其人面目俱黄如橘色，发热，口舌干，有黄苔，胸胁满，恶心不欲食，便秘。予大柴胡汤合茵陈蒿汤。连服

12 剂，黄退，肝功能完全恢复正常，旧时之肝病亦随之而解，出院。

若湿重于热者，可加茯苓、泽泻、猪苓以利水渗湿；热重于湿者，可加黄柏、龙胆草以清热祛湿；胁痛明显者，可加柴胡、川楝子以疏肝理气。注意阴黄证不宜。

茵陈蒿 18g，栀子 14 枚（擘），大黄 6g（去皮）。上 3 味，先以水煎茵陈，后纳余药再煎，去滓，分 3 次服，小便当利，尿如皂角汁状，色正赤，一宿腹减，黄从小便去。

◇ 五苓散 ◇

五苓散为祛湿剂，出自《伤寒论》，具有利水渗湿、温阳化气之功效。临床常用于治疗急慢性肾炎、水肿、肝硬化腹水、心源性水肿、急性肠炎、尿潴留、脑积水等属水湿内停者。方中重用泽泻为君，取其甘淡性寒，直达肾与膀胱，利水渗湿。臣以茯苓、猪苓之淡渗，增强利水渗湿之力。佐以白术健脾而运化水湿，转输精津，使水精四布，而不直驱于下。又佐以桂枝，一药二用，既外解太阳之表，又内助膀胱气化。桂枝能入膀胱温阳化气，故可助利小便之功。若欲其解表，又当服后多饮暖水取汗，以水热之气助人体之阳气，以资发汗，使表邪从汗而解。五药合用，利水渗湿，化气解表，使水行气化，表邪得解，脾气健运，则蓄水留饮诸症自除。

北京中医药大学冯世纶教授医案：夜里阳强易举。某男，65 岁，2011 年 9 月 23 日初诊。病史：夜里阳强易举 10 多年，每夜最多阳强 13 次，需要小便或很长时间才能恢复常态，患者苦不堪言，夜尿 3 次，口偶干，偶腰酸，大便日一二行，汗出不多，纳可，舌暗，苔白略腻，脉弦细。辨六经为太阳阳明太阴合病，辨方证为五苓散加知母汤方证。处方：桂枝 10g，茯苓 12g，泽泻 10g，猪苓 10g，苍术 10g，知母 15g，7 剂，水煎日二服。2011 年 9 月 30 日二诊：阳强从每夜 13 次减少到 1~2 次，夜里口干，大便日二三行，但成型，早晨腰酸，服药前阳强需要小便后方能缓解，现醒后即可缓解，无阳强时不起夜，苔白略腻，脉弦细。处方：上方加生山药 10g，7 剂。结果显效。

若水肿兼有表证者，可与越婢汤合用；水湿壅盛者，可与五皮散合用；

251

第四章 中医之方

泄泻偏于热者，须去桂枝，可加车前子、木通以利水清热。作散剂服用时须多饮暖水；作汤剂不宜久煎。

猪苓9g（去皮），泽泻15g，白术9g，茯苓9g，桂枝6g（去皮）。上为散，以白饮和服方寸匕，1日3次。多饮暖水，汗出愈。

◇ 二陈汤 ◇

二陈汤为祛痰剂，始见于《太平惠民和剂局方》，因方中"陈皮、半夏贵其陈久，则无燥散之患，故名二陈"。本方具有燥湿化痰、理气和中之功效，临床常用于治疗慢性支气管炎、慢性胃炎、梅尼埃病、神经性呕吐等属湿痰者。方中半夏辛温性燥，善能燥湿化痰，且又和胃降逆，为君药。橘红为臣，既可理气行滞，又能燥湿化痰。君臣相配，寓意有二：一为等量合用，不仅相辅相成，增强燥湿化痰之力，而且体现治痰先理气，气顺则痰消之意；二为半夏、橘红皆以陈久者良，而无过燥之弊，故方名"二陈"。此为本方燥湿化痰的基本结构。佐以茯苓健脾渗湿，渗湿以助化痰之力，健脾以杜生痰之源。鉴于橘红、茯苓是针对痰因气滞和生痰之源而设，故二药为祛痰剂中理气化痰、健脾渗湿的常用组合。煎加生姜，既能制半夏之毒，又能协助半夏化痰降逆、和胃止呕；复用少许乌梅，收敛肺气，与半夏、橘红相伍，散中兼收，防其燥散伤正之虞，均为佐药。以甘草为佐使，健脾和中，调和诸药。综合本方，结构严谨，散收相合，标本兼顾，燥湿理气祛已生之痰，健脾渗湿杜生痰之源，共奏燥湿化痰、理气和中之功。

名医岳美中治疗一例咬牙症：1974年2月22日，友人宋某某携其子来访，谈及其子已25岁，每夜入睡后，即上下齿相切磋。震震有声，可闻于户外，同屋之人，往往惊醒，自己殊以为苦，问我能否"中药治愈"？我云旧医籍中还未见过、临床上亦没有经验，只可据四诊投药以试治之。因切其脉滑象显露，望其体，肥壮面色光亮，断为痰饮蓄于中焦，足阳明之脉入上齿，痰阻经络，滞碍气机，或导致咬牙？为拟二陈汤加焦荷叶以燥湿化痰。处方：法半夏9g，云茯苓9g，化橘红9g，炙甘草6g，焦荷叶9g。水煎服10剂，以观后效。服5剂后，咬牙声即减少，10剂服完，同屋之人，已不复闻其齿牙相击声了。嘱再服数剂，以巩固疗效。中医学很强调痰之为病，故有"痰生百病""怪病生于一痰"之说。本例患者之痰系在中焦上影响到齿牙，据脉象及表证是有所体现的，故投二陈，效验颇迅捷。

据《清宫秘档医案》所记载，清朝末年李莲英患有头晕的症状很多年不愈，太医们遵照慈禧太后之命，前去诊脉。太医选定的底方就是二陈汤，因为李莲英形体肥硕，经常吃山珍海味、大鱼大肉，又缺乏运动锻炼，中医讲这叫膏粱之变，都是助长痰湿的根源。李莲英服药后不久头晕的症状就痊愈了。

治湿痰，可加苍术、厚朴以增燥湿化痰之力；治热痰，可加胆星、瓜蒌以清热化痰；治寒痰，可加干姜、细辛以温化寒痰；治风痰眩晕，可加天麻、僵蚕以化痰息风；治食痰，可加莱菔子、麦芽以消食化痰；治郁痰，可加香附、青皮、郁金以解郁化痰；治痰流经络之瘰疬、痰核，可加海藻、昆布、牡蛎以软坚化痰。因本方性燥，故燥痰者慎用；吐血、消渴、阴虚、血虚者忌用本方。

知 识 链 接

半夏（汤洗 7 次）、橘红各 15g，白茯苓 9g，甘草（炙）4.5g，每服 12g，用水一盏，加生姜 7 片、乌梅 1 个同煎，去滓，热服，不拘时候。

◇ 半夏白术天麻汤 ◇

半夏白术天麻汤为治疗风痰眩晕的常用方剂，出自清代医家程国彭的《医学心悟》，为常用方，具有燥湿化痰、平肝息风之功效。主治风痰上扰证。现代常用于治疗耳源性眩晕、神经性眩晕等属风痰上扰者。方中以半夏燥湿化痰，降逆止呕；天麻平肝息风，而止头眩，两者合用，为治风痰眩晕头痛之要药，故本方以此两味为君药。以白术为臣，健脾燥湿，与半夏、天麻配伍，祛湿化痰、止眩之功益佳。佐以茯苓健脾渗湿，与白术相伍，尤能治生痰之本；橘红理气化痰，以使气顺则痰消。使以甘草调药和中，煎加姜枣以调和脾胃。诸药合用，共奏化痰息风之效，俾风息痰消，眩晕自愈。

《吉林中医药》刊登的郝洪江治头痛案：高某，男，61 岁，教员。1984 年 11 月 6 日初诊。主诉头痛年余，经检查诊为神经性头痛，服药罔效。诊见：右侧头痛为著，虽服止痛药可缓解，但停服即痛。有时剧痛难忍，发作时伴有眼黑，恶心欲吐，纳呆，二便正常，舌质红胖，苔白腻，脉弦滑。证属脾胃虚弱，痰浊内生，上扰清窍所致。治宜理湿化痰，活络镇痛。用半夏白术天麻汤加减：姜半夏、天麻、白术、苍术、陈皮各15g，干姜7.5g，麦芽、神曲各20g，茯苓25g，枳实10g，全蝎5g，蜈蚣2条，共服8剂，头痛止疾愈。追访至今，未复发。

临床加减，若湿痰偏盛、舌苔白滑者，加泽泻、桂枝以利湿化饮；若肝阳偏亢者，加钩藤、代赭石以潜阳息风。若体虚者，加人参。使用注意：对于肝肾阴虚、气血不足之眩晕，不宜应用。

知识链接

半夏9g、天麻6g、茯苓6g、橘红6g、白术15g、甘草3g、生姜3g、大枣2枚，水煎服。

◇ 桂枝茯苓丸 ◇

桂枝茯苓丸为理血剂，记载于《金匮要略》，具有活血、化瘀、消癥之功效。现代常用本方治疗子宫内膜炎、附件炎、子宫肌瘤、卵巢囊肿、功能性子宫出血、习惯性流产、宫外孕等妇科疾患辨证属瘀湿阻于胞宫者。亦用于前列腺肥大、甲状腺肿、肝脾肿大等辨证属血瘀湿滞者。方中桂枝辛温，通血脉而消瘀血，为君药。桃仁乃化瘀消癥之要药，茯苓祛痰利水，使水去痰行。二药合用，活血祛瘀、利水渗湿，分别从瘀血与痰湿方面助君药消癥之力，为臣药。芍药缓挛急以止腹痛。丹皮凉血破血祛瘀，二药与君臣药物配伍，其活血之功使消癥之力益彰，兼顾新血不生及瘀久积热之病理，为佐药。以白蜜为丸，取其缓和诸药破泄之力，为使药。诸药相合，共奏活血化痰、缓消癥块之效。

南京中医药大学黄煌教授点评桂枝茯苓丸：桂枝茯苓丸我用的也非常得手，这是活血化瘀第一方。我们现在讲到活血化瘀总是想到丹参，桂枝茯苓丸的活血效果不知要比丹参好多少倍呢！这张经方应用范围很广，可惜现在只用来治疗子宫肌瘤，这是远远没有用到位呀！古代用桂枝茯苓丸是下死胎的。胎死腹中怎么办？又没有手术，又不会开刀，张仲景就用像兔屎那么大的丸药，让患者吃几粒，吃了以后死胎就会下来，所以这张方又称为"催生汤"，又叫"夺命丹"。但桂枝茯苓丸绝不仅仅是下死胎的作用，它也可以治疗瘀血证。我用它治疗最多的就是子宫内膜增生，月经来了20天还是不走，子宫内膜增厚到2cm，西医就说刮宫解决！有人刮了这次，下次又增厚了，还有没有什么好办法呢？我经常用桂枝茯苓丸加大黄。张仲景治疗瘀血证有一个经典组合：大黄、桂枝、桃仁。这3味药下瘀血效果最好，桃核承气汤就有这个组合。我们在古方上加加减减一般都是根据张仲景的组合原则进行。桂枝茯苓丸里面虽然没有大黄，但是有桂枝、桃仁，如果我们加上大黄就与张仲景配伍原则相符。你们不妨试一试，子宫内膜增厚，月经滴滴答答不走的，看用这个方疗效怎样。男性也能用，男性没有子宫，但是有前列腺，前列腺增生、肥大，就用桂枝茯苓丸治。也可以加大黄，小便不畅通的话，还要加牛膝。小便不畅通、点滴不爽加牛膝效果很好。

若血瘀日久，积结成癥，固定不移，疼痛拒按，可加牡蛎、鳖甲、丹参、乳香、没药、鸡内金等以活血消癥；若月经过多，崩漏不止，加失笑散、血余炭以化瘀止血；疼痛剧烈者，加元胡、乳香、没药等以活血止痛；带下量多者，加苡仁、白芷、车前子等以除湿止带。本方的服法规定极为严格，每日服兔屎大1丸，不知加至3丸，可见本方用量极轻，祛瘀之力甚为缓和，用于妇女妊娠而有瘀血癥块者，只能渐消缓散，不可峻攻猛破。若攻之过急，则易伤胎元，临证运用切当注意。临证运用本方，虽属有故无陨，但仍需注意中病即止，不可过服；若阴道下血反多，腰酸腹痛较甚，则非本方所宜，当辨而治之。

知 识 链 接

桂枝、茯苓、牡丹（去心）、桃仁（去皮尖，熬）、芍药各等份，上为末，炼蜜为丸，如兔屎大。每日1丸，食前服。不知，加至3丸。

◇ 乌梅丸 ◇

乌梅丸为驱虫剂，常用方出自《伤寒论》，具有缓肝调中、清上温下之功效。临床用于治疗肠蛔虫病、胆道蛔虫病、蛔虫性肠梗阻、慢性痢疾、慢性肠炎等属于寒热错杂、正气虚弱者。方中重用味酸之乌梅，取其酸能安蛔，使蛔净而痛止，为君药。蛔动因于胃热肠寒，蜀椒、细辛味辛温，辛可伏蛔，温能温脏驱寒，共为臣药。黄连、黄柏味苦性寒，苦能下蛔，寒能清胃热。附子、桂枝、干姜皆为辛热之品，既可助其温脏驱寒之功，且辛可制蛔；当归、人参补养气血，扶助正气，且合桂枝养血通脉，调和阴阳，以解四肢厥冷，均为佐药。蜜甘缓和中，为使药。综观全方，寒热并用，邪正兼顾，共奏温中清热、安蛔补虚之功。

蒲辅周医案：腹痛（肠神经官能症）。白某某，男，42岁。上腹疼痛，反复发作，犯病时多在深夜，疼痛极甚，辗转不安，默默不语，呻吟不停，伴有恶心，每次犯病1～2日不能食，起病已7～8年之久，现发病逐渐频繁，每月约发3～4次，曾多次经北京几个医院检查，胃肠、肝胆、胰等皆无异常，诊为肠神经官能症，屡治罔效。观其形体消瘦，神郁不乐；询其脘腹喜热，四肢欠温；望其舌质偏暗，苔灰微腻，脉沉细弦。先投四逆散合失笑散未效。思其病久有寒热虚实错杂之势，乃改投乌梅汤：乌梅9g，花椒4.5g，马尾连9g，干姜6g，细辛4.5g，黄柏6g，党参9g，当归6g，肉桂4.5g，制附片6g。药进1剂疼痛遂止，亦能进食，连服10剂而愈。1年后随访，未再犯病。蒲老认为，肠神经官能症，轻者多为胆胃不和，可用四逆散加味治之；重者多迁延日久，由气及血，由实见虚，由腑入脏，呈现虚实错杂，气血两伤，肝脾不调，土虚木克，则投乌梅汤屡见奇效。

本方以安蛔为主，杀虫力较弱，临床运用时可酌加使君子、苦楝根皮、榧子、槟榔等以增强驱虫作用。若热重者，可去附子、干姜；寒重者，可减黄连、黄柏；无虚者，可去人参、当归；呕吐者，可酌加吴茱萸、半夏以和胃降逆而止呕；腹痛甚者，可酌加木香、川楝子以行气止痛；便秘者，可酌加大黄、槟榔以泻下通便。本方使用注意：禁生冷、滑物、臭食等；性质毕竟偏温，以寒重者为宜。

知识链接

乌梅480g，细辛180g，干姜300g，黄连480g，当归120g，附子180g（炮，去皮），蜀椒120g（出汗），桂枝180g（去皮），人参180g，黄柏180g。乌梅用50%醋浸一宿，去核捣烂，和入余药捣匀，炼蜜为丸，每服9g，日服2~3次，空腹温开水送下。